中国老年自我健康管理手册

主编

陈作兵
滕世助
刘英华

人民卫生出版社
·北京·

版权所有，侵权必究！

图书在版编目（CIP）数据

中国老年自我健康管理手册 / 陈作兵，滕世助，刘英华主编. -- 北京 ：人民卫生出版社，2024. 12.
ISBN 978-7-117-37469-9

Ⅰ. R161. 7-62

中国国家版本馆 CIP 数据核字第 2024LX2523 号

人卫智网	www.ipmph.com	医学教育、学术、考试、健康，购书智慧智能综合服务平台
人卫官网	www.pmph.com	人卫官方资讯发布平台

中国老年自我健康管理手册

Zhongguo Laonian Ziwo Jiankang Guanli Shouce

主　　编：陈作兵　滕世助　刘英华

出版发行：人民卫生出版社（中继线 010-59780011）

地　　址：北京市朝阳区潘家园南里 19 号

邮　　编：100021

E - mail：pmph @ pmph.com

购书热线：010-59787592　010-59787584　010-65264830

印　　刷·天津市光明印务有限公司

经　　销：新华书店

开　　本：787×1092　1/16　　印张：16.5

字　　数：391 千字

版　　次：2024 年 12 月第 1 版

印　　次：2025 年 2 月第 1 次印刷

标准书号：ISBN 978-7-117-37469-9

定　　价：79.00 元

打击盗版举报电话：010-59787491　E-mail：WQ @ pmph.com

质量问题联系电话：010-59787234　E-mail：zhiliang @ pmph.com

数字融合服务电话：4001118166　　E-mail：zengzhi @ pmph.com

编委名单

主　编

陈作兵　滕世助　刘英华

副主编

黄文波　王华芬　杨　芳　包　敏　凌　颖

编　委（按姓氏笔画排序）

王华芬	浙江大学医学院附属第一医院	吴　毅	复旦大学附属华山医院
王莉莉	中国老龄科学研究中心	吴国琳	浙江大学医学院附属第一医院
王雪峰	杭州特扬网络科技有限公司	邹礼梁	浙江大学医学院附属第一医院
王薇舒	浙江省义乌市疾病预防控制中心	张　匀	浙江大学医学院附属第一医院
方跃伟	浙江省舟山市疾病预防控制中心	张雪海	浙江省疾病预防控制中心
卢晓阳	浙江大学医学院附属第一医院	陆云良	浙江省发明协会康复工程专业委员会
包　敏	广州华商学院健康医学院	陈作兵	浙江大学医学院附属第一医院
朱雪琼	浙江大学医学院附属第一医院	陈亮操	浙江省义乌市疾病预防控制中心
朱媛媛	浙江省杭州市职业病防治院	岳寿伟	山东大学齐鲁医院
华土芝	杭州文播健康管理有限公司	郑鹏远	郑州大学第五附属医院
刘英华	中国人民解放军总医院第一医学中心	凌　颖	浙江省医养结合研究会
许志生	浙江大学医学院附属第一医院	黄　恩	浙江省金华市第二医院
李志云	杭州文播健康管理有限公司	黄文波	杭州文播健康管理有限公司
李海军	浙江大学医学院附属第一医院	黄麟锋	浙江省义乌市疾病预防控制中心
李雪君	浙江省义乌市中医医院赤岸院区	滕世助	浙江省义乌市疾病预防控制中心
杨　芳	浙江中医药大学	潘　珏	清华大学附属北京清华长庚医院

绘　图

陈　可　中国美术学院

3

健康是人全面发展的基础，关系每个家庭的幸福和安康。伴随世界人口寿命的延长，全球老龄人群的健康问题也越来越受关注。

联合国报告提及，全球 60 岁及以上人口，到 2050 年将达 21 亿。而据中国的数据，到 2050 年，60 岁以上老年人将达到 4.8 亿，占总人口的比例近 35%。随着老年人口数量的持续、快速增长，心脑血管疾病、糖尿病、阿尔茨海默病、帕金森病、癌症等慢性疾病也日益增多。

老年人的健康不仅是家庭问题，更是社会问题。相对西方国家，中国老年人数的迅猛增长带来的问题尤为突出。中国是个推崇孝文化的东方国家，老人常常习惯在家享受子女照顾。但由于中国独生子女政策的推行和"4-2-1"家庭格局的逐渐形成，能够在家照顾老人的子女数量越来越少，独生子女在家照顾老人承担着巨大压力。特别是近年来，随着经济社会快速发展，人民生活水平显著提升，人们追求健康生活的愿望愈加强烈，老年健康服务需求也得到快速释放。老龄人口增多与养老服务供给缓慢成为一对尖锐的矛盾，未富先老成了中国越来越突出的问题。

为了给老年人的健康问题进行引导和解答，编制一本涵盖老年人群科学运动、营养膳食、心理健康、保健预防、用药安全、疾病管理、康复护理、中医养生、助老设备等老年健康知识的书籍显得尤为必要。此书将有助于广大老年朋友管理好自己的健康，也能为家庭、社会提供更好的养老服务支持。

本书编委团队都是在健康领域才华横溢的优秀学者，有许多独到的学术见解和想法，具有刻苦钻研和执着奉献的学术精神，尤其是强烈的学术责任感和科学审慎、勇于创新的学术态度。希望此书作为我国老年研究和工作继续进步的一个阶梯，在攀登健康中国新高峰的道路上，不断迈出更加坚实有力的脚步。

再一次对此专著的出版表示祝贺！

中国工程院院士
原国家卫生部副部长
中华预防医学会第四、五届会长

王陇德

2023 年 5 月

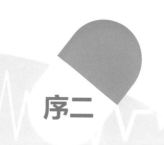

序二

随着科学的进步，人类的寿命也在不断延长。然而，随着年龄的增长，老年人面临着许多与健康相关的挑战，包括慢性疾病、认知退化、营养失衡等问题。我国老年人口的数量和比重持续攀升，据统计，截至 2022 年底，我国 60 岁及以上老年人达到 2.80 亿，占总人口的 19.8%，意味着我国即将步入深度老龄化社会。

因此，健康老龄化是一个我国迫切需要破解的课题。党的二十大报告提出："实施积极应对人口老龄化国家战略，发展养老事业和养老产业，优化孤寡老人服务，推动实现全体老年人享有基本养老服务。"如何帮助近 3 亿老年人正确认识老龄带来的生理和心理上的系列问题，如何融入这个日益发展的社会，如何管理自己的健康，如何提高自己的健康素养水平，一本适合老年人健康管理的科普用书，显得非常必要。

在这种背景下，中国康复医学会康养工作委员会主任委员、浙江大学医学院康复医学研究中心主任陈作兵教授，组织国内外知名专家，编写了《中国老年自我健康管理手册》。本书围绕普及老年人群科学运动、营养膳食、心理健康、保健预防、用药安全、疾病管理、康复护理、中医养生、助老设备等老年健康知识，宣传维护感官功能、运动功能和认知功能的预防措施，不断提高老年人健康核心信息知晓率和健康素养水平，普及智能技术知识和技能，提升老年人对健康信息的获取、识别和使用能力。加强对老年健康政策、服务和产品的科普宣传，促进老年人及其家庭践行健康生活方式。老年人如果能懂得更多的健康管理知识，学会自我健康管理，积极面对人生，将会有完全不同的快乐生活。

此外，《中国老年自我健康管理手册》也可供医务人员、健康管理师、护理人员等专业人士参考。他们可以根据手册中的指导，为老年人提供更为个性化的健康管理服务和建议，促进老年人健康水平的提高。

关爱老年人健康是一项重要的社会责任，也是我们每个人应尽的义务。让我们共同努力，为老年人的健康保驾护航。

再次对这本老年健康管理书籍的出版表示衷心的祝贺！

中国工程院院士
国家健康科普专家库第一批成员
传染病诊治国家重点实验室主任

李兰娟

2023 年 5 月

我国是世界上老年人口规模最大的国家，也是世界上老龄化速度最快的国家之一，进入二十一世纪以来，我国人口老龄化不断加速，呵护老年人健康是国家面临的重要任务。2022年国家卫生健康委员会等15个部门联合印发《"十四五"健康老龄化规划》，提出了九项主要任务，其中第一条是"强化健康教育，提高老年人主动健康能力，拓展老年健康教育内容，形成多元化的老年健康服务供给格局，创新老年健康教育服务提供方式"。同年国家科学技术部和中国科学技术协会等联合发布的《"十四五"国家科学技术普及发展规划》提出，要加强国家科普能力建设，增强科普创作能力，提升老年人科学生活能力，开展有针对性的健康教育活动。习近平主席在全国卫生与健康大会上明确指出要把以治病为中心转变为以人民健康为中心，并特别提出要关注生命全周期、健康全过程，老年人健康管理应成为全社会的重要任务。

由于经济和教育水平所限，我国很多老年人文化程度不高，对于健康管理缺乏应有的全面认识，造成一些不法分子以关心老年健康为由哄骗老人钱财，对老年健康管理提供权威资讯非常重要。在中国老年医学会、中国康复医学会、中国健康促进与教育协会等专家的指导帮助下，我们联合了国内有关医学专家和健康教育专家及中医药赋能养生研究与实践的资深人士共同撰写了《中国老年自我管理健康手册》。专家们结合一生所学及临床、养生保健经验，从老人生理特点和衰老改变、影响老年人健康的常见因素、老年人科学运动与防护、老年人自我心理调节和情绪管理、老年人的健康饮食、老年人健康保健与疾病预防、老年人安全用药、老年人疾病康复自我管理、老年人的中医养生技巧和常用助老设备选择与应用指南等十个方面，为老年人提供了科学知识与健康指引，力争让老年人一书在手，健康无忧！当然，主要读者对象除了老年人及其亲属外，还包括康复养老机构人员、基层医疗卫生机构工作人员、社会服务志愿者等，对他们也有较好的指导意义。

"让自己健康是责任，传递健康是功德"。回首一生的医学生涯，我们总想力所能及地为社会留下点什么，传递健康正是我们最应该担负的责任。我们也希望更多的老年人，能以本书为契机，加强健康科普知识学习。学到健康知识，习得健康能力，养成健康习惯！不仅尽到让自己健康的责任，也能帮助到身边的老年朋友，共同营造老年人健康快乐生活的社会。让自己更健康，同时影响身边更多人健康起来，这是一种幸福的能力。这也是本书力求达到的效果。让我们一起携手，为自己健康加油，为所有的老年人健康加油，为全社会健康老龄化加油！

陈作兵　滕世助　刘英华

2024 年 10 月

目录

第八章　老年人疾病康复自我管理

第九章　老年人的中医养生技巧

第十章　常用助老设备选择和应用指南

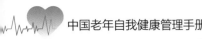

第十一章　老年人健康生活方式参考

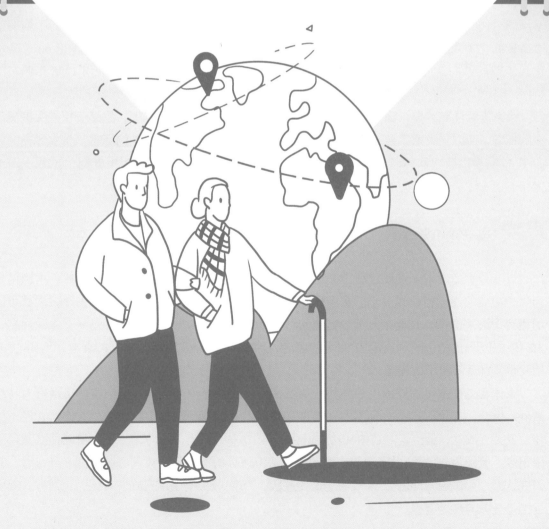

第一章

老年人的生理特点和衰老改变

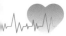

老年人如能懂得老年的生理特点，坦然面对衰老改变，学会自我健康管理，积极面对人生，将会拥有完全不同的快乐生活。

第一节
老年、衰老概念和老年人生理变化特点

一 老年的概念

老年是一个相对概念，是对人生命不同过程区分的一部分，指人生命过程中的最后一个时期，是随着人体结构功能的衰老，劳动和生活等能力逐渐降低的一个阶段。老年的标准在不同的时代以及不同的国家并不相同，主要与平均期望寿命有关。在古代，人们的平均期望寿命较低，50岁便被认为是老年，有道是"七十古来稀"。目前，世界卫生组织把60～74岁称为年轻老年人，75～89岁称为老年人，90岁以上称为长寿老人。我国沿用1996年颁布的《中华人民共和国老年人权益保障法》提出的标准，即60周岁以上公民为老年人。

大家需要注意的是，我国老年人的标准之所以设置在60周岁以上，是基于权益保护概念上的标准，所以，大家不要一到60周岁就从心理上给自己贴上老年人的标签。学术界更多倾向于66周岁以后才称为老年人，67～72周岁为初老期，73～84周岁为中老期，85周岁以上为年老期（注：本书所说的岁均指周岁）。

二 衰老的概念

衰老是生命发生、发展过程中必经的一种自然现象，表现为机体从构成物质、组织结构到生理功能的逐渐丧失和退化。**衰老理论对老年人尤为重要，因为许多老年生理表现都可以用衰老理论来解释。**衰老在分子、细胞和器官系统等不同水平的表现各有差异，大致而言，25岁左右开始发生分子（基因）水平的衰老，约35岁开始发生细胞水平的衰老，约45岁开始发生器官系统水平的衰老。

人体衰老是不可逆转的生命趋势。从受精卵形成到个体死亡，人体细胞的更新能力持续减弱。因此，在细胞水平，人体的衰老贯穿整个生命过程。随着年龄增长，人体器官经历生长、发育、成熟，最终走向结构和功能退化。与30岁时相比，60岁时人的心脏功能必然要下降很多。但同为60岁，由于遗传、运动和生活习惯等的不同，个体间心脏功能差异显著。有研究认为，**人体衰老速度25%取决于遗传基因，75%取决于生活方式。**可见，生活方式等因素能显著影响衰老进程。

"衰老不可怕，可怕的是你害怕衰老！"人体的生理功能在不同生命阶段会有不同的特点，老年人多项生理功能衰退，若缺少客观认知，易产生心理恐惧。恐惧衰老、消极生活会引发一系列家庭和社会问题，进而加速衰老。客观认识老年人基本生理特点，了解衰老规律，是老年人自我健康管理的第一步。

三　老年人生理变化特点

1. **代谢水平降低**　新陈代谢是机体与环境之间的物质和能量交换以及生物体内物质和能量的自我更新过程，新陈代谢水平反映了人体器官系统的活跃程度。相比中年时期，进入老年期后人体代谢水平会出现大幅度下降。调查显示，男性 65 岁的综合代谢水平比 50 岁时低 20% 以上。

2. **器官功能储备不足**　器官功能随机体代谢需要而增加的能力称为功能储备。正常人体器官都会有储备功能以应对紧急情况，由于细胞衰老功能下降等因素，器官功能储备相应下降，在内、外环境变化较大时，适应能力相对降低。

3. **机体自我修复能力较差**　人体对一些有害因素作用导致的损伤具有一定的自我修复能力，如皮肤伤口的愈合、骨折的恢复以及很多病原体感染后的自愈等。由于老年人代谢能力、免疫能力和器官功能储备下降，其自我修复能力会明显下降。

第二节

老年人基本组织的衰老改变

人体的基本组织包括上皮组织、结缔组织、肌组织、神经组织等，随着年龄的增长，这些组织都会发生特有的衰老变化。

一　上皮组织的衰老改变

上皮组织是衬贴或覆盖在其他组织上的一种重要结构，分成被覆上皮和腺上皮两大类，具有保护、吸收、分泌、排泄等功能，是人体最大的组织。**为什么老年人会出现老年斑？其实就是被覆上皮中的复层扁平上皮局部黑素细胞增生在皮肤表面的表现。**

二　结缔组织的衰老改变

我们常说的结缔组织是指固有的疏松结缔组织，富含胶原蛋白及弹性蛋白，广泛分布于体内，具有连接、支持、营养和保护功能。随着年龄增长，胶原纤维吸水性下降，失去韧性，趋于僵硬，不利于组织的活性，弹性蛋白纤维断裂、脆化，外观黄色加深，**这些变化表现在皮肤上则出现皱纹。**

三 肌组织的衰老改变

肌组织由肌细胞、结缔组织、血管、淋巴管和神经组成，分为骨骼肌、心肌和平滑肌。骨骼肌附着在骨骼上，受意识控制进行舒缩活动，引起骨骼运动。人的骨骼肌一直在生长、衰竭、再生长、再衰竭。老年人的肌肉数量以每年 0.5% ~ 2% 的速度减少，运动能力逐渐下降，步履变得缓慢。

四 神经组织的衰老改变

神经组织由神经细胞和神经胶质细胞构成。神经细胞（又称"神经元"）具有感受刺激、整合信息和传导冲动的功能，神经胶质细胞则主要起到支持、保护、营养和绝缘神经细胞的作用。人在出生时，大脑中神经细胞的数量可达到 1 000 亿个左右，但到了 40 岁后，神经细胞的数量以每天约 1 万个的速度递减，对记忆力、协调性及大脑功能造成影响。

第三节

老年人运动系统的衰老改变

运动系统由骨、骨连接和骨骼肌组成，骨骼与骨连接构成人体支架，支撑人体和保护内脏；骨骼肌通过舒缩牵引骨骼产生运动。因此，运动系统具有支持人体、保护内脏等功能。

一 骨骼的衰老改变

骨骼是具有一定形态和结构的器官，由骨组织构成，外面覆盖着神经血管丰富的骨膜，对骨骼具有营养、再生和感觉作用；中间疏松组织里有骨髓，承担着人体的造血功能。骨骼具有修复、再生和改建自身结构的能力，但这种能力伴随年龄增长而逐渐下降，易发生骨质疏松症（俗称"骨质疏松"）和骨折等。骨质疏松还常引起老年性腰痛和坐骨神经痛，腰骶骨处尤为明显。

二 关节的衰老改变

我们通常所说的关节属于骨连接中的间接连接（又称"滑膜关节"），由关节面、关节囊和关节腔等基本结构，以及韧带、关节盘或关节唇等辅助结构构成。**由于长期磨损，老年人罹患关节炎概率增加**，主要表现为关节僵硬、疼痛、积液、活动受限、交锁声响或畸形等。软骨纤维化、关节囊浸润液减少、磨损及骨化，以及肌腱韧带萎缩硬化，均可导致老年人关节活动不灵活。

老年人关节面上的软骨退化，软骨中的水分逐渐丧失，导致椎间盘收缩变薄，故老年人会出现"老缩"现象，比年轻时变得矮些。以我国平均标准身高计算，60 岁时平均矮 3 厘米，80 岁时平均矮 5.6 厘米，90 岁时平均矮 9 厘米。同时，由于脊柱变短弯曲、钙代谢异常、骨质疏松以及椎间盘与脊椎骨的变性缩短，**老年人常有驼背现象。**

脊椎变形，椎间盘变性、纤维化和髓核突出压迫神经根，会引起腰腿痛，这也是老年人常见的症状。

60 岁左右的老年人易患严重的钙化性肩周炎，这是由于关节囊的老年性退行性改变，纤维组织发生透明变、肿胀及断裂，进而变性形成瘢痕，导致长期肩关节不能活动和疼痛，即肩周炎，俗称"冰冻肩"，中医又称"五十肩"。

三 骨骼肌的衰老改变

骨骼肌大多附着在骨骼上，可以根据神经生物电指令进行收缩、舒张，从而带动骨骼和肢体运动。老年人的骨骼肌细胞水分减少，细胞间液体增加，**肌纤维变细、萎缩**，这被称为**肌少症**。骨骼肌收缩功能随年龄增长而逐渐下降，60~70 岁时的肌力仅为 20~30 岁时最大肌力的 80%。肌少症也是引起老年骨质疏松的重要原因之一。

第四节

老年人消化系统的衰老改变

消化系统是人体摄取食物并进行消化吸收的系统，由消化管和消化腺组成，具有内分泌和免疫功能。

一 口腔、食管的衰老改变

口腔是消化管的起始部，后经咽峡与咽、食管相通，内有牙、舌等器官。由于老年人牙周炎及牙槽的骨质疏松，牙齿容易松动和脱落，咀嚼功能下降。随着味觉细胞减少，味蕾对味道刺激变得不敏感。唾液腺逐渐萎缩导致分泌减少，进而引起对食物的消化功能减退。

食管是连通咽部和胃的肌性管道，是消化管各部中最狭窄的部分。老年人食管肌肉的节律性收缩蠕动出现不协调，有时会发生吞咽困难，并在情绪激动时加重；**食管下括约肌萎缩松弛，食物反流，容易造成反流性食管炎。**

二 胃肠的衰老改变

胃有容纳食物、分泌胃液和初步消化食物的功能。老年人胃酸分泌减少，胃蛋白酶含量明显下降，胃蠕动缓慢，排空速度减慢，机械消化能力下降，故易出现腹胀。

小肠是营养吸收的主要场所。老年人小肠的运动能力减弱，小肠绒毛变短、增宽，肠管的血液供应减少，导致小肠对氨基酸、糖、维生素（特别是维生素 B_{12}）等小分子物质的吸收减少，**容易出现铁、锌等多种微量元素缺乏症。**

大肠具有吸收水分、分泌黏液、使食物残渣形成粪便排出体外的功能。老年人大肠可能变长、变薄，结肠缺乏张力，蠕动缓慢，**容易造成便秘，**解决老年性便秘不能仅靠润滑肠道，还需要增加肠动力。

三 肝胆和胰腺的衰老改变

肝脏是人体最大的腺体，具有非常重要的功能，不仅参与蛋白质、脂类、糖类和维生素等物质的合成、转化与分解，还参与激素、药物等物质的转化和解毒。肝脏分泌胆汁，通过胆道系统（包括胆囊和胆管）储存和输送到小肠，起到排毒和消化食物作用。老年人肝脏重量减轻，纤维组织增生，肝脏的解毒能力下降，合成和储备白蛋白的能力也下降。胆囊变小、囊壁增厚、弹性减弱，胆汁浓缩并含有大量的胆固醇和胆红素，因此容易形成胆结石。

胰腺是人体第二大腺体，其外分泌腺分泌富含消化酶的胰液，用于分解和消化蛋白质、脂肪和糖类等物质，内分泌腺分泌胰岛素、胰高血糖素，用于调节血糖水平。**老年人胰岛萎缩，胰岛素的分泌量也随之降低，易发生糖尿病。**

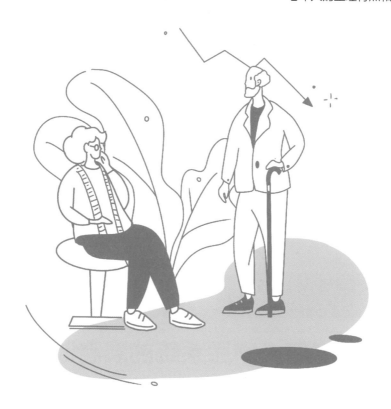

老年人呼吸系统的衰老改变

呼吸系统是负责通气和气体交换的系统，包括呼吸道和肺。呼吸道是传送气体的通道，其中鼻、咽、喉为上呼吸道，鼻有嗅觉功能，喉有发声功能，气管和各级支气管为下呼吸道。肺由肺实质和肺间质组成，肺实质包括支气管树和肺泡，承担通气和换气功能；肺间质由血管、神经、淋巴管和结缔组织组成。

一　上呼吸道的衰老改变

老年人鼻黏膜变薄，腺体萎缩，分泌减少，鼻腔对气流的滤过、加温、加湿功能减退甚至丧失，同时嗅觉也会减退。此外，由于老年人鼻软骨弹性减弱，鼻尖下垂，经鼻的气流形成涡流、阻力增加，常迫使老年人经口呼吸，吸入冷空气引起刺激性咳嗽，且容易口渴等。

老年人的咽黏膜和咽淋巴组织会随着年龄增长而逐渐萎缩。这会导致咽喉黏膜感觉减退、会厌反射功能降低，**易产生吞咽障碍**，使食物及咽喉部寄生菌进入下呼吸道，引发坠积性肺炎。

二 气管、支气管的衰老改变

老年人气管内径增大，气管与支气管黏膜上皮出现萎缩、鳞状上皮化生、纤毛倒伏、杯状细胞增多，黏膜下腺体和平滑肌萎缩等现象。

三 肺的衰老改变

随着年龄的增长，老年人肺组织的弹性纤维减少和胶原纤维增多，肺泡壁断裂、肺泡相互融合、肺泡数量减少致肺泡腔变大，导致老年人易患肺气肿或慢性阻塞性肺疾病。

第六节

老年人泌尿系统的衰老改变

泌尿系统排出机体新陈代谢产生的废物、多余无机盐及水，以保持体内环境的平衡和稳定。该系统由肾、输尿管、膀胱和尿道组成。

一 肾的衰老改变

肾是生成尿液、产生肾素和促红细胞生成素的器官。老年人肾的皮质逐渐变薄，肾逐渐出现生理性肾小球硬化，肾血流量减少，出现多尿、夜尿。肾分泌促红细胞生成素减少，红细胞生成与成熟发生障碍，导致老年人贫血。

二 输尿管的衰老改变

输尿管是输送尿液到膀胱的器官。老年人输尿管肌层变薄，支配肌肉活动的神经细胞减少，输尿管张力减弱，尿液进入膀胱的流速减慢，易产生反流而引起逆行感染。

三 膀胱的衰老改变

膀胱是暂存尿液的器官。老年人膀胱肌肉萎缩，肌层变薄，纤维组织增生，使膀胱收缩无力，容量减少，括约肌萎缩，功能下降，易出现尿频、夜尿量增多、排尿无力或排尿不畅等症状。

四　尿道的衰老改变

尿液经尿道排出体外。老年男性因睾丸萎缩导致性激素分泌减少，使前列腺结缔组织增生，压迫尿道或形成尿路梗阻，易造成膀胱尿潴留、肾积水等病症。老年女性因盆底骨骼肌松弛，膀胱尿道口处呈漏斗样膨出，易引起尿失禁，以及尿路感染。

第七节

老年人生殖系统的衰老改变

生殖系统是与性和生殖密切相关的系统，包括内生殖系统和外生殖系统，男女有别。

一　女性生殖系统的衰老改变

女性绝经期后体内雌激素减少，导致子宫颈部上皮变薄，易受伤出血，阴道壁变薄，皱褶减少、弹性减弱，对病原微生物的抑制能力减弱，**易患老年性阴道炎**。外生殖器官阴阜皮肤变薄、皮肤皱缩、弹性减弱、阴毛稀疏。

二　男性生殖系统的衰老改变

男性老年生殖系统的主要变化为睾丸功能逐渐衰退，附属生殖器官出现退行性变化，70岁以后生精功能下降，射精量、精子总数也随年龄增加而逐渐减少，活力降低，异常精子百分比增多；睾丸间质细胞对促性腺激素反应变差、分泌雄性激素的能力减退。由于肾上腺皮质可代偿部分睾丸的功能，代为发挥性腺的作用，故有些六七十岁以上的男性还有性要求。

第八节

老年人脉管系统的衰老改变

脉管系统是将营养物质、氧气及激素等运送到全身各器官、组织和细胞，并将细胞代谢产物运送至排泄器官排出体外的密闭管道系统，包括心血管系统和淋巴系统。

一 心脏的衰老改变

心内膜、心瓣膜长期受到血流的冲击以及既往感染、免疫反应和自身老化等因素的影响，逐渐发生淀粉样变性和脂肪沉积，弹性纤维和胶原纤维增加，导致心内膜呈弥漫而不均匀地增厚，出现一层灰白色物质，心室舒张功能受限，心瓣膜特别是游离缘增厚、变硬；**特别是二尖瓣和主动脉瓣变形，造成瓣膜关闭不全，血液反流，产生心脏杂音。**

老年人心脏增重的主要原因是心肌细胞体积增大而非数目增多。脂褐素在心肌纤维中的聚集造成褐色萎缩，心肌纤维线粒体减少，出现脂质空泡，从而造成心肌纤维的功能变差。

窦房结起搏细胞数量减少，房室束和室间支链接纤维减少，导致老年人活动时心率增加幅度较年轻人少，且恢复时间延长。由于老年人心排血量降低，对外界的适应能力减弱，在各种应激时容易发生心力衰竭和心肌缺血。

二 血管的衰老改变

动脉硬化是指动脉变硬、变窄的现象。60岁以后，内膜增厚的厚度可达到动脉中层。静脉管壁胶原纤维增生、弹性降低、管腔扩大、内膜增厚以及静脉瓣萎缩或增厚，因此，**老年人容易发生静脉曲张**。静脉回心血量减少，导致全身循环血容量减少。**在下肢易形成深静脉血栓**，深静脉血栓脱落易引发肺栓塞，抢救不及时会导致死亡。静脉回流不畅，在肛门局部循环障碍时易发生痔疮。

毛细血管内皮细胞减少，基膜增厚，弹性降低，脆性增加，代谢率下降，单位面积内有功能的毛细血管数目减少，肺毛细血管老化导致肺血氧合作用障碍、缺氧。由于肢体毛细血管老化和功能性毛细血管数目减少，**容易出现肌肉疲劳**。

三 淋巴系统的衰老改变

淋巴组织随年龄的增长而老化，淋巴组织减少，淋巴小结数目减少，体积减小，纤维组织增生。65岁后脾脏逐渐萎缩，70岁后扁桃体重量减轻，胸腺退化几乎全部被脂肪组织所代替，**免疫功能退化**。

第九节

老年人感觉器官的衰老改变

感觉器官是专门感受特定刺激的器官，是人体与外界环境发生联系、感知周围事物变化的一类器官。

一 眼的衰老改变

随着年龄的增大，睫状肌调节功能减弱和晶状体弹性明显下降，导致眼的前后径变短，过去看得清楚的近物体，必须移远（距离增加）才能看清楚，也就是平常人们常说的"老花眼"（远视）。在日常生活中看书、写字时间稍长即感头晕、眼痛。晶状体出现不同程度的混浊，称为白内障。

二 耳的衰老改变

毛细胞是听觉感觉器，人接受声波刺激时，毛细胞受刺激而兴奋，产生神经冲动，传入听觉中枢产生听觉，内耳、耳蜗中的毛细胞在产生听觉过程中起着重要作用。老年人因动脉粥样硬化，毛细胞供血不足和本身的功能衰退，会造成**不同程度的听力下降**。

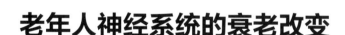

第十节

老年人神经系统的衰老改变

神经系统由脑和脑神经、脊髓和脊神经等组成，通过调节体内各器官、组织和细胞的活动，使之成为统一的整体，并主导着人体适应内、外环境的变化。

一 脑的衰老改变

老年人脑体积缩小，重量逐渐减轻；大脑皮质萎缩，皮质与白质比值随年龄增长明显降低；脑回变小，脑沟扩大，脑室扩大，脑膜增厚；脑动脉硬化，血液循环阻力增大，脑供血减少，耗氧量降低，致脑软化。

脑神经细胞结构发生多种改变，其中以脂褐素沉积、神经炎斑、神经原纤维缠结和神经元胞体树突退行性变最常见。大量无活性脂褐素在神经细胞中积聚，并形成神经系统内的老年斑。研究表明，神经系统内的老年斑和神经原纤维缠结与老年性痴呆的发生密切相关。在早期，患者表现为记忆力减退（以短期记忆减退尤为明显）。

二 神经传导通路的衰老改变

脑内多种神经递质活性下降，伴随神经递质代谢酶活性及神经递质受体数量的改变，导致老年人健忘、智力减退、性格改变等；神经中枢兴奋性减低，神经细胞恢复过程延长，导致注意力不集中、对新鲜事物不敏感、想象力衰退、动作迟缓、痴呆等；中枢抑制过程减弱，导致睡眠不佳、运动震颤。由于神经突触数量减少，伴随有退行性变，神经传导速度减慢，对外界事物反应迟钝，动作协调能力下降。此外，自主神经变性、功能紊乱，使体液循环、气体交换、物质吸收与排泄、生长发育和繁殖等内脏器官功能活动平衡失调。

三 脊髓的衰老改变

脊髓结构随年龄增长而发生变化，主要表现为脊髓前角运动神经元减少及变性，出现运动障碍，如运动缓慢、力量减弱、精确性降低，以及正常肌紧张维持受到影响等。

四 周围神经的衰老改变

周围神经系统衰老改变主要体现在神经纤维的进行性变性。

第十一节

老年人内分泌腺的衰老改变

内分泌腺是分泌激素，通过血管或淋巴管影响特定效应的器官、组织和细胞，对机体的新陈代谢、生长发育和生殖等进行调节（又称"体液调节"）。

一 甲状腺的衰老改变

老年人的甲状腺在组织上出现滤泡缩小，胶原减少而间质内结缔组织增殖，其分泌和代谢功能明显下降，易出现怕冷、不爱活动、容易疲劳以及体重增加、皮肤干燥等症状。另外，甲状腺的功能减退时，血中的胆固醇增加，会增加发生动脉粥样硬化的可能性。

二　甲状旁腺的衰老改变

老年人甲状旁腺嗜酸细胞增加，脂肪浸润，致甲状旁腺激素分泌减少，对低血钙的分泌反应下降，肠道对钙及维生素 D 的吸收不良，肌肉对骨骼的牵拉作用减弱等，使得**老年人易患骨质疏松**。

三　肾上腺的衰老改变

老年人肾上腺皮质可出现结节形成，结缔组织和色素增加，脂肪减少，细胞内细胞器的结构改变，并出现血管扩张或出血现象。**肾上腺随年龄的增加储备力降低，机体的应急能力明显下降**，尤其对感染、创伤及大手术等外来的有害刺激的应急能力下降更为明显。而糖皮质激素血浆浓度在年老时无明显改变，**血浆醛固酮和肾素浓度均降低，这有可能会导致缺钠和体位性低血压**。

四　垂体的衰老改变

老年人垂体重量减轻，垂体细胞有效分裂次数锐减，供血减少，结缔组织增生。**女性生长激素水平明显减少，尿促卵泡素减少，从而直接导致雌激素水平的下降**。但促肾上腺皮质激素的水平随年龄而升高，以保证血液循环中有足够的皮质酮。

第二章

影响老年人健康的常见因素

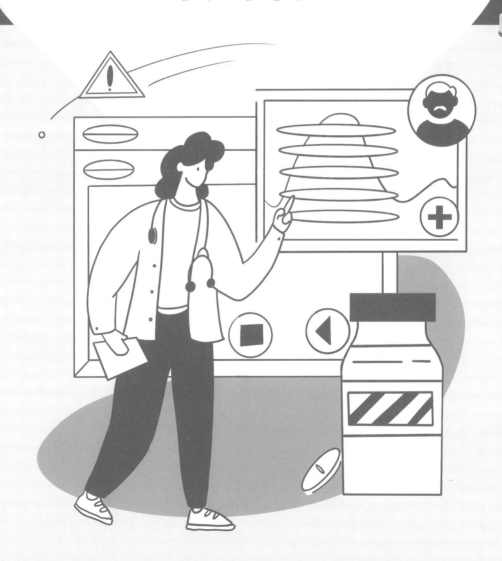

第一节

高血压

一 原因分析

高血压是遗传因素和环境因素等共同作用的结果，是脑卒中、冠心病的主要危险因素。

1. **不合理的饮食结构**　随着社会科技发展，人们的体力消耗活动大为减少，出汗较少，对盐的需求也应大为减少，但我们的重口味还是不变，所以导致摄入的盐过多。过多的盐分能引起水钠潴留，导致血容量增加。同时，过多的盐分进入血管壁，可导致血管腔变窄，外周血管阻力增大，引起血压升高。高盐饮食还能增加血管收缩的敏感性，使外周血管阻力进一步增加，血压进一步升高。有研究证实，盐摄入量高的人群，平均血压水平与高血压患病率高于低盐饮食者，说明高盐饮食是高血压的重要原因之一。因此，世界卫生组织建议每人每日盐摄入量应控制在 5 克以下。过量饮酒、超重和肥胖、口服避孕药等也是血压升高的重要危险因素。

近几十年来，人民生活水平得到了大幅提高，肉类产品丰富，然而人们的蔬菜摄入量却有所减少，水果摄入不足，钾的摄入量减少；同时富含钙的大豆、牛奶也摄入不足，这些饮食因素都是血压升高的重要推手。因为钾能促进盐分的排泄，钙可抑制盐分的升压作用。吃足够的蔬菜可增加钾的摄入，从而减轻盐对动脉的不良影响。多吃大豆、牛奶等富含钙的食品，有利于控制血压。

2. **精神紧张及社会心理应激**　现代社会快节奏的生活方式和生存压力，容易导致人们精神紧张。长期的精神紧张会导致人体内分泌的紊乱，使人体的各器官功能不能正常运转，造成血管的控压能力失调和血管内血液的淤积，引起血液黏稠，造成高血压。另外，社会心理应激也与高血压的发病关系密切。应激性生活事件包括亲人早亡、丧偶、失恋、病残、家庭变故、经济和政治冲击等。据研究，社会心理应激反应可改变体内激素平衡，从而影响所有的代谢过程。

3. **遗传因素**　高血压具有明显的家族聚集性，临床上 60% 的高血压患者有高血压家族史。

二 症状

高血压在相当长时间内一般无症状，只有病情很严重和心、脑、肾受累时，才有头痛、头胀、头晕、颈项板紧、恶心、呕吐、气短、多尿等症状。

60 岁以上老年人有 50% 的人患有高血压，其特点以收缩压升高为主、血压波动明显、并发症相对较多,容易出现直立性低血压。

三 危害

  高血压是威胁人类生命的重要慢性疾病之一。统计数据显示,我国有近 1/4 的成人被查出血压高,男性明显高于女性。55 岁以上人群高血压的患病率已经超过 60%。目前,我国的高血压患者已超过 2 亿人,每年还在持续新增数万名高血压患者。据统计,每年死亡的 300 万心脑血管病患者中,50% 的患者与高血压有关。高血压是引起脑卒中(俗称"中风""脑中风")和冠心病的元凶,还可以导致肾衰竭。

  高血压是老年人最常见疾病和健康问题,是致残、致死的重要原因。

第二节

烟草流行

一 烟草的起源

  在人类还是原始社会的时候,烟草就已在美洲流行。当时的烟草不是用来吸的,而是用来嚼的。那时,人们把一种植物叶子放在嘴里咀嚼,发现能够提神、恢复体力,于是便经常采来咀嚼,次数多了,便成为一种嗜好。1558 年,航海水手们将烟草种子从美洲带回葡萄牙,随后传遍欧洲和全世界。

  相关资料记载,烟草传入中国并有人开始吸烟是在明朝。烟草传入我国有南北两个方向。北向从朝鲜传入东北,当时朝廷虽然明令禁止烟草种植,但还是失败了,因为烟草深受满族贵族们的喜爱。南路则由菲律宾经南洋传至广东、福建。之后,江浙、湖北等地纷纷种植。烟草传入我国后,各地的种植与本地风俗、口味融合一起,成为好客文化的载体、彰显尊贵的道具、人际沟通的桥梁,一下子以扇形态势铺开,以至遍布中华,贻患后世。

二 何谓吸烟者

  一般人认为口叼卷烟者才是吸烟的人,其实,在"吸烟者"旁边的"不吸烟的人"也是吸烟者。一手烟是从香烟过滤嘴端吸入的烟雾,二手烟亦称被动吸烟、环境烟草烟雾,是指由卷烟或其他烟草产品燃烧端释放出的及由吸烟者呼出的烟草烟雾所形成的混合烟雾。二手烟对健康的危害程度绝不亚于一手烟。有研究证实,烟草在燃烧过程中,许多化合物在二手烟中的释放率比一手烟还高。与一手烟相比，二手烟中的一氧化碳的含量高出 5 倍、烟碱的含量高出 3 倍、强致癌性的苯并芘含量高出 4 倍、亚硝胺的含量高出 50 倍。

假如一个"不吸烟的人"和一个吸烟的人长期在一起，"不吸烟的人"和吸烟的人吸入的烟草危害差别并不是很大。

现实生活中，二手烟浓度会随着距离拉开而下降。一般情况下，"不吸烟的人"周围的烟雾浓度总会相对吸烟者较低。有的朋友听说"二手烟比一手烟危害更大"，而且生活中很难躲避二手烟，就认为干脆也吸烟吧，其实这是误解。因为吸烟者既吸一手烟，也吸二手烟。研究显示，40 岁的人，如能彻底戒烟，其平均寿命可延长 2.5 岁。

三　烟草的危害

烟草依赖不仅是一种行为习惯，更是一种慢性致死性疾病。烟草的健康危害主要源于烟草烟雾中的有害化学物质。烟草中包含有 7 000 多种已知的化学物质，其中 400 多种有害健康，70 多种是潜在性致癌物。

烟草的健康危害涉及人体的所有器官，呼吸系统、循环系统受到的危害尤为突出。这会使人过早衰老，也是导致许多慢性疾病和早亡的健康危险因素，会降低人类生活质量和期望寿命，危害家人和其他人的健康，给本人、家庭及社会带来巨大的经济损失和社会负担。

1. **致癌作用**　吸烟是肺癌的重要致病因素之一，吸烟者患肺癌的危险性是不吸烟者的 13 倍，吸烟者喉癌发病率较不吸烟者高十几倍。膀胱癌发病率增加 3 倍，这可能与烟雾中的 β - 萘胺有关。此外，吸烟与唇癌、舌癌、口腔癌、食管癌、胃癌、结肠癌、胰腺癌、肾癌和子宫颈癌的发生都有一定关系。

2. **对心、脑血管的影响**　吸烟者的冠心病、高血压、脑血管病及周围血管病的发病率均明显升高。统计资料表明，冠心病和高血压患者中 75% 有吸烟史。冠心病发病率吸烟者较不吸烟者高 3.5 倍，冠心病病死率前者较后者高 6 倍。吸烟者发生脑卒中的危险是不吸烟者的 2 ~ 3.5 倍。

3. **对呼吸道的影响**　吸烟是慢性支气管炎、肺气肿和慢性气道阻塞的主要诱因之一。吸烟者患慢性气管炎较不吸烟者高 2 ~ 4 倍。

4. **对消化道的影响**　吸烟可引起胃酸分泌增加，并能抑制胰腺分泌碳酸氢钠，诱发溃疡。烟草中烟碱可使幽门括约肌张力降低，使胆汁易于反流，促使慢性炎症及溃疡发生。吸烟可降低食管下括约肌的张力，易造成反流性食管炎。

5. **其他影响**　吸烟对女性的危害更甚于男性，吸烟女性可出现月经紊乱、受孕困难、异位妊娠、雌激素低下、骨质疏松以及更年期提前等问题。

第三节

膳食失衡

一 膳食平衡的含义

　　膳食平衡包含了三层意思。一是食物种类的平衡，六大类食物样样都吃，所谓没有最坏的食物，也没有最好的食品，只有合理或不合理的搭配。二是食物品种的平衡，同是蔬菜，要吃各种各样的蔬菜；同是肉类，猪、牛、羊、鸡、鸭等要换着吃，每人每天必须摄入 12 种以上食物，每周保证摄入 25 种以上食物。三是热量摄入与消耗的平衡，多吃多运动，少动要少吃。总的来讲，健康饮食不必刻意、不能随意、需要注意。

二 膳食失衡的危害

　　不合理的饮食导致的营养失衡，会给健康带来不同程度的危害。随着经济的发展和人们生活水平的提高，我国居民出现了以碳水化合物、脂肪和蛋白质营养过剩，而维生素、矿物质、膳食纤维和植物化学物质等营养素相对缺乏为特征的营养失衡问题，这导致了糖尿病、高血压、肥胖、心脑血管疾病和恶性肿瘤等慢性疾病的"井喷"状态。虽然许多疾病的发生是遗传、环境、生活方式等多因素共同作用的结果，但膳食结构不合理、营养不均衡是其中的重要因素之一。

　　居民营养与慢性疾病状况是衡量一个国家经济社会发展、卫生保健水平和人口健康素质的重要指标，它关系到国家长期可持续发展，并影响着国家的国际竞争力。因此，良好的居民营养状况，既是社会发展进步的结果，也是社会发展进步的动力，因事关国家、民族的盛衰，需要政府、社会组织、家庭和个人的共同努力。

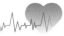

第四节

运动缺乏与运动过度

一 运动与健康

　　生命在于运动，更在于平衡。改革开放前，我国生产力水平低下，人们从事生产、生活劳作消耗着大量的体力，加上食物的匮乏，能量摄入不足，高强度体力消耗严重影响着人们的健康，所以那时医生对大家的健康建议是"要好好休息"。现代工业文明彻底改变了人类的生产方式和生活方式，沙发、手机、电视、电脑、电梯、汽车等在不断地"销蚀"着人类的肌肉、丰满着人类的脂肪，我们正在逐步变成"坐观天下"的"高级静物"。

二 运动缺乏的危害

　　由于许多老年人忽略了适量运动对健康的益处，亚健康状态乃至各种慢性疾病接踵而至。运动缺乏是肥胖和 2 型糖尿病最主要的原因，还会使冠心病、乳腺癌、结直肠癌（俗称"大肠癌"）和抑郁症等的发病风险增加。因此，世界卫生组织推荐成年人每天应该从事中等程度以上的有氧运动（如慢跑、快走、游泳、打球等）30 分钟。

　　专家提醒，久坐既伤身体又会增加患糖尿病、心脏病和癌症等的风险。

三 运动过度的危害

　　对于老年人来说，运动量也并非越大越好，运动过量可使机体免疫功能受到损害，影响健康。老年人在剧烈运动时，体内会分泌较多的肾上腺素和皮质醇等激素，当这些激素增加到一定数量时，可使免疫器官中的脾脏产生白细胞的能力大为降低，导致免疫力下降，容易罹患感冒、肺炎、胃肠道感染性疾病。过量运动会造成心脏供血不足，引起冠状动脉痉挛，从而引起心肌损伤，诱发心功能不全和心电异常，严重的会引起心肌梗死和猝死。长期高强度运动，会使得骨组织承受过大的应力，容易导致疲劳性骨膜炎并引起疲劳性骨折，同时增加关节软骨的损伤，加速软骨的退行性病变。

　　因此，老年人体育锻炼要适度，以锻炼后精神饱满、睡眠良好、胃口佳、不感到疲劳为宜。

第五节

室内空气污染

一 室内空气污染的来源

室内空气污染是指室内空气污染物质的浓度达到了有害程度，以致危害人体健康的情况。室内空气污染主要来源于以下几个方面：①厨房燃料燃烧产生的污染物和烹饪产生的油烟；②室内人员活动产生的污染，尤其是吸烟，是室内空气污染物的重要来源之一，烟雾中含有一氧化碳、尼古丁和苯丙芘等 400 多种有毒有害物质；③室内建筑材料、装饰材料和家具散发的有毒有害物质，油漆、涂料和胶黏剂等都会释放苯、二甲苯、三氯乙烯等有害物质；④开窗通风时间不对，室外污染空气"趁虚"侵入。

二 室内空气污染的危害

现代生活中，老年人大部分时间生活在室内，特别容易受到室内污染空气的危害。老年人对于吸入体内的有害物质排除能力下降，对外部环境的反应更加敏感，一些看似无关紧要的生活细节，很有可能对老年人的身体造成严重危害。

当室内污染物超标时，老年人容易罹患各种疾病。有研究表明，室内空气污染可以加快静脉血栓的形成，对人体（特别是肺和心血管系统）的健康造成极大的危害；对于心血管有问题的老年人来说，可能会诱发心脏病或脑卒中。室内空气污染不仅会引起老年人气管炎、咽喉炎、肺炎等呼吸道疾病，还可能诱发或加剧高血压、心血管疾病等，严重时甚至可能危及体弱老年人的生命。室内空气污染还会降低老年人的认知能力，诱发或加剧阿尔茨海默病。

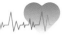

第六节

药物滥用

一 老年人居家用药误区

老年人居家用药有常见的六大误区。

1. 求新，以为市场上所谓的"新药"都有新的疗效，其实新药不等于新成分。

2. 求"洋"，以为外国的一定都是好的。事实上，外国药更容易被冒牌，有些外国的药品的作用与剂量存在较大种族差异，国人若使用，推荐剂量不一定合适。

3. 求多，以为用药越多，疗效会更好，事实是药物品种越多，药物不良反应发生率越高。

4. 求贵，以为药越贵疗效越好。事实是，药物疗效要看是否能够对症，与价格无关，华丽的包装也不等于高质量。合理用药的要义是高效、无毒、方便和价廉。

5. 滥用保健品，以为这些保健品能够延年益寿而忽略健康的生活方式。事实上，药补不如食补，科学合理地使用保健品，必须建立在健康的生活方式之上，包括合理的饮食搭配。

6. 滥用中药，以为中草药都是天然的成分，长期服用有益无害。事实是，是药三分毒，中草药的误用和滥用同样存在健康隐患甚至危险。

二 药物滥用的危害

医生用药，既要考虑治疗效果又要注意药物的副作用，因此，药物治病不是一件简单的事。一些老人自认为"久病成良医"，一知半解用药，成为"药篓子"，严重忽视了药物对人体的危害及用药安全，特别是药物长期使用或用量较大时，很容易出现毒副反应。下面就几类常用药物的滥用危害加以简述，希望能引起老年人的警觉。

1. **抗生素药物的滥用** 虽然已经呈下降形势，但是抗生素药物滥用现象仍较常发生。滥用抗生素药物会引起过敏反应、耐药性及其他不良反应等。对一般伤风感冒使用抗生素药物治疗，这不仅是一种浪费，更可能引起不良反应，促使细菌产生耐药性，延长病程。长期应用抗生素药物，必然导致肠内正常菌群的失调，从而导致消化不良、腹泻等症状。总之，滥用抗生素药物有百害而无一利，老年人不能自行随意服用抗生素。

2. **解热镇痛药的滥用** 解热镇痛药多数为非处方药，人们可以直接从药店购买服用，滥用现象较为普遍。目前国内常见的解热镇痛药为解热镇痛片与去痛片（又称"索米痛片"）。

这类药物滥用容易造成药源性疾病和药物依赖。如长期服用含非那西丁的制剂，可引起肾脏疾病，甚至诱发肾盂癌和膀胱癌；造成缺氧，引起发绀；引起溶血性贫血等。解热镇痛药易导致胃黏膜损伤和肝功能损害等。

3. 中药的滥用 人们想当然地认为中药比西药安全，实际上这是错误的。中药相对西药，毒副作用可能要小一些，但是有的中药内也有毒性，服用不当同样会有不良反应，如巴豆、苍耳子、雷公藤、甜瓜蒂、关木通、牵牛子、苦楝子等。云南白药虽是一种很好的中成药，治疗内外出血和血瘀肿痛有很好疗效，但如果一次使用过量，也有可能引起头晕、恶心、面色苍白、四肢冰凉等不适。六神丸、牛黄解毒丸、六应丸等中成药同样存在着过量服用的危害。

4. 补药的滥用 所谓补药就是维生素、矿物质等营养补充剂和／或某些补益中药（如人参）的俗称。人体对于这些营养素的需求都有一定的限度，过量服用可能产生不良反应。如滥用维生素 D 可引起高钙血症，出现头痛、厌食、恶心、呕吐等，如不及时停药，可引起肾脏钙化，甚至导致肾衰竭。长期过量服用钙片，可导致便秘、肾结石等。至于中药补益药，人们往往会认为"有益无害"，但如果不进行"辨证施药"同样会产生不良后果。如果人参长期过量服用，会出现兴奋、失眠、神经衰弱、咽喉刺痒、高血压等症状。

5. 激素及其他药物的滥用 有的老人患有某些皮肤病，由于激素药膏能够很快改善症状，所以自作主张经常使用，结果导致局部皮肤变薄、萎缩、毛细血管扩张、真菌感染、细菌感染、多毛等情况。离开医生的指导，擅自大剂量或长期使用糖皮质激素，会引起很多与肾上腺皮质功能亢进症相类似的不良反应，如高血压、满月脸、骨质疏松、精神异常等。

6. 药物不合理联合应用 在联合用药方面，抗生素的联合应用最为多见。合理的药物联合应用可以起到抵消副作用、协同治疗和延续耐药性的作用，但这需要专业的医学知识和丰富的临床经验作判断。老年人如果一味贪多，认为多种药物一起使用治疗作用大，那就大错特错了。因为药物联用并不是各起各的作用，有时在药理或理化方面会相互影响，引起种种不良反应，严重时甚至危及生命。很多老年人患有多种慢性疾病，多重用药（同时使用 5 种以上药物），增加了老年人药物不良反应风险，降低了依从性，消耗了大量的医疗资源。

第七节

便秘

一 便秘的原因

老年人便秘除器质性疾病（如肠道肿瘤、肠息肉等）引起外，大多是因为器官功能下降、活动量减少、膳食中缺少蔬果和粗粮、饮水少，以及心理因素如焦虑、恐惧等造成的功能性便秘。

随着年龄的增加，老年人的食量和体力活动减少，胃肠道消化液分泌减少，肠道的张力和蠕动减弱，对大便的压力反射减弱，直肠敏感性下降，使食物残渣在肠内停留过久，水分过度吸收引起便干。

有些老年人没有养成定时排便的习惯，常常忽视正常的便意，这导致排便反射受到抑制。老年人牙齿脱落，喜吃低渣、精细的食物，或图方便省事饮食简单，缺乏膳食纤维，使粪便体积缩小，黏滞度增加，再加上平时饮水少，更进一步加重了便秘。

此外，精神心理因素也会引发或加重便秘，如旅途、暂时的生活环境改变及抑郁、焦虑等都易出现便秘。

二 便秘的危害

便秘是指排大便次数少（每周少于 3 次），同时排便费力、困难，粪质硬结、量少。老年人便秘大多是慢性习惯性便秘，又称"功能性便秘"，这是老年人最常见的胃肠道症状之一，其发生率高达 30% 以上，给老年人生活带来诸多困扰和隐患。

便秘的危害很大，尤其对于老年人，可造成直肠炎、肛裂、痔等，大便硬结久留肠道，导致毒素在身体内不断地积聚，易造成其他疾病，出现食欲缺乏、腹部胀痛，口苦、口臭、肛门排气等多种表现。严重的还会诱发结直肠癌等恶性肿瘤。对于有心脑血管疾病者，便秘可诱发脑卒中、心绞痛和心肌梗死，对老年人造成生命危险。

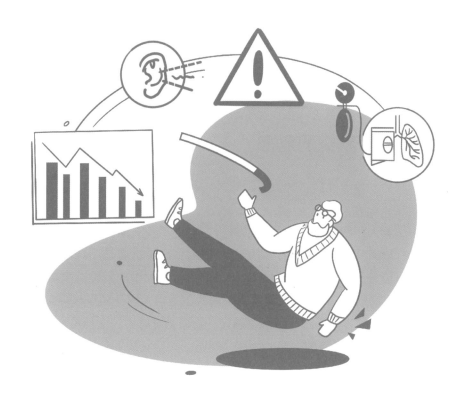

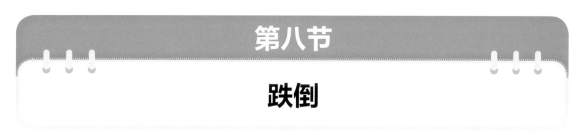

跌倒

一 老年人跌倒的原因

跌倒，是指老年人突发地、不由自主地、非故意地倒地或倒在更低的平面上，它既是一种突发事件，也是一种健康问题的并发症。由于老年人站姿、肌力、柔韧性等出现退化现象，平衡功能降低，以及疾病的影响，非常容易跌倒。在我国，跌倒已成为65岁以上老年人意外伤害死亡的首位原因。相关数据调查显示，老人因伤住院的原因中，有约一半是因为跌倒。发生跌倒的原因大多与下列情况有关。

1. **疾病因素**　①神经系统疾病：常见的有帕金森病、脑卒中及阿尔茨海默病；②运动系统疾病：如肌力减退、严重的关节炎、骨质疏松、颈椎病等；③循环系统疾病：如血压过高或过低、心律失常等；④五官功能缺损：老年人失聪失聋，对外界反应迟缓，增加跌倒概率。

2. **环境因素**　生活环境的缺陷是引起老年人跌倒的重要原因。老年人跌倒多发生在卧室、门口、浴室、厨房、楼梯等地方；这些地方要么乱放杂物，要么路面不平、湿滑，要么照明不足，是造成老年人跌倒的重要外界因素。

3. **心理因素**　许多老年人"不服老"，过高地估计自身能力，进行登高、爬梯、攀窗、转圈、搬运重物，同时还不愿意麻烦别人，对辅助工具有排斥心理，增加了跌倒的风险。

4. **穿着因素**　如衣裤过长、鞋底不防滑、鞋子不合脚等，都是跌倒的相关因素。

二　老年人意外跌倒的危害

一旦发生跌倒会导致皮外伤、骨折、脑震荡，甚至卧床不起导致死亡，严重危害老年人身心健康。

日常生活中，**老人跌倒最常见的后果是骨折**。对于年轻人而言，骨折其实算不上什么大病，只需要休养一段时间即可。但是，对于老年人而言，骨折却是一种非常严重的情况，若处理不当，甚至可能导致死亡。这是因为老年人的骨折多发生在腰椎、髋部和股骨近端等关键部位。俗话说"伤筋动骨一百天"，骨折发生之后，老年人翻身和坐起会变得十分困难，大部分时间需要长期卧床，容易导致呼吸系统感染、泌尿系统感染、血栓栓塞和压疮（又称"褥疮"）等各种严重并发症，严重的会造成休克、瘫痪，甚至危及生命。**跌倒还会给老年人家庭和社会带来照顾困难和相当大的经济负担。**

第九节

失眠

一　老年人为什么容易失眠

老年人群体中，失眠的比例较多。老年人失眠的原因包括以下因素。

1. **年龄因素**　老年人由于控制睡眠的松果体分泌褪黑素减少，调节睡眠的能力减弱，同时神经细胞减少，导致入睡时间延长，深睡时间减少。

2. **疾病因素**　随着身体健康每况愈下，慢性疾病渐渐增多，有些疾病可影响睡眠，如高血压、糖尿病、咳嗽、心悸、瘙痒、呼吸困难、骨关节病、神经系统疾病等。

3. **环境因素**　居住环境嘈杂、气候变化、睡眠场所的变换，以及卧室的光照、温度和湿度的不适，均可导致失眠。

4. **精神因素**　老年抑郁症可以引起失眠，还有思虑过度、生活变故、社会隔阂等都会导致睡眠障碍。越担心失眠越容易失眠。

5. **夜尿影响**　老年人肾功能下降，膀胱容量缩小，夜间小便次数增多，频繁起夜降低睡眠质量。

6. **食物因素**　晚餐饱食，大量进食红薯、玉米、豆类等，会导致胃肠胀气引起失眠。平时饮食中缺乏富含维生素 D 和钙的食物，也会降低睡眠质量。

7. **药物因素**　因患病服药或盲目使用保健药，也可能会让大脑异常兴奋，人难以安睡。

二　老年人失眠的健康危害

老年人长期失眠对身体健康的危害非常大，主要有下列几种危害。

1. **影响免疫功能**　长期失眠者，免疫功能减弱，容易感染病毒，甚至增加罹患肿瘤的风险。

2. **易发生高血压**　心血管疾病与睡眠障碍有关，睡眠不足精神容易紧张疲惫，增加罹患高血压的风险。

3. **加快衰老进程**　研究表明，随着年龄的增长，慢波睡眠或深度睡眠时间占全部睡眠时间的比例会逐渐下降，同时生长激素的分泌也相应减少。生长激素的分泌量决定着人体的衰老程度和速度。

4. **容易患糖尿病**　研究表明，每晚平均睡眠 5 小时的人，与每晚平均睡眠 8 小时的人相比，前者分泌的胰岛素多 50%，对胰岛素的敏感度降低 40%。

5. **记忆能力减退**　长期失眠，记忆力会不断下降，总是丢三落四，甚至逐渐出现健忘的症状。

6. **阿尔茨海默病**　患有失眠的老年人更容易患阿尔茨海默病。因为长期失眠会加速脑细胞的死亡，形成 β 淀粉样蛋白斑块。失眠越久，这种斑块沉积越多，最终损害大脑神经和血管，出现反应迟钝、记忆力下降、意识模糊等痴呆症状。

7. **破坏消化系统**　老年人的体质相对较弱，本来已经出现了消化系统功能退化，再加上失眠，就会雪上加霜，增加老年人罹患胃炎、十二指肠溃疡等疾病的概率。

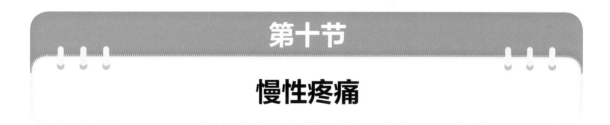

第十节

慢性疼痛

一　什么是慢性疼痛

疼痛是一种由实际或潜在的组织损伤所引起的不愉快感觉或情绪、情感体验，或与此相似的经历。

慢性疼痛是指疼痛持续 1 个月或超过一般急性病受伤愈合的合理时间，可能与引起持续疼痛的慢性病理过程有关，或者经过数月或数年的间隔时间疼痛复发。老年人慢性疼痛多发，常伴随消极情绪，不能单独依赖药物，心理治疗尤为重要，适当活动和锻炼也很重要。防止急性疼痛发展为慢性疼痛是老年人追求健康生活的重中之重。

二　老年人慢性疼痛的原因

　　老年人慢性疼痛的常见原因：腰椎间盘突出症、颈椎病、骨质疏松、骨性关节炎、肩周炎、椎管狭窄、肌筋膜炎、糖尿病周围神经病变、带状疱疹、类风湿关节炎、痛风、外伤（包括运动损伤）和癌症等。

三　老年人慢性疼痛的危害

　　如果慢性疼痛得不到有效控制，会给老年人带来很多负面影响。它不仅严重影响了老年人的生活质量，而且也大大增加了社会的负担。疼痛不仅会加速老年患者容颜和体力的衰退，而且还会引发抑郁和焦虑情绪，导致其社会交际能力降低、睡眠质量下降、食欲障碍等问题，严重降低生活质量。当疼痛严重到影响工作和自理能力，使人格的独立性受到威胁时，患者就会感到生活失去乐趣和意义，进而可能导致出现自杀倾向、家庭关系破裂甚至有危及社会行为。2002 年，第十届国际疼痛学会大会与会专家提出，慢性疼痛是一种疾病。对于慢性疼痛，大家不能一忍再忍，现在很多医院都有疼痛科，可以前往进行诊疗。

第三章
老年人科学运动与防护

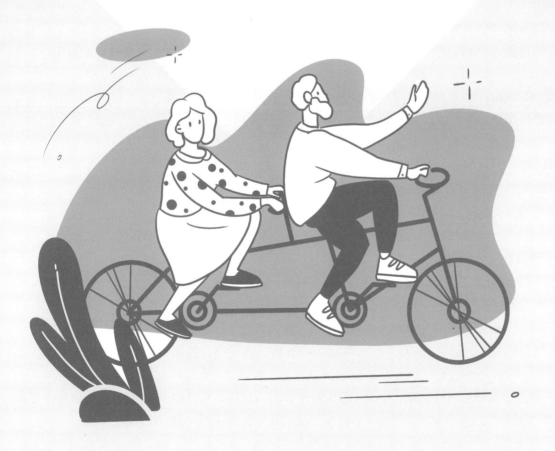

第一节
老年人科学运动的作用与意义

一 运动让生命更美好

随着《全民健身计划纲要》的颁布实施，每年 8 月 8 日 "全民健身日" 的确立，"生命在于运动""运动有益健康""运动是最好的化妆品" 等观点日益深入人心。

运动是以增强体力、提高机体健康素质、调节精神状态和丰富文化生活为目的的身体活动过程。运动不仅是一门科学，也是一门艺术，更是老年朋友们应该用心掌握、用以祛病延寿的法宝。世界卫生组织的研究报告指出，缺乏有效运动的人群罹患心脑血管疾病、糖尿病、痴呆症和癌症等风险更高，全球每年有超过 300 万人因缺乏运动锻炼而死亡，缺乏运动已成为全世界死亡与残障的十大原因之一。据某运动医学会报道，当前至少有近 50 种疾病与运动不足有关，而这些疾病通过运动可以得到不同程度的防治。

无论老少，都需要不同类型的运动；运动从来不会太迟，不管多大岁数都要适当运动。

二 老年人科学运动的好处

运动能在一定程度上延缓衰老的速度，甚至可能让人 "返老还童"，还包括但不限于以下多种好处。

1. 通过运动可以强化心肺功能，进而延缓衰老。

2. 运动能促进血液循环，出汗排出代谢废物。

3. 运动能增强肌力，提升身体耐力，燃烧过多的体内脂肪，控制体重，增加关节灵活度，并提高身体平衡性。

4. 运动有助于消化、增强免疫力、改善睡眠、治疗便秘。

5. 运动能消除紧张、缓解压力和焦虑抑郁、提高对疼痛的忍受能力等。

6. 运动还可以改善中枢神经系统的功能、让大脑更年轻聪明。

7. 运动可降低患癌风险，并有效预防心脏病、脑卒中、糖尿病、骨质疏松等多种常见疾病。

我国著名呼吸内科学家、中国工程院院士钟南山教授，坚持跑步 70 余年，锻炼身体就像吃饭一样规律，80 多岁高龄仍像年轻医生一样忘我地奋战在医疗最前线。

第二节

老年人科学运动的原则和方法

一 运动四要素

（一）运动频率

理想的健身运动每周应该进行 3～5 次，以不低于 3 次为宜，若每次运动量小，或身体条件较好的老年朋友，每次运动后没有明显疲劳感觉时，运动频率可改为每天 1 次。运动锻炼不应间断，若运动间歇超过 3～4 天，则健身效果及健康蓄积作用将减弱。

（二）运动强度

运动强度指身体练习时对人体生理刺激的程度，是构成运动量的因素之一。常用生理指标衡量运动量的大小，如心率，一般认为每分钟 120 次以下为低强度运动，120～150 次的运动量为中等强度运动，超过 150 次的运动量为高强度运动。进行中等强度运动时的心率为最大心率的 60%～70%。

1. 最为理想的运动强度判断方法是以运动时的心率来反映运动强度。通过运动试验测得的最大运动强度时的心率称为最高心率。老年人运动时心率建议在以下范围内（220 - 年龄）×（0.6～0.9），一般以达到最高心率的 70%～80% 为宜。开始时运动强度应低于最高心率的70%。

2. 自我感觉是掌握运动量和运动强度的重要指标。轻度呼吸急促、感到有点心跳、周身微热、面色微红、微微出汗，表明运动适量。如果有明显的心慌、气短、心口发热、头晕、大汗淋漓、疲惫不堪，表明运动过量。

3. 老年人如果结伴运动，应以气喘但可以口头交流为适度。

4. 老年人若运动后感觉疲惫不堪，肌肉酸痛，食欲、睡眠变差等，且一两天都不能消失，说明运动的强度过大，下次运动应设法减量。

（三）运动时长

老年人为了提高心肺耐力，建议进行连续 20～30 分钟的中等强度运动。运动强度越高，产生或保持训练效果所需的时间越短；运动强度越低的活动，所需要的时间越长。根据不同的运动健身目的，选择适合自己的运动时长与强度的组合。

1. 对于力量训练者，使用足够的负重进行 8～12 次的重复练习，以造成肌肉疲劳，使肌肉耐力和力量得到改善。

2. 柔韧性练习或伸展练习，应根据不同的练习目的而保持不同的时间长短。比如跑步前的热身活动，每次伸展练习应保持 10 ~ 15 秒。为了改善柔韧性，在放松活动中，每次伸展练习应保持 30 ~ 60 秒。

3. 以减肥和消耗体内过多的脂肪为目的的运动持续时间应在 40 分钟以上，而且应采用有氧运动方式。

（四）运动类型

1. **运动类型**　按运动中氧气供应是否满足身体代谢，分为有氧运动和无氧运动。对于一般老年人而言，主要目的是心肺功能的训练，建议以有氧运动为主；有健美需求者可采用无氧运动。

2. **日常生活中，运动分为三大类。**

（1）身体运动：是一类没有明确健身、防病、治病目的的运动方式。它会引起全身骨骼肌肉的收缩和热量消耗，对健康有益。如生活中常见的走路、干农活、做家务，甚至蹲便都算在内。

（2）健身运动：是一类有明确健身、防病、治病目的的运动方式，又称"体育锻炼"。当出现超重、血压高、血糖高等症状时，都可以在科学用药的基础上通过运动辅助治疗。我们熟悉的有氧运动属于健身运动的一种，如快走、慢跑、游泳、爬山、骑自行车、跳绳、跳广场舞等。做有氧运动的好处有很多，能提高心肺功能、控制体重、抗焦虑、改善睡眠、改善侧支循环、改善冠心病患者的心绞痛等，在阳光下行走还能预防骨质疏松。

有氧运动虽好，但也要掌握好度，应根据个人身体的实际情况进行个性化安排。专家提供了一个有氧运动"1357 小口诀"："1"指以有氧运动为中心；"3"指每次有氧运动至少持续 30 分钟；"5"指每周至少要保证 5 天的有氧运动；最后的"7"是一个最简单的衡量运动量的标准，公式就是"运动心率 = 170 − 年龄"。

（3）竞技运动：是一种追求挑战的运动方式，如田径比赛、马拉松、足球比赛等，大多不适合老年人。

二　科学运动的原则

（一）安全性原则

对老年人来说，安全性是健身运动的前提和先决条件。不少老年人是慢性疾病患者，在开展运动前，最好先进行一次全面而有针对性的身体检查和体能测试，了解自己的健康状况是否存在运动禁忌和各器官系统的功能水平，为合理选择运动项目和适宜的运动量提供参考，从而降低运动中的意外伤害风险，确保运动安全。

老年人在进行健身运动期间，仍应定期进行针对性身体检查，要适时进行脉搏、血压、心肺适应功能的自查。有条件的话，可以佩戴运动智能手环，避免在身体不适情况下进行运动。

国内外的一些指南均推荐心脏疾病患者在心脏康复锻炼前进行心肺功能评估，用于指导运动处方。

运动场地安全、运动时穿着以及随身携带物品的安全，老年人也应认真做好做到位。

（二）循序渐进、因人而异原则

人的身体对各种运动锻炼项目有一个逐步适应的过程，老年人进行健身运动时不能急于求成，要认真做好运动前的热身活动。有些老年人在参加健身运动时，往往错误地认为时间越长越好、运动量越大越好。其实，片面强调运动量和运动时间，对身体是有害的。研究表明，不循序渐进地进行长时间甚至高强度运动，以及不结合老年朋友个人身体状况实际承受能力进行超强负荷的锻炼，不仅会造成体内能量（包括水、电解质）大量损耗，而且容易引发老年人发生运动意外。

老年人多有骨质疏松、肌力减弱、反应迟钝等问题，有的还伴有心肺功能退化和一些慢性疾病。因此，体育锻炼应坚持因人而异、量力而行，以"做得到"为基本原则之一，强度应以老年人自己感觉轻松、身体发热但尚未出汗（最多微微出汗）为宜。

（三）全面锻炼原则

人体是一个有机整体，需要全面的运动锻炼，才能保证老年人的平衡性和协调性。每项体育运动项目对身体的健康影响各有侧重，而且都有一定的局限性，老年人选择健身运动项目应以低强度的全身有氧运动为主，辅以抗阻、力量和平衡性等运动项目，确保身体各个部位得到全面运动锻炼。

（四）持之以恒、经常性锻炼原则

老年人体育锻炼必须持之以恒，应成为日常生活中不可缺少的一项重要内容。那种"三天打鱼，两天晒网""一曝十寒"，甚至"见异思迁"、频繁变换运动项目的锻炼方式，既不科学更不可取，起不到应有的保健作用。

大量科学研究表明，老年人若能保持每周固定的运动时间和强度，健身效果是比较理想的。

三 适宜老年人的常见有氧运动方式

所谓有氧运动，是指机体在持续时间较长、强度较低且有氧气全程参与充分供应的运动，也叫耐力运动或耐力练习。

（一）散步

散步是被世界卫生组织认定的"世界上最好的运动"之一。它是一种既简单又安全且非常适宜老年人的有氧健身运动方式。散步能促进血液循环、增强呼吸系统功能、降脂减重、增强关节和肌肉的灵活性和张力、缓解精神紧张、提高睡眠质量、缓解慢性疼痛等，可以有效降低血压、预防冠心病，并能改善抑郁症等其他一些老年性疾病的不适症状。散步的方法如下。

1. 正确姿势应该是挺胸抬头，两眼平视前方，身体挺直并保持臀部肌肉紧张，步行时四肢配合、两臂协调摆动，跨步时，后腿伸直，前脚后跟先着地，然后移动重心，最后重心全落在前脚掌。

2. 最佳的散步时间应是下午三点至晚上九点，但晚餐后不宜立刻散步，至少休息半小时。

3. 不同人群，散步方式各异，健康老年人速度可以稍快一点儿，体弱老年人最好能甩开胳膊大步跨，肥胖老年人散步时间和距离应更长一点儿，高血压老年人步数不宜快但应争取做到前脚掌先着地，冠心病患者则应缓步慢行。

4. 每天散步 1~2 次，每次步行 2 000~3 000 米，时长 30 分钟左右。

（二）健步走

健步走是介于散步和慢跑之间的一项政府大力倡导的中等强度的有氧健身运动，对大多数老年人来说，也是一种既简单又经济的锻炼方法，可以预防老年期痴呆、预防骨质疏松以及缓解女性更年期的症状等。健步走的方法如下。

1. 老年人进行健步走之前，应适当活动一下肢体，使关节运动顺滑，保持身心放松，调整呼吸至平静均匀。

2. 进行健步走时应在自然行走基础上，做到躯干伸直、收腹挺胸，抬头两眼目视前方，步伐要大，步速应达到每分钟 100~120 步。随着步伐的加快，肘关节自然弯曲，做到以肩关节为轴前后自然摆臂，同时一条腿往前迈，前脚跟先着地，快速过渡至前脚掌，然后推离地面。应避免大运动量，每次控制"健走"步伐在 5 000~8 000 步。

3. 走完以后不要立即停步，至少再行 2 分钟的慢走（整理活动），促进恢复和减缓肌肉酸痛。

4. 特殊老年人群"健走"别大意，糖尿病患者足部要保护好；骨关节病患者健走应在专业医生指导下适度运动；肥胖人群健走时应防关节损伤；高血压人群健走应量力而行，以达到最佳降压效果为目的。

（三）慢跑

跑步，尤其是慢跑，是一项风靡全球的运动，被誉为"有氧代谢运动之王"，主要适用于健康状况稳定的老年人。慢跑可以调动人体内抗氧化酶的积极性，从而起到抗衰老的作用。慢跑能明显改善心肺功能、改善大脑皮质功能、改善视觉及记忆力、有效缓解压力、降低体重、有利于关节健康和提高机体免疫力等。此外，慢跑对关节炎、高血压、冠心病、神经衰弱、慢性支气管炎等都有一定的预防和治疗作用。国外研究发现，长期坚持慢跑的人较少患癌症；跑步可降低 45% 因心血管疾病导致死亡的风险。跑步对精神和心理的好处更多，它往往会让人具有积极心态，进而发现自己的潜能，提高或保持老年人的能力和耐力。慢跑一般分为预备活动、慢跑和放松整理三个阶段，方法如下。

1. 正式跑步时，上身要略微向前倾，注意稍微收腹挺胸，头正直而眼平视前方，双手轻握拳两臂自然前后摆动，用鼻子吸气和嘴呼气（每跑 2 ~ 3 步呼吸一次）。

2. 慢跑时应以前全脚掌（中部）先自然着地，然后后脚蹬地向前跨出下一步，尽量避免长时间用前脚掌、脚后跟和脚外侧着地。

3. 若不疲劳，可每天 1 次，距离 2 000 ~ 3 000 米。

慢跑也有很多注意事项，具体如下。

1. 控制体重、避免过度肥胖，可以大大减轻慢跑时对关节的损伤。

2. 跑前做到充分热身（即预备活动），可防止意外和受伤。

3. 穿上宽松合适的跑鞋和透气的运动服。

4. 跑完后不能立即停下来，可缓慢步行 5 ~ 10 分钟。

5. 老年人在跑步过程中一定要注意控制速度，以自己不感觉心慌胸闷、能说话不气喘为准。

6. 长跑时要少量多次补充水分。

7. 跑完后及时做做拉伸动作能让身体消除疲劳。

（四）骑行健身

骑自行车是一项既健康又环保的运动，被称为"黄金有氧运动"和"绿色运动"。骑自行车运动时腰肌、下肢关节肌肉等锻炼效果明显；骑行运动可提高心肺功能，改善血管壁弹性；骑行时两脚交替蹬踏也可训练人的平衡能力和协调性，提高神经系统的反应能力和灵敏性，可预防大脑老化；骑行还可养护关节，促进人体生理功能协调与平衡，增强新陈代谢，有益老年人群健康长寿。

骑自行车的方法和注意事项如下。

1. 要掌握并遵守交通规则。

2. 自行车的车型、大小要与骑行人相适应，同时要掌握好车座的高度和角度。

3. 尽可能穿骑行服或运动服，必须戴头盔、手套等防护装备。

4. 骑车时臀部坐正，两腿用力均衡。

5. 骑行时注意力要集中，发觉会阴部有不适需停车及时查明原因。

6. 骑行前要做好充分准备活动，尤其注意加强容易受伤部位如膝、关节、腿部肌肉等的活动。

7. 年龄大的老年人，骑车速度不要太快，一次骑行时间不应过长。

（五）太极拳

太极拳是我国古老的健身运动项目，也是老年人的最佳运动方式之一，尤其适合年老体弱多病者。太极拳蕴含了养生、道法、思辨、修身等思想精髓，是道家思想的继承与发展。

常练太极拳，可以增强体质，提高身体免疫功能，促进新陈代谢，从而达到延年益寿的目的。对老年人而言，打太极拳有助于强健骨骼和肌肉、控制血压、减肥、提高心肺功能等。此外，对许多慢性疾病患者来说，打太极拳可一定程度减轻疼痛、抑郁和焦虑等症状。它对心脑血管疾病、肺病、癌症、肩周炎、神经衰弱、消化性溃疡、胃下垂、关节疼痛等有一定疗效，也有助于帕金森病的康复。

老年人打太极拳的注意事项如下。

1. 刚开始习练太极拳时，最好有专人指导或参加专门的太极拳培训班，老年人初学以练国家体育总局公布的"简化太极拳"为佳。

2. 打拳时衣服要宽松，鞋子要舒适。

3. 打拳场地要平坦、安静，空气要清新。

4. 打拳时呼吸要自然，动作要柔和，姿势要连贯，并能做到持之以恒，但身法要协调统一，精神放松、意念集中。

5. 最好在清晨或傍晚进行太极拳锻炼，每次时间不要太长（控制在半小时以内）。

6. 有膝关节疾病、下肢静脉曲张和腿脚不灵便的老年人不宜打太极拳，应咨询医生的建议。

（六）游泳

游泳是一种损伤率低的全身性运动，特别适合肥胖和患有腰腿痛和关节病的老年人。游泳对抵抗各种慢性疾病效果明显。

游泳的好处有多项，具体如下。

1. 游泳能有效增强心肺功能，防止和减轻老年心血管疾病，并有利于防治慢性支气管炎等呼吸系统疾病。

2. 游泳能能预防骨质疏松，从而降低骨折的风险。

3. 游泳有益于老年人减肥、美容和塑身。

4. 游泳可提高神经系统的敏感性，预防大脑衰退。

游泳的注意事项如下。

1. 游泳前应严格进行健康体检，患有严重心脑血管疾病、高血压、肺结核、中耳炎、癫痫等疾病的老年人，都不宜参加游泳运动。

2. 在入水游泳前，应充分做好陆上热身准备活动，以防肌肉拉伤或关节损伤。

3. 老年人游泳时不能在水中逗留过久，单次游程以不超过 500 米为宜，最好选择蛙泳、仰泳等体力消耗不太大的泳姿。

4. 游泳时最好要有人陪伴。

5. 在疲劳、饥饿时不要下水游泳，禁止酒后游泳。

（七）登山

登山是一项有益身心健康的运动，老年人在身体状况允许的前提下（如膝关节没有不适）可适当进行登山运动。注意事项如下。

1. 老年人应选择低缓山路进行登山运动。

2. 登山应结伴而行，登山时应以全脚掌着地为宜，登山的步伐应匀速、不间断，最好能随携带并使用拐杖。

3. 登山时呼吸要有节律，不要大声讲话或高声喊叫，途中需尽量避免过多饮水，也不宜吸烟、饮酒。

（八）跳舞

跳舞对老年人来说也是比较好的锻炼方式，它不仅能够锻炼身体，而且可以增加老年人的人际交往，让人心情放松、愉悦，从而减少老年人出现心理问题。如果老年人之前有舞蹈的基础，可以选择自己感兴趣的舞蹈，如交谊舞、民族舞等。这些舞蹈既可以达到锻炼身体的目的，同时做自己感兴趣的事情还可以愉悦心情。对于没有舞蹈基础的老年人，可以选择广场舞。广场舞音乐欢快，动作简单易学，十分适合中老年人，可以在小区广场里和其他人一起跳，也可以在自己家里跟着视频跳。但是需注意，跳舞时间不要太长，一般以不超过半小时为宜，动作也不宜过于剧烈，尤其是扭腰、扭胯、扭膝关节等动作，适可而止，避免造成意外损伤。

其他如健身气功八段锦、六字诀、五禽戏、易筋经，球类运动如健身球、乒乓球、羽毛球、门球等也比较适合广大老年朋友。

四 适合老年人的一些低强度运动

对老年人来说，随着年龄的不断增长，高强度运动不仅有损关节，心脏负荷也过重了。下面介绍几种简单易学的低强度运动，对健康保健和延年益寿大有好处。

（一）猫弓式伸展

做法：全程四肢着地，手与肩膀垂直，膝盖与臀部垂直，需要缓冲的人可在膝盖下面垫上毛巾。起始时背部保持平直，然后将背部向上弯起，臀部保持向下的姿势，坚持此姿态10秒钟；之后扩展胸部，使背部微微向下陷，坚持10秒钟。按此方法上下伸展背部30～60秒。

这项运动可增强脊柱的活动能力，提高身体的稳定性。四肢着地的动作也能锻炼手臂和腿部肌肉。无法四肢着地的人可以用坐姿进行上述背部伸展锻炼，此运动还可作为热身运动，在散步等有氧运动前进行。

（二）单腿站立

做法：站在墙边，以防摔倒。初始动作是两腿分开站立，至与髋部同宽的程度，慢慢抬起一只脚，另一条腿略微弯曲；依靠腹部肌肉来保持平衡，保持此动作，最多30秒；然后换另一只脚。

锻炼一段时间后，可离开墙的支撑，两腿并立，可以选择一些难度更大的附加动作，如将抬起的一只脚向外伸展或伸到另一条腿的膝盖处、也可以闭上眼睛来继续动作。此运动主要锻炼身体的平衡能力。

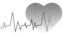

（三）腿筋拉伸

做法：坐在椅子上，一脚踩地，膝盖弯成 90 度；另一条腿向前伸直，脚向上勾起，手伸向勾起的脚，拉伸腿筋；坚持此姿势 30～60 秒，再换另一条腿。

此项运动在于锻炼腿筋。腿筋过于僵硬的人可能会出现背痛等情况，保持腿筋的柔韧性可缓解膝盖和髋关节受到的压力。

（四）转体下蹲

做法：两腿分开站立，双臂向前平伸，手掌向下。下蹲到坐姿，胸部放松，膝盖别超出脚趾。有需要时可在身下放一把椅子，但是尽量不要坐上去。下蹲的过程中，将左手向右转，同时上身略微向右转；站起时手臂回到原位。再次下蹲时将右手向左转。如此重复 10～15 次。需要提高难度的话，可在手中持一对哑铃。

此项运动主要是锻炼腿部的大块肌肉；在普通的下蹲基础上加上旋转可提升难度，同时可以锻炼腰部的灵活性和身体的稳定性。

（五）上阶踢腿

做法：右脚踩上一个台阶，抬起左脚，坚持此姿势 1 秒钟，将左脚放回原地，右脚也回到台阶下面。接着，左脚踩上台阶，抬起右脚。如此重复 20～30 次。刚练习时，可以手撑墙或栏杆以保持平衡，一直练到不需要支撑为止。若要增加难度可将一脚悬空的时间延长。

此项运动可提高身体稳定性，锻炼腿部肌肉。

（六）速度训练

做法：在平地上画一个梯子形的图案，以最快的速度踏着每个阶梯走过去，要两脚都踩在同阶后再走向下一阶；先迈出的脚最好保持领先。

此项运动可锻炼平衡能力和身体灵活性。

五　适宜老年人在旅途路上的身体运动

（一）握拳运动

双手用力握拳再张开，反复此动作 1～2 分钟，能使手臂肌肉得到很好的锻炼，同时还可以增加个人力量。

（二）收腹运动

将自己全身的注意力都集中到腹部，当吸气时使腹部自然膨胀，呼气时自然收紧腹部，反复锻炼此动作，直到自己的腹部有略微的灼热感为止。此运动可以有效锻炼腹肌，对经常坐着的老年人很有帮助。

（三）座位运动

当公交车、地铁上有座位坐的时候，可以将双腿呈 90 度摆放好，然后脚尖尽力上摆，接着抬起脚后跟，反复交替锻炼可以使小腿肚的肌肉得到锻炼，经常练习肌肉线条会变得很好看。男士还可以将双腿抬离地面，保持悬空的状态，能坚持多久就坚持多久。

六 小动作、"大"健康

"久坐伤身体"早已成为业界共识，一些科学健身小动作或许会为老年朋友们带来意想不到的保健养生效果。

（一）十指梳头，延年益寿

具体做法：十指张开，微微弯曲，用手指适当用力按住头皮，从前额开始，慢慢插入发丝（发根）。吸气时，用指尖由两眉尖稍上方往上，沿着头部中线，经百会穴，缓慢推至后发际正中上方的风府穴；呼气时，两手放松，向身体两侧用力甩开。每天重复梳头 30～60 次为佳。需要提醒的是，老年人十指梳头时，应尽量按摩到整个头皮，梳完后以头皮微热、发麻为佳。

（二）"动动"耳朵，养肾又养心

从中医角度来看，人的面部聚集着大量穴位，耳朵正是全身经络汇集之处，若老年人经常搓脸时顺便"动动"耳朵就相当于按摩了这些穴位和经络，既能健肾壮腰、缓解腰酸背痛，又能养心安神。具体做法如下。

1. **提拉耳尖** 用双手拇指、示指（食指）夹捏耳郭尖端，向上提拉、捏、摩擦 15 次，使局部发热、发红，有助于清脑明目、养肾安神、改善睡眠。

2. **提拉耳垂** 双手食指屈放在耳屏耳垂处，分别用相应食指和拇指捏紧并提拉耳屏、耳垂，自内向外提拉，手法由轻逐步加重，每次 5 分钟左右。

3. **按摩耳轮** 双手握空拳，以拇指、食指沿耳轮上下来回按摩，直至耳轮变红、发热。

4. **全耳按摩** 双手掌心摩擦发热后，先用热掌掌心向后按摩耳正面 10～15 次，再向前反折按摩耳背面 10～15 次。

（三）搓揉面部，通畅血液精神好

颜面是五脏六腑的"镜子"，要养颜首先要保证面部经络的畅通，而搓揉面部就是一种刺激面部经络的绝好方法。老年人经常搓揉面部可有效改善面部血液循环，消除疲劳，延缓颜面皱纹和衰老、推迟老年斑的产生。

具体做法：把自己的双手反复、快速搓热，置于鼻子两侧，由下而上轻轻抚触至额头，再往下轻轻抚触脸颊。若感到手掌热度退去，须重新搓热双手，并重复上述动作。搓揉面部的力度宜轻柔自然，以面部微微发热、呈现自然红润为佳，时间长短因人而异。

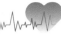

（四）动动手指，预防老年期痴呆

老年人空闲时经常以手指为中心进行各种活动，可以使大脑皮层得到有效刺激，对老年期痴呆能起到一定的预防效果。具体方法简述如下。

1. 用一只手的食指和拇指捏另一只手的手指，从大拇指开始，每指揉捏 10 ~ 15 秒，左右手交替进行。

2. 深吸一口气后用手握拳，握拳时需将拇指握进掌心，紧握 3 ~ 5 秒后用力吐气的同时快速把双手小指、环指（无名指）、中指和食指依次伸直伸开，每次做 30 ~ 60 次。

3. 双手先标准拍手（掌）数分钟，然后五个指依次对应敲击几十次。

（五）老人甩甩手，疾病躲开走

甩手是一种既简单易行又特别适合老年人的锻炼方法，能够行气活血、疏通经络、增强体质、缓解肩颈疼痛，提高抗病能力。具体方法如下。

人体自然站直，全身肌肉和双手十指放松，用意念和臂力将双手臂向前、向上摆至与头颈躯干成 45 度左右后停顿 1 ~ 2 秒；摆回时双手稍用力向后方甩去，与下半身呈 45 度左右，停顿 1 ~ 2 秒。老年人甩手，需注意根据自身体力和身体状况掌握合理次数和速度。

（六）揉按肚脐，提高防病能力

肚脐是肚子中间、婴儿脐带脱落的地方，被养生专家视为保健"要塞"。如果老年朋友懂得日常生活中好好利用肚脐的保健作用，也能达到不错的养生保健与防病治病效果。

下面介绍肚脐相应保健方法：每天早上起床前和晚上睡觉时，排空大小便，天热时去衣露腹，天冷时则应注意保暖，盖好被子，仰卧并全身放松，两手掌重叠放置于肚脐上面，先稍用力逆时针方向揉按旋转 100 圈左右，然后再顺时针方向按揉 100 圈左右。长期坚持，能使人气血旺盛，促进消化，进而提高机体对疾病的抵抗能力。

（七）伸伸懒腰，可养心血与肝脏

伸懒腰，尽管在某些场合可能看似不太雅观，但是它可以引起全身大部分肌肉收缩，将淤积的血液及时"赶"回心脏，从而改善血液循环，并可带走肌肉中的代谢产物，起到消除疲劳的作用，对肝脏、心脏等器官的健康都很有益处。

伸懒腰的最佳时间应该是每天清晨与餐后，伸懒腰时，最好起身站立，双臂尽量向上、向外伸展，注意腹式呼吸和胸式呼吸应同时进行先尽量吸气，吸足气后闭气一会儿，再慢慢吐气，吐气时全身肌肉要尽量放松，让身体逐渐恢复到自然状态。

专家提醒：骨质增生、肋间不适、脊椎有问题的老年人不宜尝试伸懒腰；心脑血管疾病者伸懒腰时，动作应轻柔、舒缓，注意不要憋气。

（八）靠墙静蹲，保护你的骨骼

具体做法：靠墙、静蹲，努力坚持 30 秒，酸了起来快走 1 分钟左右，再来一次 30 秒静蹲，一天做 2 组最好，每组 4 次，加起来每天耗时 5 分钟左右，坚持锻炼的老年朋友半个月以后会觉得上下楼有劲儿了，肌力变强了，骨骼会得到非常好的保护。

（九）座椅上的小动作，也能科学健身

部分老年人，由于种种原因，不宜站立起来运动，下面推荐几项座椅上的科学小动作，照样可以起到健身功效。

1. 坐在椅子上旋转颈部和肩膀，将肘部举过肩膀后旋转 3 秒钟；双手轻握，3 秒钟将肘部向后大幅旋转；肩胛骨用力靠近之后放松。重复 5 次。

2. 坐在椅子上左右活动颈肩，双手置于头顶，呼气 3 秒钟内将身体向左倾倒，感受体侧拉伸；利用吸气的 3 秒钟将身体恢复至原有位置，向右倾倒，倾倒一侧的肘部向身体靠近。重复 5 次。

3. 坐在椅子上深吸气，在腹部凹陷的情况下吸气强化腹横肌，手抵住腹部更容易体会。具体做法：①慢慢数到三然后呼气，令腹部凹下去。在还未适应的阶段，可以将手抵住腹部边确认边练习；②吸气 3 秒钟同时保持腹部凹陷。拉伸身体想象背筋向上拉伸，呼气时进一步使腹部凹陷，重复 10 次。

4. 坐在椅子上扭转背部，双手交叉置于头顶，呼气将上半身向左转，确保肩部以下旋转到位，保持 3 秒；用 3 秒钟吸气将上半身转回向前，向右转体。重复 5 次。保持腹部扁平的情况下练习效果更佳。

七　老年人健身运动的自我监护

（一）老年人健身运动的自我监护

1. **自我感觉**　适度的健身运动能使老年人情绪饱满、精神愉悦、无疲劳感及任何不适，如果老年人健身运动后疲劳持续且不易恢复，甚至出现头晕、头痛、胸闷、胸痛、心悸等不适症状，则属于异常现象，应想方设法及时纠正，必要时寻求医生帮助。

2. **睡眠**　坚持有规律地适度健身运动的老年人，就寝时应能很快入睡，且应睡得香和睡得熟，很少做梦甚至不做梦，早晨醒来精力充沛。若运动后反而入睡变慢、多梦（甚至噩梦连连）、早醒不断，可能是过度疲劳或患病所致，应及时适当调整运动量，必要时请医生检查。

3. **食欲**　健身运动后一般食欲会增加，吃饭比较香，若出现食欲缺乏等情况则属于不正常现象。

4. **运动兴趣**　健身运动适当者多会对运动感兴趣，参与热情也高，若出现懒散、厌倦等，则表明机体状态不佳或运动方法不当，应及时咨询专业老师（健身教练），必要时做体能

检查，并在专科医生指导下调整健身运动方法。

5. 脉搏　在正常情况下，老年人每日清晨的脉搏次数相对稳定且节律整齐。如果运动后出现脉搏过快、过慢或节律不齐，应注意查找原因，并在医生指导下对健身运动项目或强度进行调整。

6. 体重　在中等强度的健身运动初期，老年朋友可能会体重下降，但一段时间过后，体重又会回升并保持在一定水平。如果体重持续下降，则应注意检查是否患有某些消耗性疾病，如肺结核、恶性肿瘤等。

专家提醒，健身运动过程中出现一些不良反应大致有这样几种原因：一是运动量过大；二是方法不当；三是原有疾病在运动过程中加重。如果健身运动后出现持续的疲倦、乏力，久久不能恢复，食欲缺乏，睡眠不好，则表明运动量太大，应适当减少运动量；空腹健身运动，如果运动量过大、时间过久，会出现低血糖反应（如头昏、恶心、呕吐、心动过速等），此时应马上暂停运动，并补充葡萄糖或含糖食物；练健身气功时若出现胸闷、气短、头痛、行为不能自控等症状，表明有可能出现偏差，应暂停练习，并寻求专业老师或医生的帮助。

（二）什么时候不适合运动

1. 生病时一定不要运动锻炼，因为活动量过多会加重病情。

2. 若出现以下症状，得休息几天才能开始运动锻炼：①发热；②咽喉肿痛；③咳嗽伴咳痰；④小便痛；⑤肌肉关节疼痛。

3. 餐后不宜马上运动，酒后和饥饿时也不宜运动，碰到强风、大雾天、雾霾天不宜户外活动。

（三）注意停止运动的一些信号

若在运动过程中出现如下症状，必须马上停止运动，并向他人求助，紧急情况下应立即拨打 120 求救：①胸痛或胸闷；②手臂颈部或下颚疼痛；③头晕目眩；④心悸；⑤恶心；⑥视物模糊；⑦气喘。

老年慢性疾病患者出现发热、失眠、体重持续下降、原有病情加重等情况，也应暂停健身运动，及时去医院检查诊治。

（四）老年人提防意外发生

1. 锻炼过程中最好结伴而行。

2. 注意带上针对性的急救药品。

3. 必要时佩戴个人信息牌（写有家庭住址和紧急联系人电话等）。

4. 老年人晨练不宜过早，下午是老年人运动健身的最佳时间。

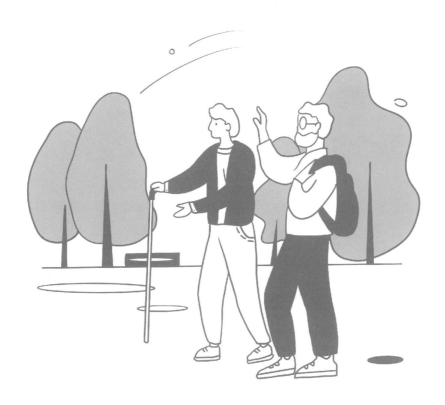

第三节

老年人常见病养生运动处方和运动疗法

一 防范老年人心脑血管病的养生运动处方

下面介绍几则由中医养生专家推荐的预防心脑血管疾病的运动处方。

1. **张闭嘴**　最大限度地将嘴巴张开，同时深吸一口气，闭嘴时将气呼出。每天坚持张闭嘴巴，可通过面部神经反射刺激大脑，从而改善脑部血液循环，增强脑血管弹性，有利于预防脑卒中及老年期痴呆。

2. **摇头晃脑**　平坐，放松头颈部肌肉，不停地上下点头 3 分钟左右，再左右轻柔旋转脖颈约 3 分钟。这样可增强头部血管的抗压力，减少胆固醇沉积于颈动脉的机会，既可预防高血压、颈椎病，又可预防脑卒中。

3. **耸肩**　将双肩上提，缓慢放松下落，一提一松，反复进行，时间长短可因人而异。耸肩是颈部参与的运动，可改善脑血管供血不足和减少发生脑梗死的危险。

4. **鼓掌**　自然站立，全身放松，排除杂念，两手掌心相对，鼓（击）掌，动作宜缓慢。

每天坚持适度拍击手掌，不但能健脑益智、增强记忆力、提高思维能力、消除疲劳，还可以防治动脉硬化、高血压、冠心病、老年期痴呆症等。

5. 梳头 先用右手拿木质或牛角梳子梳头 50 次，再换左手拿梳子梳头 50 次，长期坚持能起到增强大脑皮层活力和活血通络之功效。

6. 揉肚脐 中医认为，肚脐部位为人周身元气之所在，老年朋友坚持长期按揉肚脐，能有效刺激肝肾之精气，对防治心脑血管病效果较佳。

7. 伸腰运动 两手交叉于胸前，自胸至头顶上伸，用力先轻后重，似托举般将腰慢慢带起，每天反复数次。该项运动有助于改善血液循环，预防心脑血管病。

老年人可以根据自身情况，科学地选择以上运动处方中的若干项，并持之以恒地坚持下去。相信这样做，心脑血管疾病会远离你，即使以前患有疾病，也能得到较理想的稳定和控制。

二　预防身体老化的拉筋健身运动处方

"筋"是连接关节、肌肉等并主管运动的组织。"筋"老化又称"筋缩"，会导致机体活动能力受限，是老年人身体衰老的重要标志。人若长期保持一动不动的姿势，会使肌肉、关节处于紧张状态，容易导致筋过早开始老化。下面推荐几个拉筋运动处方，老年人在家就能做，既能延缓身体老化，又能增强身体平衡性，防止跌倒。

1. 借助门框拉筋 双手上举扶住家里的两边门框，尽力伸展双臂；同时一脚在前，另一脚往后，站成弓步，腿尽量伸直；保持弓步姿势 3 分钟左右，再换另一条腿站弓步，同样坚持 3 分钟。每天晚上饭后休息半小时以上，看电视期间或临睡一小时前，练习 15～30 分钟。

2. 借助桌子拉筋 面向桌子站立，双脚与肩同宽，双臂上举，俯身，手臂趴压于桌面，上下身约成 90 度；站在桌子一侧，左脚向斜前方与右脚交叉，右手扶住桌边，左臂上举，随腰部向右倾；面向桌子站立，右手扶住桌面，左右腿呈半弓状态，左臂举向斜上方，身体下倾 60 度左右，轻微扭动腰部。

3. 借助墙壁拉筋 面对墙壁站立，双手或单手沿墙壁缓缓向上爬摸，尽量拉伸整个身体后再缓缓退下，回到原处，反复进行；或者以一侧手指越过头顶摸对侧自己的耳朵，两手交替进行，每天反复运动 20 次以上。

4. 借助栏杆或椅背拉筋 双手应牢固握扶住栏杆或椅背，先前后摆动左腿，感觉左腿累了再换摆右腿。摆腿幅度根据个人关节韧带的强度与好坏自行调节控制。在摆动过程中，腿可绷直也可弯曲：直腿摆动有利于韧带拉伸，屈腿摆动有助于放松筋骨。

5. 借助椅子或台阶拉筋 先把一条腿放到椅子或台阶上并弯曲；另一条腿自然放在地面并伸直。上身应挺直朝椅子方向上下压动，也可侧身向椅子上下压动。

老年人"拉筋"不可急于求成，以免造成肌腱和韧带拉伤；拉筋时，自我感觉有点儿"张力"或"酸胀"即可，切忌过于用力出现疼痛。练习拉筋前，最好能先做预备动作即热身，如慢跑 5～10 分钟、伸伸懒腰等。

三 冠心病的运动处方

运动锻炼曾被认为是冠心病患者的"禁区"。但如今，越来越多专家认为，科学运动不仅可预防缺血性心脏病，而且是心肌梗死、先天性心脏病和充血性心力衰竭等的主要辅助治疗手段。适合冠心病患者的常见运动方式有步行、慢跑、骑自行车、游泳、健身操、太极拳、气功等。下面介绍三种适合老年冠心病患者的运动处方。

（一）站立运动操

1. 并行打开双脚，两脚距离稍宽于肩，两手自然垂放身体两侧，眼平视前方，意守劳宫穴（两手掌掌心中指及无名指往下延伸交会的凹陷处，更通俗的取穴法是屈指握拳时中指指尖所点处就是该穴）。

2. 用鼻缓慢深吸一口气，提肛收腹，脚趾上跷，两腿自然伸直；同时两掌随两臂外旋前摆与肩平，两臂自然伸直，两掌与肩同宽，掌心朝上，双眼（目）平视前方。

3. 随着慢慢呼气，松腹松肛，两脚趾用力抓地，随后改为屈膝蹲腿；同时两掌随两臂内旋徐缓握拳后落于大腿前，并用两手中指指尖抠劳宫穴（用力要快速短促，力度以有酸胀感为宜）。

4. 以上一呼一吸为一次，每回做 10 ～ 15 次，做完后两拳变掌成开步站立一会儿即可收功（休息）。注意练操过程中需精神集中（意守劳宫）、身体中正，周身放松。

（二）椅子上运动操

1. 端坐椅上，两脚自然分开至略宽于肩，双手握拳置于身体两侧，眼平视前方。

2. 两手由握拳状突然快速伸开，反复练习 3 ～ 5 次，然后伸掌于身体两侧。

3. 双手慢慢向上举过头顶，掌心向上，停留 10 ～ 20 秒，反复此套动作 10 ～ 20 次。

4. 手掌在头顶时上半身向正、反方向拧转 10 ～ 15 次（回），力度要适中。

5. 接着双臂做前后绕环各 10 ～ 15 次，绕环速度不宜过快但幅度应尽量大一些。

6. 整个运动过程中应注意呼吸自然，全身放松。

（三）床上运动操

1. 取仰卧位，深呼吸，双手自然平放于身体两侧，两脚平放床上，然后双手缓慢握紧（拳），再慢慢松开成掌，以上重复 10 ～ 15 次。

2. 双手尽力向前向上伸展，举至胸前正上方，掌心向上停留 10 秒钟左右，然后收回身体两侧，重复以上动作 10 ～ 15 次。

3. 双手推掌用力朝胸前向上伸展，停留 10 秒再变掌为拳，慢慢收回放至身体两侧，重复以上动作 10 ～ 15 次。

4. 取侧卧位，双腿随自己深呼吸缓慢伸屈，次数因人而异。

5. 以上全套动作宜早晚各练习一遍。

以上三种运动操中第一种适用于病情较轻、体能相对较好的患者，后面的椅子上和床上运动操则更适合重症患者、不能下床者。

四 高血压运动处方

高血压患者多适宜进行有氧运动。适合高血压患者的运动项目包括散步、慢跑、骑自行车、游泳、做健身操、打太极拳、练气功等。高血压患者可根据自己的病情、年龄、体力和爱好等情况，在医生指导下进行合理选择。下面，我们介绍几种适合老年人选用的高血压运动处方。

（一）站桩降压操

1. 两脚与肩同宽，平行站立，膝盖略弯曲，双肩略微内收，两手分别置于对应的大腿根内侧，平静自然呼吸 10 次左右，眼睛正视前方。

2. 缓慢平直抬起双手于身前脐上胸下处，此时右手掌心朝上、左手掌心向下，凝滞不动、静中含劲儿并自然呼吸 10 次左右，让双手手心及手掌、手指之间出现麻、凉和触电似的感觉。

3. 轻轻活动双手，如玩皮球似上下反复运转双手，时间持续 2 ~ 3 分钟。

4. 双手改为掌心朝下，同时用鼻子吸气，双手缓慢下降并最后轻放于大腿腹股沟处，期间用嘴缓慢吐气，此项过程算一次，需重复演练 10 次左右。

（二）摩运降压沟操

降压沟位于耳郭背面，由内上方斜向下方行走的凹沟处（区域），该操具体做法如下。

1. 正身端坐，脚尖往前两脚自然分开与肩同宽，两拇指指腹部和食指中节桡侧面分别置于左右耳郭（轮）上部（捏紧），双眼微闭或平视前方。

2. 随着吸气，提肛收腹，双脚十趾用力上跷；同步，两拇指指腹和食指捏紧耳轮上提。

3. 随后呼气，松腹松肛，脚趾改做用力抓地；同时，两手指为用力沿两耳降压沟往下摩运至耳垂。

4. 一呼一吸为一次，每回共做 10 ~ 15 次，做该操过程需意守降压沟，一整套做完后应还原正身端坐姿势（双手自然放松并置于对应膝盖上方）1 ~ 3 分钟。

（三）高血压保健按摩操

本操简称"降压八段锦"，由上海中医药大学附属曙光医院老中医学术经验教研室主任艾静团队研创，是根据中医经络理论及"眩晕""脑卒中"的病机和相关脏腑经络特点，通过对经络腧穴进行搓、揉、点、敲等手法，达到调理阴阳、调畅气血以期改善症状、平稳血压之目的。该操建议每天练习两次（以早晚为宜），每次耗时 20 分钟左右，每周应练习 ≥ 5 次。广大老年高血压朋友不妨从健康报 app 等下载视频观看学习。

专家提醒，老年高血压患者在锻炼时，全身要放松，避免锻炼时间过长，严格控制运动量，并注意不要过分用力。

五 糖尿病的运动疗法

（一）运动方式

老年糖尿病患者可根据自身情况选择中低强度的有氧运动，如散步、健身走、慢跑、骑车、爬楼梯、打太极拳、健身操、气功等。

（二）运动强度

一般所选项目运动强度是最大运动强度的 60%～70%，通常用心率来衡量即运动时应保持心率（次／min）＝（220－年龄）×（60%～70%）；或者通过运动时自我感觉来掌握，即以全身发热、微微出汗、能说话但不能唱歌和不会气喘吁吁为度。

（三）运动时间和频率

1. 应从吃第一口饭算起，在饭后 1～2 小时开始运动。

2. 每次运动时间应持续 30～60 分钟，包括运动前的预备活动和运动后的恢复整理运动时间。

3. 每周至少应坚持 3～4 次，老年朋友最好每天 1 次。

（四）注意事项

1. 运动过程中若出现乏力、头昏、心慌、胸闷、憋气、出虚汗以及腿痛等，应立即停止运动或原地休息。若休息后仍不能缓解，应及时就医。

2. 运动着装要合身，尤其是鞋袜质量要过关并相对宽松。

3. 每次运动结束后应仔细检查足部是否红肿、青紫、水疱、血疱和感染等，若出现异常情况，应及时请专业人士协助处理或上医院。

4. 最好在运动前后各检测一次血糖，以掌握血糖变化规律；应随身携带糖果等，以便运动过程中出现低血糖可及时纠正。

5. 患有糖尿病足的老年人也应坚持科学运动，如可以在家坚持扩胸运动、平板支撑、屈膝运动和勾脚背等项目，一组 10～20 次、每日 10～30 组不等，练至身体微微出汗即可。

六 感冒养生运动处方

（一）防感冒呼吸保健操

1. 每天起床后，先刷牙后用淡盐水漱口，以清除或减少口腔内异物和病原微生物；坚持用凉水洗脸或敷鼻。两手掌搓热后用两手指在鼻翼两侧（迎香穴附近）上下按摩 30 次左右。

2. 伸开双手手掌，分别用小鱼际和／或小指及其关节侧面按揉同侧枕后风池穴 30 次左右。

3. 两手伸开，先交叉轮流拍胸 20～30 次；然后再伸直双臂向前向上慢慢举过头顶，尽力向上伸展，同时深吸气。

4. 挺胸收腹，两臂向身体两侧分开并平举，手臂及手指尽力向外伸展持续 2 分钟，然后双手臂向下慢慢靠拢身体两侧，同时尽量用腹式呼吸（呼气），重复做 10～15 次。

（二）本书下面介绍的气管炎运动处方同样适合预防感冒。

七 气管炎运动处方

（一）腹式呼吸操

1. 自然站立，一手放于胸前，另一手置于腹部；吸气时，腹部肌肉放松，腹部尽量向外（四周）隆起，并努力使膈肌下沉，最大限度扩大胸腔容积。

2. 呼气时，腹肌收缩，腹部向内凹陷，让膈肌不断上抬并挤压肺脏，尽力排出肺部（剩余）空气。上述方法需坚持每天锻炼 2～3 次，每次耗时 10～20 分钟。

（二）缩唇呼吸操

先学会用鼻深吸气，吸入的空气经过鼻腔的吸附、过滤、湿润、加温后，可有效减轻对老年人气管和支气管的刺激；然后养成将嘴唇收缩成吹口哨状，用力呼（吐）气，让体内（肺部）气体经由缩窄后的口形徐徐（慢慢）吐出。每天坚持做多次，每次用心认真做 6～10 遍，可使气管、支气管内压明显增高，从而有益于气管炎的康复。

（三）助力呼吸操

1. 自然站立，全身放松，用鼻吸气，用口呼气。呼气时要做到深又长，直至把体内肺气呼尽，然后又自然吸气。呼气与吸气时长之比建议掌控在 2：1 至 3：1 之间，老年人以不觉头晕、头昏和乏力为度。为了增加有效通气量，最好采取慢而深的呼吸方法，以每分钟 16 次的呼吸频率为宜。

2. 双臂放于身体两侧，上身稍稍往前倾斜；两臂慢慢上举，吸气；然后两臂自然下沉，呼气。每天练习 10～20 次。

3. 两臂胸前交叉，紧缩胸部，身体稍向前倾，两臂随之慢慢上举，同时努力扩张胸部，尽力吸气；两臂慢慢回收于胸前，用力呼气。每天练习 10～20 次。

4. 一腿弯曲向腹部靠拢，用双手尽力抱住小腿前面，以膝部压腹后呼气，还原时吸气，再换另一条腿重复操练。每天练习 10～20 次。

5. 双手叉腰，拇指朝后，其余四指用力压住上腹部，身体稍稍向前倾，两臂徐徐往上举，吸气；两臂还原时用力呼气。每天操练 10～20 次。

6. 两腿（足）并拢，身体下蹲并前倾，双手抱膝吸气，还原时用力呼气，每天练习 10～20 次。

7. 两手臂腹前交叉，向前屈（弯）腰时呼气，上身还原，两臂向两侧分开时尽力吸气。

练习 10 ~ 20 次。

8. 每组运动中间允许自然呼吸半分钟，全部练习结束后宜（应）原地踏步数分钟，前后摆动双手、踢腿，及时放松四肢关节。

老年人做以上防治感冒、气管炎等呼吸系统运动处方时可交替运用、互为补充。

八　颈椎病运动处方

（一）十点十分操

1. 取站立位，两脚并拢脚尖朝前，保持身体挺直，挺胸收腹；双手侧平举，像钟表九点十五分时候的时针和分针形成的位置。

2. 双手上抬从九点十五分慢慢举到十点十分处，以上动作认真反复做若干次后，你就会感到颈部后面的肌肉（群）有明显酸胀的感觉，说明动作已经做到位，也有效果了。

3. 注意练习该套操须保持全身挺拔、双手用力展开就像鸟在天空中飞行一样。要求每天做 1 ~ 2 次，每次做 100 ~ 200 下。

该项运动若全程做好做到位了，可缓解颈部很多问题，对女性颈椎问题辅助治疗效果尤其明显，对中老年人的肩周炎也有一定的疗效，是一种非常理想的颈肩康复方法。

（二）隔墙看戏操

具体练法：身体保持挺直并站立，将头、颈、背、腰、臀、腿部用力拉直；接着收下颌、挺胸、收腹；两腿直立，双脚尖朝前，将足跟慢慢抬起，两臂保持叉腰姿势，下颌上抬，两眼正视前方，头顶向上拔直，就像隔着墙"偷"看演出的好戏一样。在"看戏"的过程中，务必做到全身挺拔、颈部肌肉尽全力往上拔高脖子，并努力保持该姿势 3 ~ 5 分钟。

该套颈部保健操对颈椎、颈部纵向肌群是一种极好的综合锻炼，能有效缓解长时间静态式办公等造成的颈部不适。

（三）回龙望月和仰面观星操

1. 正身端坐，双脚分开并稍宽于肩，脚尖朝前，双手自然松开并安放于大腿，双眼平视正前方。

2. 先慢慢吸气，提肛收腹，脚趾上跷；同步头向左转，两手掌随两臂内旋至双掌指相对，双眼尽量看左后方。

3. 随着呼气，松腹松肛，双脚趾用力抓地；同时将头慢慢用力向右转，两手掌随两臂外旋，再次让掌指相对，双眼重新调为平视人体正前方。

4. 两手扳住凳椅两侧边缘，随着吸气，再次提肛收腹，脚趾上跷；同时，两手放松，下颌上牵使头后仰，争取达到仰面朝天状态，似眼观望天空星星月亮。

5. 再次呼气，同时松腹松肛，脚趾用力抓地；同时两手加劲儿，用力，下颌下引将头复正，双眼重新平视前方。

6. 反复二吸二呼算一次，每天做 10 ~ 15 次。

7. 注意事项：①精神集中，意守大椎穴（属督脉穴，位于第七颈椎棘突下）；②身体中正，协调自然，仰头不仰体，转头不转体，复正不躬身；③动作须徐缓（不要用力过猛，运动幅度不能太大），呼吸宜深长。

九　骨质疏松症的运动疗法

骨质疏松症，简称"骨质疏松"，是一种衰老的表现，又被称为"寂静杀手"。当老年人出现腰背酸痛、变矮、驼背、骨折、心肺功能受损或神经症状时，应当引起重视。骨质疏松常见于老年人，女性多于男性，绝经后妇女尤为多见。

专家提醒：骨质疏松症除了"治"，更重要的是要重视"防"。无论哪个年龄段，预防骨质疏松症都是必不可少的，可以尝试高冲击力负重运动，每周 1 ~ 2 次，壮骨效果会更佳。对于骨质疏松症的防治，除了饮食疗法、药物疗法外，运动疗法也非常重要。我们为广大老年人推荐两种针对性的运动疗法。

（一）骨质疏松保健操

1. 取站立位，双脚基本并拢，两脚尖往前，双手自然垂放于身体两侧，前倾后仰 10 ~ 20 次。

2. 继续取站立位，左右侧身 10 ~ 20 次。

3. 取站立位，弓箭蹲步，左右脚交叉反复练习 10 ~ 20 次。

4. 取站立位，随后弓箭举手步，左右反复进行 10 ~ 20 次。

5. 取站立位，一腿屈膝，双手叉腰，两腿交替运动 10 ~ 20 次。

6. 取站立位，两手扶膝，然后双手用力往上举，反复进行 10 ~ 20 次。

7. 取站立位，一腿压放于凳子等支撑物上，与髋平行，上身用力前倾，两腿反复进行 10 ~ 20 次。

8. 取站立位，两手向前弯腰争取指尖着地，再起立，反复进行 10 ~ 20 次。

9. 跪膝，前后举手，左右手交换反复进行 10 ~ 20 次。

10. 取站立位，蹲足屈身，每次持续 3 分钟。

特别提醒：该操练习时，注意保持良好的精神状态，不要在生气或考虑别的事情时去练习。

（二）肩腹伸展操

1. 取坐位，挺直腰板，两臂于体侧屈肘 90 度，双手握拳，两肩尽力往后展开，保持后展姿势 1 ~ 2 分钟。

2. 取坐位，挺直腰板，双手十指交叉，置于颈后，两肩尽力往后伸展，深吸气，还原再深呼气，反复进行 10 ~ 20 次。

3. 取俯卧位，胸腹部（肚脐区域）垫一枕头，头上抬然后尽力往后伸，同时双手用力往后并上举，保持 1 ~ 2 分钟再还原，反复进行 10 ~ 20 次。

4. 取仰卧位，双腿并拢，后慢慢抬高离开床面或地面，双手交叉置于腹部，头颈往上抬起，保持该姿势 1 ~ 2 分钟。

5. 取膝跪位，双手撑于床面或椅子上，先左腿保持膝跪位、右腿屈膝状态下抬髋部，后左右交替，反复运动 10 ~ 20 次。

十　骨关节炎的运动疗法

多年来，关节炎患者一直被建议减少运动，以防损伤关节。但现在，越来越多的临床研究证实，科学且个性化设计的运动方案不仅不会损伤关节，反而能有效改善患者的健康状况。对于患有骨关节炎的老年人来说，运动方式是否正确，决定了关节炎症状是加重还是减轻。

（一）关节炎患者运动指导原则

1. 关节炎患者通常可以从伸展运动、力量训练和耐力训练等不同方式中获益。

2. 老年人在家的日常活动（劳动）如洗衣、洗菜、做饭打扫卫生等不能代替伸展运动的训练。

3. 力量训练是预防关节疼痛的最好方法之一，在家做做深蹲、过头举等锻炼动作都可以；关节炎患者的力量训练最好在专科医生指导下个性化设计。

4. 耐力训练有利于增强心肺功能，进而改善全身关节的健康状况。

5. 关节炎患者要注意变换体位姿势，不可久坐，锻炼要循序渐进，不能过量。

（二）对关节有益的运动方式

1. **游泳**　非常适合广大关节炎患者，但对颈椎小关节骨关节炎不利。游泳可每天进行，但游程不要过长，老年人不要过度劳累。

2. **散步**　对中老年人来说可随时随地进行，但要保持一定速度（每分钟以 80 ~ 90 步为宜），每次时间 30 ~ 60 分钟。

3. **骑自行车**　方法和注意事项详见本书第三章第二节。

4. **腿部肌力锻炼**

（1）坐椅子上，双腿伸直，脚尖绷直保持 10 秒左右；然后脚尖翘起，同样维持 10 秒左右，让小腿肌肉有紧张感，然后放下小腿，放松全身，每天上下午或晚上各做 15 分钟。

（2）取仰卧位，在膝盖下面垫放一枕头，让小腿交替上抬至膝关节完全伸直并维持 10 ~ 15 秒，每次做 20 ~ 30 回合，可安排在早晨醒来后和晚上睡前分两次进行。

（三）对关节无益的运动（生活）方式

1. 爬楼梯。

2. 登山。

3.（长期）穿高跟鞋。

4. 久站或久坐。

十一　防痔疮运动处方

痔疮是一种常见的肛门疾病。适当运动能够促进血液循环，增强胃肠蠕动，从而有效防止大便秘结，进而预防和减轻痔疮。下面介绍三则痔疮防治的提肛运动处方。

1. 取站立位，全身放松，将双大腿及臀部用力夹紧，配合吸气，舌舔上腭，同时向上提收肛门（像忍缩大便那样），提肛期间尽力闭气默念几秒，然后呼气，全身随之放松，一提一松为一次，每次做 10 ~ 15 遍，坚持每日早晚锻炼一次。

2. 取仰卧位，两手交叉置于头下，屈膝并使脚跟尽量靠近臀部，用双脚掌和肩部支撑躯体，让骨盆抬高抬起，同时用力收缩肛门，持续 5 秒钟左右放下骨盆。熟练后，配合好呼吸，提肛时吸气，放松时呼气，每次做 10 ~ 20 遍，每天做 1 ~ 3 次。

3. 两脚交叉，先静坐床边或椅子上，全身放松，两腿保持交叉姿势后慢慢站起，同时收臀夹腿，收腹提肛，持续 5 秒左右再放松坐下，重复 10 ~ 20 遍，每天做 1 ~ 3 次。

以上三种不同类型提肛运动老年朋友可任选其一项坚持锻炼，再配合注意做到劳逸结合、合理膳食和保持肛门周围清洁等，可较好预防痔疮等肛肠疾病。

十二　老年人防跌倒运动处方

（一）老年人防止跌倒的行为要点

1. 老年人要尽量保持身体活动，尽可能地增加力所能及的日常活动，减少久坐等静态行为。

2. 老年人每周应至少有 3 天进行增强平衡能力、柔韧性的练习，如太极拳、八段锦、平衡操、舞蹈、单脚站立等。

3. 老年人每周应保持至少 150 分钟的中等强度身体活动，如健身走、骑自行车、健身操等，或根据个人身体情况进行力所能及的锻炼。

4. 老年人每周应至少有 2 天进行肌力练习，特别是下肢肌力练习，如靠墙蹲马步、靠墙蹲起、使用弹力带练习等。

5. 从老年人自身方面来讲防跌倒还应注意：①保持健康生活习惯；②补充足够钙质和维生素 D；③积极维持身体和心理健康；④积极治疗老年疾病、骨质疏松症等，不擅自复合用药。

（二）老年人预防跌倒锻炼小招式

1. 单脚站立

（1）动作要领：无扶手辅助时，老年人双手叉腰，一脚支撑，一脚抬起呈屈髋屈膝 90 度单脚站立保持平衡 10 秒，换另一条腿，重复以上步骤。

有扶手辅助时，一手扶住扶手，两眼平视前方，其他内容要求同上。

单次单脚站立时间可逐渐增加，上限为 30 秒。

从睁眼单脚站立，增加难度到闭眼单脚站立，应注意闭眼单脚站立时需要有人在旁保护协助，以免出现跌倒。

（2）注意事项：锻炼时，安全始终是第一位的。老年人可在墙边或固定家具旁练习，确保失去平衡时可以随时用手支撑身体，避免跌倒。单脚站立锻炼，要注重动作质量，出现以下情况则应进行纠正或终止锻炼：身体倾斜超过 45 度，单侧骨盆下降或抬高，站立腿移动，抬腿侧下肢触地，闭眼锻炼时突然睁眼。

2. 侧向走

（1）动作要领：站立位，两手自然放于腰部，先向右方侧部走，然后向左侧部走，如此反复，练习次数可因人而异。

（2）注意事项：可以在地上画一条直线作为引导。

步行途中可以增加台阶、平衡垫等障碍物，绕过或跨过以增加难度。

3. 倒走　可锻炼老年人身体灵活性和协调性。

（1）动作要领：无辅助工具时，站立位，双眼平视前方，倒退行走 10 步，转身，再倒退行走 10 步回归原位，如此反复多次。

有辅助工具（扶手、桌子等）时，一手扶着辅助工具，其他步骤同上。

（2）注意事项：应在有同伴或子女看护的情况下进行练习。

可以在地上画一条直线作为引导。注意场地平坦且无障碍物。可以一边倒走，一边进行倒数增加难度。

4. 坐站练习　可锻炼老年人从坐位到立位再到坐位的动态平衡控制功能，锻炼下肢肌力。

（1）动作要领：坐在稳定的椅子上，双脚与肩同宽平放在地面，双脚与脚尖方向一致，大腿与地面平行，小腿与地面垂直，手放膝上或椅子上。

初始动作准备好后开始起立。躯干前倾至鼻子达到脚尖同一垂直时，臀部发力向上推起，当感觉臀部抬离椅面后，双脚踩实地面，下肢发力向前上方移动，随后直立躯干，完成坐位到立位的转变。

回到坐位，躯干前倾，臀部后移，做出"鞠躬"动作，通过下蹲慢慢将臀部降低到椅子上，然后躯干直立回到坐姿。重复 10 次。

（2）注意事项：动作速度要慢而有控制，切不可快起快下。

强调臀肌发力，重心保持稳定。

可以根据具体情况降低凳子的高度，高度越低，难度越大。

当下肢力量较差时，可以扶手辅助、双手助力进行锻炼，当力量改善后，可以双手交叉置于胸前以增加难度。

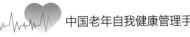

中国老年自我健康管理手册

第四节

老年人运动伤病的预防和自我康复

一 运动伤病概述

（一）运动损伤概述

在体育健身运动和竞技体育过程中发生的各种损伤，统称为运动损伤。常见的运动损伤多发生于脚踝、膝关节、腰椎等部位，如跑步可能引发胫腓骨疲劳性骨膜炎、脚跖骨疲劳性骨折、跟腱周围炎和膝外侧疼痛综合征，网球、羽毛球和乒乓球等则有可能引发网球肘，骑自行车则有可能引发锁骨骨折……

运动损伤的分类方法很多，一般可分为急性和慢性两种。急性损伤主要是由于突然暴力冲击所致；而慢性损伤一般是因急性损伤处理不当或由于长期的运动劳损所致，这类损伤往往持续 3 个月以上。

（二）运动性疾病的概述

运动性疾病，顾名思义，就是与运动密切相关的疾病，也可以说是体育运动参与者易患的疾病。据统计分析，运动性疾病约有 200 种，其中较为常见的是过度疲劳、运动性血尿、运动性蛋白尿、胃肠功能紊乱、运动性贫血、肌肉痉挛、中暑、冻伤、溺水和游泳性中耳炎等十余种。

1. 运动性疾病的特点

（1）多与体育运动密切相关。

（2）临床症状与体征因人而异，老年人要善于学会自我鉴别。

（3）与一般内科疾病极易混淆，老年朋友重视健身运动的自我监护十分必要。

2. 运动性疾病的发生规律

（1）疲劳运动和大运动量以后，运动性疾病的发生概率明显增加。

（2）伤、病后重新开始运动，其发病率可能会增加。

（3）情绪过于激动、过于悲伤等心理状态下参与健身运动，应特别注意防范该类疾病的发生。

（三）老年人运动伤病发生的原因分析

1. 身体机能全面下降所致全身性疲劳和 / 或局部运动疲劳是致伤、致病的直接原因。

2. 运动过程中注意力不集中、情绪不佳是运动伤病的常见原因。

3. 运动前热身和准备活动不充分、训练方法和动作技术不合理有可能引发老年人运动损伤。

4. 不合理的运动计划、运动负荷过大，是导致运动伤病的主要原因。

5. 生活规律突然变化、未做锻炼之后的整理活动也容易导致老年人运动伤病的发生。

6. 运动场地、运动服饰欠佳和气候变化等是老年人运动伤病的一大诱因。

二　运动中异常情况和常见运动损伤的应急处理

（一）运动性腹痛

在非疾病原因下，运动时出现不同程度的腹部疼痛现象称为运动性腹痛。一般认为，准备活动不充分是造成运动性腹痛的主要原因，该现象多发生于较长距离的跑步时，其特点是除腹痛外一般不伴随其他症状。

老年人一旦出现运动性腹痛，应减慢运动速度或减低运动强度并加深呼吸，指压足三里、内关等穴位，或用手掌按压疼痛部位，这些措施常有助于缓解疼痛。如果以上措施仍不能缓解症状，反而有所加重，应立即停止运动并及时就医。

（二）肌肉酸痛

肌肉酸痛常出现在进行一次运动量较大的运动，或发生在刚刚开始参加体育锻炼时对运动不太适应。老年人防治肌肉酸痛的最好办法是循序渐进、持之以恒地进行健身运动。

老年人如果感到肌肉酸痛得厉害，可以休息一天，隔天再行锻炼；如果隔天仍持续肌肉酸痛，同时出现食欲下降、睡眠欠佳等，提示运动强度过大，应适当休息几天，下次恢复运动时应降低运动强度。出现肌肉酸痛后，可采用热敷、按摩等，同时也可进行一些柔和、适度的静力拉伸练习。

（三）肌肉痉挛

肌肉痉挛俗称"抽筋"，是肌肉不自主地强直收缩。运动中最容易发生痉挛的肌肉是小腿腓肠肌。一般抽筋不会危害健康，所以不必过分惊慌。

发生急性肌肉痉挛时，应立即停止运动，可拉伸痉挛肌肉，同时配合局部按摩、揉捏等，一般即可缓解。如因大量出汗引发抽筋，应及时饮用一些淡盐水或运动饮料。抽筋预防主要应坚持适量运动，平时多拉伸肌肉，做好热身运动，养成经常喝水的好习惯。

（四）运动性中暑

运动性中暑通常指由于运动导致大量产热，造成运动者体内过热，发生高热伴大量出汗或肤燥无汗、烦躁、口渴、呕吐、腹痛、神昏、抽搐等为主要表现的病症。多见于夏季从事较长时间或较大运动强度的运动者。

一旦发现运动性中暑，首先应将其扶送至阴凉通风处休息，同时采取物理降温和口服防暑药等措施。严重患者经临时处理后，马上拨打 120 求助。

（五）软组织损伤

属于运动损伤中较为多见的一类，主要包括擦伤、挫伤、撕裂伤和肌肉拉伤等。运动时皮肤接触粗糙物而受挫所致的开放性损伤称为擦伤；因撞击器械或练习（运动）者之间相互碰撞而引起的患处及深部的闭合性损伤称为挫伤；由钝器打击所引起的皮肤和皮下组织撕裂且伤口边缘不整齐的损伤属撕裂伤；由于肌肉做主动的猛烈收缩，超过了肌肉本身所承担的能力和/或肌肉用力拉伸时超过了肌肉本身特有的伸展度所造成的肌肉部分撕裂或完全断裂，统称为肌肉拉伤。

运动过程中出现或运动以后发现擦伤时，可先用生理盐水或双氧水冲洗创伤面，然后用 75% 的医用酒精消毒，创口较浅、面积较小的擦伤局部擦以红汞或紫药水且不必包扎；当出现创口较深或污染较重的擦伤时则应及时上医院处理。发生挫伤后，应立即（24 小时内）进行局部冷敷、加压包扎、抬高患肢；24 小时后，可热敷、按摩、外敷中药或其他理疗；伤势减轻进入恢复期可进行一些针对性功能锻炼。出现撕裂伤时，如果伤口较小，经碘酒或医用酒精消毒处理后，贴上创可贴即可；若伤口较大、应简单处理后及时送医院诊治。轻度肌肉拉伤，采用针刺或氯乙烷镇痛喷雾剂（或云南白药喷雾剂等）患处局部喷雾冷敷，加压包扎并抬高患肢；24 ~ 48 小时后可施行按摩或理疗；肌肉拉伤严重（包括撕裂），先局部加压包扎、固定患肢后，立即送医院处理。

（六）关节损（扭）伤

关节损（扭）伤主要包括踝关节扭伤、肩关节扭伤、髋骨劳损、急性腰扭伤、胫腓骨疲劳性骨膜炎和关节脱位等。其中脚踝受伤是运动损伤中最为常见的；肩关节扭伤开始一般不痛，但此后会逐渐加重；急性腰扭伤多由姿势不正、用力过猛、超限活动以及外力碰撞等所致；胫腓骨疲劳性骨膜炎多发生于初参加体育锻炼的人，跑步或打球或突然增加跑、跳练习的运动人员，由于过多地采用足尖跑（运动），使小腿骨膜松弛、骨膜下出血，产生肿胀、疼痛等炎症反应，容易发生小腿胫骨骨膜炎，俗称"胫腓骨疲劳性肌膜炎"。

关节损（扭）伤总的应急处理原则：立即停止运动（休息）及时给患处冷敷，加压包扎，抬高患肢，外敷药物；48 ~ 72 小时后可行针对性理疗；严重损伤者应尽快转送医院处理。

（七）出血

运动性出血有小量出血、大量出血和内出血之分。皮下组织和肌肉内出血可用冷敷法和加压包扎法应急处理。外出血一般可用止血带法、压迫法和填充法。对于内出血的老年朋友应保持高度的警惕性，如果怀疑是内出血，应直接拨打 120 求助。

（八）骨折（骨损伤）

所有骨折患者都会感受到骨折部位的疼痛。骨折发生后，要立即停止伤肢的活动，也不要随意移动伤肢。为了减轻疼痛，可在受伤部位用冷水袋或冰块冷敷。若发现伤口有出血的状况，应及时止血，并用夹板或其他代用品固定伤肢，动作务必要轻柔缓慢。应急处理后，应及时拨打 120 或立即送至医院，交由医生处理。

三 老年人运动伤病的预防措施

（一）应遵循世界卫生组织发布的有关老年人锻炼的五项指导原则

1. 应特别重视有助于心血管健康的运动，如散步、慢跑、骑车、游泳等，每周应进行 3~5 次，每次 30~60 分钟。

2. 应重视重量训练，如握小杠铃、拉轻型弹簧带、举小沙袋等，每周 1~2 次。且每次时间切勿太长，对防止老年人肌肉萎缩、减缓骨质丧失、维持各器官的功能正常均有积极作用。

3. 注意维持体能运动的"平衡"，确保上肢、下肢和心肺功能等都得到全面锻炼。

4. 高龄老人和体质衰弱者也应参与运动。

5. 关注与锻炼相关的心理因素，让快乐运动成为一种时尚。

（二）认真做好运动前的热身和准备活动

有些老年人在进行运动前，常常忽视热身和准备活动，这是不科学和错误的。正如发动机在启动前需要预热，年龄越大，健身运动前的热身和准备活动越重要。每次运动前都要进行至少 5~10 分钟的热身运动，可唤醒处于"睡眠状态"的肌肉和关节，还可通过提高血液循环，间接促进营养物质向肌肉的输送，从而减少甚至避免肌肉拉伤和韧带扭伤的可能性。

完整的运动前热身应该由一般热身加针对性热身组成。一般热身可以选择慢跑、快走、体操等强度较小的运动，主要目的是提高肌肉温度、减少肌肉间的摩擦力，增加关节的活动范围，以身体微微出汗为宜。而针对性的热身运动则与我们即将进行的运动密切相关，通俗来讲就是模仿一些运动过程中要做的动作，使得全身肌肉准备好，逐渐适应即将进行的运动。老年人运动前的准备活动，包括摆头、转头、拧胸、转腰、压腿、踢腿等，还可以采取散步、小跑和体操等全身性活动形式。

专家提醒：①热身运动不宜简单化、一定要根据自己的身体状况及运动内容制订适合自己的有效的热身计划；②热身也要讲顺序，要从强度低且缓慢的动作开始，慢慢过渡至强度高、速度快的动作；③热身和准备活动所需的时间夏季 10 分钟左右就可以，而冬季需要 15~20 分钟且应注意保暖。

（三）要加强易伤部位的力量训练和伸展性练习

易受伤部位的练习更应该遵医嘱进行，不可盲目训练，盲目加大负荷。

（四）老年人应尽量避免运动量过大、过猛的激烈运动

老年人运动要循序渐进，不可急于求成。

（五）老年人运动中应警惕的危险

1. 猝死和心脏病　对于患有不稳定型心绞痛、心力衰竭、心脏瓣膜病和各种动脉瘤的老年人，运动存在一定风险，必须在医生指导下开展运动。

2. 未控制的糖尿病　老年糖尿病患者在病情没有得到有效控制的情况下，建议暂缓运动。

3. 哮喘　运动可以诱发哮喘，对于哮喘频繁发作而尚未得到有效控制的老年人，应等病情稳定之后再考虑适当运动。

4. 跌倒　对老年人而言，跌倒并不是一件小事。老年朋友运动中不经意地一次跌倒就有可能彻底改变其将来的生活状态。因此，老年人在运动过程中积极预防跌倒十分关键。

（六）老年人运动后的注意事项

1. 运动后别立即停下休息、整理放松活动不可少。内容和方式因人而异，如全身伸展体操、原地踏步、步行、自我抖动四肢肌肉以及其他放松运动等。

2. 晨练后不应睡"回笼觉"。多数老年人睡眠质量欠佳是个不争的事实，晨练过后，身体会产生大量代谢产物，如果回家后立即"补"睡觉，既不利于心肺功能恢复，又容易着凉感冒，不利于老年人健康。

3. 运动后 30 分钟内不宜大量进食，更不要吸烟和饮酒或喝含酒精的饮料解乏。运动后 30 ~ 60 分钟内应及时补充营养，如及时补充水分、吃点鸡蛋羹、酸奶、香蕉、坚果等，但不要贪吃冷饮。

4. 不突降体温，否则容易引发感冒、腹泻、哮喘等病症。

四　老年人运动伤病的自我康复

（一）老年人健身运动疲劳消除

疲劳是人体工作或运动到一定程度时，组织器官甚至整个机体工作能力暂时下降的一种生理现象，同时也是一种保护性机制。运动性疲劳有两个基本特点：一是由运动引起的，而不是其他原因如疾病、营养、环境等因素；二是疲劳是一种暂时的现象，经过休息、进食等是可以消除的。老年人运动后产生的疲劳一般是综合性的，它不仅体现在能量物质的消耗、生理机能的下降，而且也表现在心理情绪方面。

运动疲劳消除方法列举如下。

1. 长期坚持运动前的准备活动和适当的有氧运动，可提高老年人的抗疲劳能力和对外界环境的适应能力，能加快疲劳性消除的速度。

2. 及时认真做好运动后的整理活动，是消除疲劳、促进体力恢复的一种良好方法，整理活动种类主要包括慢跑、游戏活动、放松练习及各肌群的伸展练习。

3. 改善饮食，老年人在日常膳食中多吃富含蛋白质、铁质的食物，全麦面包、谷类食物和新鲜水果等都富含维持体力所需的营养素。

4. 运动后回家营造凉爽的环境，打开门窗使室内空气流通，并及时补充水分和 / 或运动饮料。

5. 提高睡眠质量、保证有足够的睡眠时间，是消除运动疲劳、恢复体力的极佳方法。

6. 重视运动后的轻微活动性休息更有利于加速机体恢复。

7. 必要时采用冥想、自我心理暗示、训练和气功放松。

8. 足浴、按摩和热水浴是老年朋友既经济又有效的一种消除疲劳手段。

（二）运动后腰酸背痛的缓解

只要运动，就难免会出现运动后腰酸背痛等问题。老年人记住并践行下面几个招式可以缓解运动后出现的腰酸背痛。

1. 基础式

（1）两脚分开与肩同宽。膝关节微屈，重心放在脚后跟，从臀部用力向上向前伸展脊椎（柱）。

（2）双手向后伸，两肩膀由臀部向下拉，再用力将臀部往后推，让下背部感觉到有明显的张力，继续维持 10 ~ 15 秒。

（3）双手尽力往上向前方举起，两臂紧贴耳朵，此时重心仍落在脚跟，臀部继续往后，维持姿势 10 ~ 15 秒。重复以上动作 5 ~ 8 次。

2. 弓箭步伸展式

（1）右脚往前跨一大步呈弓箭步，膝关节微曲（屈），右侧膝盖要在右脚踝后方，左脚脚尖朝身体前方。

（2）双手往上高高举过头顶，从髋部去伸展脊椎，注意做到伸展时自我感觉左腿有一股明显的牵拉力量。

（3）将躯体上半身由直立改为侧弯；注意左脚仍维持不动、脊椎仍保持伸展状态、髋部不能倾斜，尽力维持以上姿势 20 秒左右，换另一侧重复相似伸展动作姿势维持 20 秒左右。重复以上动作 8 ~ 10 次。

3. 面向墙壁深蹲式

（1）两脚尽力平行打开，比肩宽，双脚尖顶住墙，双臂展开轻轻贴于墙面，昂首挺胸，脊椎保持伸展。

（2）臀部往后推，重心落在脚后跟，躯体向下至膝关节弯曲呈 90 度，尽力让脊柱保持伸展，维持动作 15 ~ 20 秒。重复以上动作 10 ~ 15 次。

（三）常见运动伤病的自我康复原则

1. 无论进行何种康复训练或功能锻炼，都应以不加重损伤、不影响损伤的愈后和正常治疗为前提。应尽可能不停止全身或局部的活动，一旦情况允许，对伤部肌肉的训练越早越好。

2. 在整个康复训练进程中，要贯彻局部与全身兼顾、动静结合的原则。在损伤初期，应以全身运动为主，在不加重局部肿胀和疼痛的前提下适当进行局部运动；在损伤后期，应对受伤部位进行有针对性的康复练习。

3. 伤后训练的运动量安排，必须遵守循序渐进的原则，切忌粗暴地被动活动。

4. 愈合组织不能承受过度应力，关节活动度每日进行 1~2 次屈伸练习。恢复关节活动度的有效方法是主动配合治疗，特别是中药熏蒸等各种理疗。

5. 除受伤肢体保护外，其余身体部位（如健侧上下肢、腰腹部等）尽可能多地锻炼，以确保身体素质不下降、提高整体循环代谢水平。针对保护常见脚踝关节扭伤务请记住"POLICE"或"RICE"处理原则，即以保护和适当负重为主稳步做到休息、冷敷、加压包扎、抬高患肢等综合自我康复处理措施。

6. 运动损伤 72 小时内不要热敷，否则会导致软组织肿胀加剧，更加不利于康复。

（四）运动损伤的心理干预手段

运动损伤的心理康复（危机处理）是决定老年人能否一辈子运动锻炼的关键举措之一，也是老年人能否"成功老龄化"和拥有健康生活方式的前提条件之一。

专家建议，做好老年人运动损伤的心理干预措施应注意以下几点。

1. **应建立密切的情感关系**　老年人因运动锻炼损伤之后，常有自卑、怀疑、挫折、愤怒、困惑、无助（甚至失望）等的体验并且比较脆弱，这些负面情绪的出现往往会使想帮助他（她）的人难以与之建立亲密关系，因此，家人（尤其是配偶和子女）表现出同理心（避免抱怨和责怪）是十分必要和有益的；好朋友、老同事（同学）、周围"玩伴"和亲戚们及时探视或电话和 / 或微信等新媒体慰问的方法显示对他们的关心尤其重要。同时，应注意不要表现出对受伤老年人的康复过于乐观，若能恰如其分地陪伴并帮其勇敢面对困难也是一项值得鼓励的行动。

2. **注重传授损伤康复知识**　老年人运动锻炼初次受伤时，及时告诉他们在康复过程中应该期待什么是很重要的，先由周围的人帮助其以通俗的方式来理解伤势；同时，由专业人员对康复过程进行概述，引导他们适时康复训练，争取早日参加运动锻炼。

3. **学会自我阻断消极思维**　目标设置对老年人运动损伤的康复特别重要。受伤老年人设置下一步个人健身运动的目标并与增强自我效能感的策略有机结合，对缩短康复时间特别有帮助，因此老年人对运动损伤的自我康复要有足够的信心和耐心。

4. **积极做好伤病复发的心理准备**　由于运动损伤有个体差异，康复时间也因人而异，再加上老年人整体机能下降（衰退）是不可抗拒的事实，伤病的复发也并非罕见，帮助老年朋友做好准备以应对伤病复发特别重要，教（引）导他们学会应对复发的基本技能并鼓励他们在伤病复发时告诉重要他人，取得亲友和社会多方支持。

5. **借鉴其他伤者的康复经验和心理体验**　运动损伤康复是一个系统过程，注意学习借鉴其他伤者的康复经验和积极建议，是帮助老年人尽快康复的良医妙药；心理康复技能的掌握和运用同样也是必不可少的。

第四章

老年人自我心理调节和情绪管理

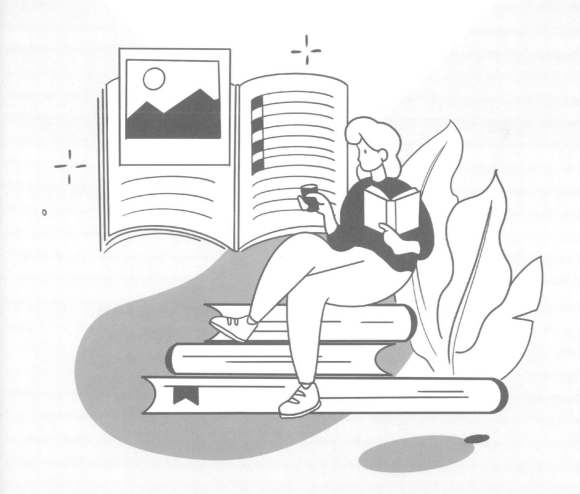

第一节
老年人心理特点与心理健康

一 老年人的心理特点

老年人随着年龄增长，一方面生理会发生一系列退行性变化，主要是指身体机能衰退，大脑功能发生改变，导致感觉迟钝、反应变慢、意识模糊、注意力难以集中等。这种状态下心理状况也会发生变化，比如感知觉减退、记忆能力下降、思维能力下降、情绪控制能力减弱、性格沉稳自我、对新生事物适应困难等。另一方面，老年人从工作、劳动岗位上退下来，从思想、观念、感情、心理到日常生活模式，都发生了根本性变化。在一段时间内，如果心理上适应不了这种大变化，情绪也会出现一些异常表现。

1. 失落感。以前在工作岗位上勤勤恳恳工作几十年，把工作视为生命，这样年复一年，早已形成了固定的生活模式。一旦离退休了，第一时间内发生了这么大的变化，会感到有些茫然和失落，心情不舒畅，坐立不安，无所适从等。

2. 人生价值贬值感。不少老年朋友当初工作时都负有一定责任，多多少少能感到自己存在的价值，上受领导重视，下受部属（群众和子女）尊敬，说话有人听，一呼百应。一旦退休后，会感到身价一落千丈，失去了工作，成天无所事事，说话也没人听了，办事也不那么灵了。

3. 抑郁焦虑末日感。由于心理上的不适应，思想沉闷抑郁，情绪容易波动，总感到处处不顺心，在家里往往发无名火，对人冷漠，不爱讲话，一旦患了疾病，便有一种焦虑恐惧甚至末日感。

二 什么是心理健康

世界卫生组织把心理健康定义为"一种良好状态"，在这种状态中，每个人都认识到自己的潜力，能够应对正常的生活压力，有成效地从事工作，并对其社区作出贡献。与身体健康有明确的标准不同，心理健康的标准相对不那么具体与客观，多以主观体验为主，也没有生理健康检测那样有较为客观的指征。值得注意的是，心理健康和心理问题之间并没有什么明显的界限，它们是一个连续谱，是一个动态的平衡过程。

三 老年人心理健康的标准

研究表明，人类 80% 的疾病都与心理因素有一定关系，为此，有关学者制订了 10 条老年人心理健康的标准。

1. 充分的安全感。

2. 充分地了解自己。

3. 生活目标切合实际。

4. 与外界环境保持接触。

5. 保持个性的完整与和谐。

6. 具有一定的学习能力。

7. 保持良好的人际关系，家庭和睦。

8. 心情愉快，能适度地表达与控制自己的情绪。

9. 乐于奉献，有限度地发挥自己的才能与兴趣爱好。

10. 在不违背社会道德规范的情况下，个人的基本需要应得到一定程度的满足。

国内学者把老年人心理健康界定为 60 岁及以上人群在身体、智力、情绪上的调和，在人际交往中能够与人为善，在认知水平上能够了解自我并发挥自己的才能，以适应环境并实现自我超越。

四 老年人这样方能获得健全的心理

1. 知足常乐，不对自己苛求，更不要对他人期望太高。

2. 凡事要想得开，善于疏导、平和自己的情绪。

3. 老有所为，坚持适当的脑力活动和工作。

4. 关心家人，大事清醒，小事糊涂，适当承担家务。

5. 广交朋友，培养广泛的兴趣爱好，善于接受新事物。

6. 尊重他人，善于谦让，克服固执心理，勇于改正自己的缺点。

7. 坚持适量的体育锻炼和身体活动。

第二节

老年人自我心理调适

人在年老之后，退离了工作岗位，且子女忙于工作无暇顾及老人的生活起居，如果不注意心理保健，老年人容易产生抑郁等心理。那么，老年人自身应该如何调适这阶段的心理呢？

一　自我宽慰

衰老是生命发展的必然过程，老年人在体力和某些方面的智力上不能与青年人相比，在思想认识上也可能难以完全跟上时代潮流，这是不容回避的客观事实。因此，老年人要学会自我宽解和自我安慰，切莫因为衰老而产生自卑、自弃的心理。要认识到，现在正是年轻人羡慕的"有钱、有闲"的时候，工作时、养孩子时因为忙而没机会去实现的事情，现在就可以尝试去做，要相信只要身体健康就是幸福。同时，要尽量保持平和的心境，什么年龄做什么事情，不要跟年龄较劲儿，不勉强自己做一些力不从心的事情，遇事要三思而后行，切莫心急气躁跟自己过不去。

二　寻找精神寄托

退休后，突然间改变了几十年形成的生活习惯，难免会使人感到空虚无聊和孤独，以前老人的心灵寄托、精神支柱可能是子女，也可能是工作以及工作带来的成就感，退休后子女基本也都独立成家，不再像以前那样围在老人周边，离开了工作岗位，与社会的接触也少了，因此很容易使老年朋友产生心理变异（失衡），难免会有情绪，要消除这些情绪，最好的办法是结合自身实际情况选择一两项感兴趣的活动作为精神寄托，充实自己的生活内容，如读书、园艺、绘画、音乐、书法等。可以抽些时间走出家门多结交朋友，以使自己生活在群体的友爱之中。

三　多学一些自我心理保健知识

老年人应该正视心理变化，抽时间学一些自我心理保健常识，可以跟周边朋友探讨交流。需了解心理异常的生理原因及其主要表现，一旦发现苗头，应及时进行自我调适和自我纠正。但也不能只相信文章上说的，对于朋友圈和民间的一些土方法、祖传秘方等要有一定的甄别能力，最好能与相关专业人士探讨，避免走入误区。

四　适量运动

"生命在于运动"，运动可以使人身体强壮、心情愉快。老年人锻炼时间较多，但是也要注意锻炼方式方法，真正达到有益于身心的目标。

五　注重单身尤其是丧偶老人的心理调适

单身老人（尤其是丧偶的"空巢老人"）很有可能产生消极厌世心理，容易出现孤独、寂寞、抑郁、焦虑、失眠等心理健康问题，这类老年人请务必做好以下几点。

1. 要牢固建立老年生活是十分美好的心态，树立较远大的百岁生活目标，克服意志衰弱和恐老、怕死的不良情绪。

2. 在精神上要重视自我陶冶、自我开放，多与人接触交流，多参加集体健身活动和外出旅游观光，经常与老同学和亲朋好友电话沟通、微信联系等，分享人间亲情友爱。

3. 坚持学习和脑力活动，着力培养有益身心健康的兴趣爱好，如花木养殖、旅游摄影、书法绘画、阅读写作、垂钓养鱼、健身体育，甚至公益慈善等。

4. 俗话说得好，"少年夫妻老来伴"，倘若有一方"先走一步"，必定会给健在的一方带来极大的悲伤和痛苦，心理专家建议及时进行科学的心理调适很有必要。

（1）要学会尽情（适度）宣泄，可以大哭一场或向别人倾诉。

（2）过一段时间之后要设法转移自己的注意力，可以试着到亲朋好友或子女新房小住一段时间，多接触外面的世界，多参加有益身心的文体活动。

（3）要乐观地生活，进一步悟透人生，最好把心理活动与家庭责任和社会需要有机结合起来，把对逝者（老伴）的寄托与思念融入个人力所能及的社会贡献之中。

第三节

老年人的情绪管理

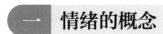 一　情绪的概念

情绪是"人对于自我需要或目的之间情况所产生出的反应"，也就是以个体愿望和需要为中介的一种心理活动。具体来说，情绪包括生理变化、主观感觉、表情、行为表现四方面。人有情绪是本能，人能控制情绪是本领。情绪代表着一股涌动的能量，疏则通，堵则郁。悲伤、兴奋、惊讶、愤怒、沮丧、失落等，又是一个警讯，它提醒人们需要注意什么。

举个例子，当被人无缘无故辱骂时，我们的身体马上会产生血流加速、心跳加快、呼吸急促等现象，这是情绪的第一部分，即生理变化。接着，你会感到自己非常不悦，进而觉得"我生气了"，这种主观的感觉就是情绪的第二部分。随后，很自然地，你发现自己的脸部及身体产生一些表情与动作，像眉毛紧皱、嘴角下垂、拳头紧握、肌肉紧绷等，这些表情变化非常明显，可以一眼看出，所以我们常说可以经由察言观色，来看出情绪的变化，这是属于情绪的第三部分。再接下来，你可能会有想打人，想摔东西等冲动念头，这就是情绪的第四部分，即"行为表现"。这四部分完整地呈现出一个人的情绪全貌，所以，情绪不仅包括"主观的感觉"，还包括了生理变化、表情及行为表现等三个成分。

二 情绪是如何产生的

我们为什么会"觉得"生气，或"感到"兴奋呢？情绪到底是怎么产生的？有一位心理学家詹姆士（W.James）认为，我们之所以能够辨识不同的情绪，是因为每种情绪都有特殊的生理模式。例如，在路边走路，一转身看到一辆汽车加速向我们冲过来，我们的肾上腺素立即分泌激增，心跳随之加速，大脑于是作出判断：我们处于"害怕"的情绪当中。换句话说，情绪是由不同生理变化所区分出的感觉。

三 如何进行情绪的管理

情绪管理就是善于发现自己的情绪、了解自己的情绪、善于合理调节情绪，对生活中遇到的困难，和别人产生的矛盾以及不良事件引起的反应做到适可而止地排解，能以乐观的态度、幽默的情趣及时地缓解紧张的心理状态。

（一）觉察自己的情绪

许多人认为人不应该有情绪，这等于不肯承认自己有负面的情绪。要知道，人是一定会有情绪的，有正面情绪肯定就有负面情绪，压抑情绪反而会带来更不好的结果，学着体察自己的情绪，是情绪管理的第一步。

感知和评估自己的情绪是一种高情商的表现，通常低情商者这类察觉能力较弱，对自己的情绪无法加以及时有效地了解，情绪失常往往会导致情绪失控，使他们沦为外界刺激与自身情绪的奴隶。比如，遇到麻烦事心情立马晴转阴，无精打采或者暴跳如雷；别人一有与自己不同的意见，就立马回敬并批驳；别人不小心的行动伤害到自己（如踩到脚），就会立刻对其进行指责等。而高情商的人则可以敏锐地感知和评估自己和他人的情绪，并在此基础上见机行事，调整自己的情绪和言行。比如，高情商者会理性地分析自己可能将要出现的情绪对事情的解决有何作用，怎样的情绪才能促进问题的解决。

（二）评估自己的情绪

孔子曾经说过"君子敏于行而讷于言"。乍一看，"讷于言"似乎是个缺点，但是之所以"讷于言"，在现代心理学中可以用"思考性评估"来解释，即我们平常讲"说话不要急"，遇事要先思考再开口，先想清楚了再把话说出来，这个习惯和素质是养成高情商必备的功课。具体来说，如何评估自己的情绪，大家记住几个关键点：该不该，值不值，有没有用，如何跳出情绪。比如有年轻人不懂事，当面顶撞了你，你该如何管理自己的情绪？

1. 该不该有情绪——他顶撞了我，是谁做错了事？你自己并没有错，道理在你这一方，听起来，你该生气。但是如果我生气了，对自己身体不好，不该拿别人的错误惩罚自己。

2. 值不值有情绪——这小子太猖狂了，居然敢顶撞我，我得给他点颜色看看，于是你生气，大声怒斥，回敬他的顶撞，出了口恶气，似乎感觉挺值的，但是会不会有种越气越上头的感觉？

3. 情绪有没有用——你的怒斥能解决问题吗？如果引来了双方更大的情绪，是不是无益于问题的解决，反而让事情变得更糟糕呢？

4. 如何跳出情绪——可稍微思考下，如何让现场的情况由坏事变成好事？如果你的情绪控制得当，站在老年智者的角度看待这个年轻人，或许你的容忍度会提升，而对方也会感觉到自己的无理，进而平息双方的情绪，还有可能促使双方建立更好的关系。

经历了这一系列思考过程之后，你便能够对当前的问题与矛盾进行"重新判断"，即自觉地从一种比较积极的角度去看待他人对你的"冒犯"，并以一种积极的态度和妥善的情绪去应对。

（三）控制自己的情绪

人们在强烈的情绪状态时，常会失去理智，甚至做出无法挽回的祸事，让人后悔不已。在行将发怒的时候马上进行深呼吸默念，换换环境等进行有意识的克制，还可以同时不断重述类似达尔文的至理名言："总是以愚蠢开始以后悔告终"；也可以不断告诫自己，"冲动是魔鬼，是无能的表现""冲动有害健康和家庭幸福"等。哪怕竭尽全力延缓宝贵的几分钟，甚至区区几秒钟，结果可能大不一样。老年朋友切记"小不忍则乱大谋"的古训。一味冲动最后受到伤害和威胁最大的就是自己和周围的人。

（四）缓解自己的情绪

上述说的是即时情绪，也就是因为即时情景或者环境刺激而导致的情绪，如果负面情绪持续较长时间，我们该如何缓解呢？缓解情绪的方法很多，有些人会痛哭一场，有些人找三五好友诉苦一番，有些人会打打太极、玩玩牌等发泄一下，还有些人会逛街、听音乐、散步或逼自己做别的事情以免想起不愉快；同时，要勇于借鉴郑板桥的"难得糊涂"，必要时更要努力践行"换位思考""让步和解""负面正看"等积极主动做法。

比较糟糕的应对情绪的方式是喝酒、骂人、一味"争强好胜"、摔东西，甚至自虐、自残、自杀等。要清楚地知道，缓解情绪的目的在于给自己一个理清想法的机会，让自己心情好转，并充满正能量去面对未来。如果缓解情绪的方式只是暂时逃避痛苦，而后需承受更多，那么这绝非科学的缓解情绪之道。

有了不舒服的感觉，要勇敢面对，适时合理宣泄自己的不良情绪，冷静下来仔细想想，自己或者主动找人理性分析一下，为什么这么难过、生气？怎么做将来才不会再重蹈覆辙？怎么做可以减轻我的不愉快？这么做会不会带来更大的伤害？根据这几个角度去选择适合自己且能有效缓解情绪的方式，你就能够控制情绪，而不是让情绪来控制你。

四 如何在生活中调节自己的情绪

（一）比较转移法——比上不足比下有余，做到知足常乐

老年朋友在一起，免不了聊到原来工作、退休工资、儿孙情况等，但是往往聊着聊着就会产生攀比心理，这一比之后，总会在心头平添几分烦恼。俗话说"人比人，气死人"。针对这种情况，给各位老年朋友支个招，记得及时转移你的比较对象，无论你现在面临如何艰难境地，想想世上还有比你更艰难、更艰苦的人，比如身体残疾的朋友、处于贫困状态的朋友、失去自由的人、疾病缠身的人等，这其实是"比上不足比下有余"的心态，就好比用"我希望"造句，造多了难免会有些失落，因为很多都是自己没有实现的，但是如果用"还好我不是"造句，造句的过程中，你就会发现原来你也是幸运之人，这样心情就会变得格外好。

老年人生活得快乐与否，最关键的应该是心态，知足常乐的生活态度是老年朋友心里宁静和晚年幸福的有效方法，老年人在生活中如能降低一些标准，多和境况不如自己的人比一比，和状况更不好时的自己比一比，就容易做到知足常乐，延年益寿。

（二）注意力转移法——别往死胡同里钻

专注地想自己所处那些糟糕事和不愉快经历，思维会陷入情绪紊乱状态，如果你将注意力转移，那么对原来痛苦经历的体验便会被阻断。

看一个例子，老吴因股市低迷心情糟糕，平时只知与人聊股市。一次偶遇老友，说最近迷上了钓鱼，他也被感染到，于是跟着老友准备装备，天天研究鱼竿型号、放杆位置、如何判断鱼上钩、哪个地方的鱼多等问题，对于股市早就忘了谈论。过了一段时间，朋友聊起才记起自己之前还因为股市问题心情不好，现在股市依然没有起色，但是他心情并没有像之前那样糟糕了，因为他现在"有事情"做了。所以，一旦遇到让你心情不愉快的事情，而且这个事情在你能力范围以外的时候，可以尝试换个事情来转移注意力。及时转移思维，不良情绪也许就会减弱或者消失。这其实就是培养一个兴趣的巧妙方法，这个例子里是钓鱼，老年朋友可以根据自己的情况选择听音乐、养鸟、种花等，均可以达到理想效果。

运用注意力转移法时可以通过以下几种途径。

1. 当出现情绪不佳的状况时把注意力转移到使自己感兴趣的事情上去。
2. 把注意力转移到这件事情的其他方面上去，即换个角度来看待同样一件事情。
3. 通过吟诗、作画、书法等来转移注意力。
4. 数颜色也是一个不错的注意力转移方法。

（三）环境转移法——控制情景刺激

对于有些容易有消极情绪的老年人来说，最简单的方法就是离开让你产生不良情绪的环境，寻找一个恰当的新环境。

王老太近几年脾气变大，总是为了一些鸡毛蒜皮的事情大发雷霆，王大爷刚开始觉得莫名其妙被吼，便会以一种"奉陪到底"的性子跟王老太"唇枪舌剑"到底，但是两个人之间

每次都没有吵出个结果来，而且最终都以生闷气而结束。吵过几次之后，王大爷觉得这样下去也不是办法，于是想到个好办法，遇到王老太再次发火的时候，他就迅速穿好衣服，抓起提包，去平时经常吹萨克斯的地方"自由演奏"去，等吹累了回家的时候，王老太似乎也平静了。尝试了几次，效果还真的不错。

这就是典型的环境转移法，王大爷在自己要冒火的时候转移阵地，离开"火场"压压火，而王老太似乎也会从老头的行为中反思自己的做法，这样就再也没有出现之前因为一件小事而闹得天翻地覆的情景了。同样的方法也可以用来改善邻里关系、婆媳关系等。

（四）不要再为打翻了的牛奶哭泣

有个很奇怪的现象，有个学者曾经去观察监狱里的囚犯，惊讶的是，一些囚犯看起来并没有明显比外面的人不快乐，反而有点儿无忧无虑的感觉。采访其中一位服刑人员，对方是这么回答的："我的生活已经定了，我为什么要浪费眼泪呢，犯了错儿已经受到惩罚了，那我们没有必要再在心情上惩罚自己，只要悔过，重新生活就好。"说得不无道理。

（五）不再为婚变和孩子夭折寻短见

曾经有一个故事，说的是一个少妇投河自尽，被正在划船的老艄公救上了岸。老艄公问："你年纪轻轻，为何自寻短见？"少妇哭诉着回答："我出嫁两年，被丈夫遗弃，接着孩子又不幸夭折，你说，我活着还有什么意思？"老艄公又问："两年前你是怎样过日子的？"少妇回答说："那时候，我无忧无虑，自由自在。"老艄公又问："那时你有孩子和丈夫吗？"少妇回答："没有。"老艄公说："你不过就是被命运之船又送回了两年前。你现在虽然没有了孩子和丈夫，也可以追求无忧无虑、自由自在的生活。"少妇听了老艄公的话，心里顿时产生了生的希望，便告别艄公，不纠结自杀而离开了。

这个故事告诉我们，事情既然已经发生了，我们没有必要一直自责或者内疚，而应思考如何改善，如何提高我们接下来的生活质量，这才是我们的目的，就像莎士比亚所说，"聪明的人永远不会坐在那里为他们的损失而悲伤，却会很高兴地去找出办法来弥补他们的创伤"，不要为过去而悲伤，活好当下就好。

积极的想象有助于消除负面情绪，减轻老年人的心理压力。美国卡尔·西蒙创造的"精神想象操"可以用来辅助治疗晚期癌症，就是一项很好的例证。美国斯坦福大学对 65～75 岁老年人的长期研究显示，心力强盛的人比心力交瘁的人平均多活近 5 年。

（六）微笑和赞美有益于老年朋友的幸福快乐

幸福快乐是一种选择，是全世界人追求的目标之一，感觉幸福的人比那些认为不幸福的人平均寿命高了将近 10 年。与朋友和家人经常互动的老年人往往更加快乐，寿命也更长。情绪调节也是一种能力，对于老年朋友来说，很多事情已经注定，不可能去改变，但是我们的情绪却是我们自己可以改变和调节的。

微笑是一种极具感染力的交际语言，能迅速缩短人际交往距离，并快速传达情感。拇指上翘以示鼓励和赞美他人，其效应对晚辈尤为奇妙。老年朋友若能放下身段，终身践行以上

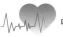

两条，心情自然会好许多，人际关系尤其是与晚辈们的关系将会更加融洽，幸福快乐也会离你们越来越近。

在拥有幸福快乐的同时，老年人还要努力塑造阳光心态，以感恩和喜悦之心对待晚年"不顺眼"的事。毕竟年纪大了，体力脑力或有不支，病痛和身体衰弱难免。

五　癌症老人的情绪管理

癌症是危害人类健康的重大疾病，是许多人不愿意接触又不得不去面对的一个问题。对于很多老年人来说，癌症是一类非常熟悉又令人有些恐惧的疾病，做好癌症老人的情绪管理，十分必要。

（一）老年人需要科学认识癌症

正确认识癌症本质，其威力甚至远胜于层出不穷的抗癌新药。大量调查研究发现，老年人体内出现肿瘤十分常见，癌细胞是一类分化异常的人体内源性细胞。从某种意义上讲，伴随着机体衰老，老年人身体内出现癌细胞变化是一种难以避免的正常生理现象。多数情况下，进展缓慢的癌细胞并不一定对机体造成多大危害，只是在特定条件下这些癌细胞"疯长"并侵袭人体重要组织器官，才表现出对生命的严重威胁。癌症的本质是"长生不老"的人体肿瘤细胞在搞破坏，癌变可以被认为是细胞在分裂过程中的基因突变。引发癌症的关键是人体自身细胞的变异、癌化以及恶性增殖。虽然癌细胞不是由外部侵入人体的，癌症属内源性疾病，但是只有 5%～10% 的癌症源于人类自身的基因缺陷，高达 90%～95% 的癌症发病与生活环境中的致癌因素和不良生活方式有关。根据中国肿瘤登记中心的调查报告，我国超过 90% 的癌症患者在 45 岁以上，而且 60～74 岁人群达到癌症发病的顶峰。随着年龄的增长，许多癌症的发病率会越来越高。大多 70 岁以上的老人体内存在着肿瘤。肿瘤不等于癌症，恶性肿瘤相当于癌症，有权威专家研究后大胆推测，如果人的平均寿命达到 100～120 岁，每个个体的肿瘤组织将达到 3～4 个。必须接受"高龄老人可能有很大可能要与癌症共存"这个事实。

世界卫生组织在《2020 年癌症报告》中提出，1/3 的癌症是可以预防的，1/3 的癌症是可以治愈的，以及我们应尽力为剩下的 1/3 患者提供最佳的治疗。从前，人们会谈癌色变，把癌症当作一种"绝症"。随着科技的进步，癌症并没有那么可怕，癌症属于一类与生活方式、生活水平密切相关的慢性疾病，更是一种可以预防的疾病。科学家们找到潜在的致癌因素，可以帮助人们更好地预防和治疗癌症；早期筛查技术还可以帮助人们早期发现肿瘤并及早进行治疗，越来越多的新型癌症治疗方法和精准医疗显著提高了癌症患者的治愈率和生活质量。

（二）癌症老人的自我情绪管理

1. 对待癌症应该像对待其他慢性疾病一样，千万不要有恐慌甚至恐惧心理。对于癌症，老年人需要定期体检、坦然面对。对于多数癌症患者来说，他们患的只不过是一类与冠心病、糖尿病和高血压等一样的慢性疾病，绝非不治之症。癌症有时比冠心病、糖尿病等危害要小，越来越多的癌症患者，一边与病魔抗衡，一边积极而又忙碌的生活着。

2. 要有效克服害怕复发转移的心理隐患。"带癌生存"是中、晚期老年癌症患者得以长期生存的有效出路。不良精神心境是癌症的"催化剂"，乐观情绪是战胜癌症的特效药。癌症的治疗效果往往与患者情绪紧密相关，许多癌症患者之所以难以康复，一定程度上源于患者的错误认知。

3. 要清醒认识到，心理压力有时比癌症本身更可怕。癌症老人应学会及时宣泄情绪，勇于表达，不要一味做"闷葫芦"。要消除对癌症引发死亡的恐惧，不必过分纠结于治疗细节，以免带来负面影响，要抱着差不多的心态，与其在痛苦与悲伤中不能自拔，不如把目光转移到其他一些充满乐趣的事情上。从某种意义上说被诊断为癌症，虽然是老年期人生的苦难，但同时也是反省自己生活方式、思考人生意义的重要契机。

4. 虽然在民间，癌症的"确诊"有时被称为"宣判"，但是癌症老人应践行"得病，但不是患者"的生活方式。癌症老人要善于运用癌症康复的警示用语："若要活得长久一些，只能活得简单一些"；"若要活得幸福些，只能活得糊涂些"等；要能真正信奉"活在当下""活在今天"；要引导自己从"今天是人生的最后一天"的角度来思考，更积极地面对治疗，努力做到颐养天年。

（三）亲友应重视对癌症老人的心灵安抚

1. 要用真心去关爱癌症老人，并接纳患病老人的情绪。

2. 帮助癌症老人破除"无用感"，使他们有尊严地、怀有希望地活下去。

3. 要有耐心去陪伴癌症老人，努力与老人进行心灵上的沟通，让其不孤独并感受到有爱的感觉。

4. 要引导癌症老人消除对死亡的恐惧。

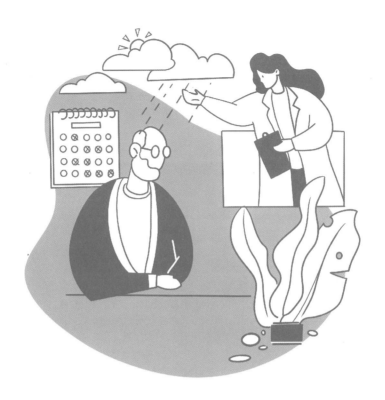

第四节

老年人的常见心理问题

一 抑郁症

王老太太今年 75 岁，平时精神状态还不错，但她近半年变得不爱运动，动作缓慢僵硬，一点点家务劳动需很长时间才能完成，也不爱主动讲话，每次都以简短低弱的言语答复家人。她的面部表情变化少，经常双眼凝视，对外界动向常常无动于衷，只有当提及她故去的老伴时，她才眼含泪花，讲起许多事情自己都做不了，想不起怎么做，头脑一片空白。

经医生诊断，王老太太患的是迟滞性抑郁，这在抑郁症中并不少见。其行为阻滞，随意运动缺乏和缓慢，躯体及肢体活动减少，抑郁症状易被躯体症状所掩盖，常被误诊为帕金森病。老年抑郁症既可以单独发生，也可以继发于各种躯体疾病，例如高血压、冠心病、糖尿病和癌症等。部分患者在家庭刺激下诱导起病，如王老太太因老伴去世而发病，也有患者病因不明显。老年期是人生特殊时期，由于生理的变化，老年人对生活的适应能力减弱，很多状态都容易引起抑郁等心理障碍。

（一）什么是抑郁症？它的表现有哪些

抑郁症是由各种原因引起的以显著而持久的心情低落为主要症状的一种精神疾病。抑郁症的症状有多种，简单来说可以分为身体症状和心理症状。身体症状，主要表现为食欲下降、睡眠质量差或者失眠、老是感觉到身体不舒服等，老年人还容易伴有疼痛，但是去医院检查却被告知一切都是好的。心理症状包括老是不开心，对以前感兴趣的事情提不起兴趣，会出现一些比较悲观的想法，甚至还会出现消极自杀的想法。如果是被专业医师诊断为抑郁症，需要及时应用药物来进行调理。

精神分析理论认为，抑郁是一种转向内心的愤怒。正常人都有内在的，阻止人表现出敌意的社会标准和价值观念，而处于抑郁中的人往往无意识中充满愤怒和敌意。例如，他们可能无明确诱因地想向家人大打出手，而正常人通常不会有这种感觉。于是，这些愤怒感就会转向自己内心，人就"向自己出气"，这是一种无意识水平的表现。

（二）如何快速识别老年人抑郁

我们运用老年抑郁量表简表（GDS-15）来进行简单判断，一旦分数较高，建议去专业机构进一步测试。题目如下。

选择最切合你一周来的感受的答案，在每题后 [   ] 内答"是"或"否"。

1. [   ] 你对生活基本上满意吗？
2. [   ] 你是否放弃了许多活动和兴趣爱好？
3. [   ] 你是否觉得生活空虚？
4. [   ] 你是否常感到厌倦？
5. [   ] 你是否大部分时间感觉精神好？
6. [   ] 你是否害怕会有不幸的事落到你头上？
7. [   ] 你是否大部分时间感到快乐？
8. [   ] 你是否常感有无助的感觉？
9. [   ] 你是否愿意待在家里而不愿去做些新鲜事？
10. [   ] 你是否觉得记忆力比大多数人差？
11. [   ] 你是否认为现在活着很惬意？
12. [   ] 你是否觉得像现在这样活着毫无意义？
13. [   ] 你是否觉得你的处境没有帮助？
14. [   ] 你是否觉得大多数人处境比你好？
15. [   ] 你集中精力有困难吗？

得分规则：1，5，7，11答"否"记1分，其他题答"是"记1分；分值说明：1～4分，不考虑抑郁症；5～9分，可能患有抑郁症；≥10分，抑郁症。

（三）如何预防抑郁症

1. 适时"出气"，有气别往肚里咽 抑郁多因人在发怒或生气的时候不表现出来，转而把这种怒转向自己而引起。有情绪就要表现出来，找到适合自己的"出气"方式，这样抑郁的患病率会大大降低。抑郁症患者一般有个共同的特点，就是无论怎样的外在，如果能深挖，抑郁症患者必有伤心而不为别人所知也不愿意跟人提及的一面。

2. **做好自己，别太在乎别人的看法和评价**　从小，太多人被教育"咱要上什么学校，当个什么"，这种教导隐含着对孩子的引导，注意别人的看法，注意别人的评价。"光宗耀祖"更像是长辈专为孩子准备的训教禅语，从小念到大。这也是导致抑郁症的部分压力所在。一个人如果太在意别人的看法，活着只是为了别人的评价，很容易被抑郁光顾。

3. **心安随缘，别太争强好胜**　争强好胜并不一定是好事，可是在我们每一个人的成长过程中，到处都是竞争，从我们出生开始，就被设计了千百条的光明大道，而每条路都是需要争出来的，父母说"你争口气吧"，但这个"争口气"所隐含的意思，想必大家都知道，也是引发抑郁的因素之一。

4. **学会忘记，给自己减负**　人这一辈子，不如意事常八九。学会记住开心的事而忘记不愉快的事，这不仅是预防抑郁的一个好方法，也是健康长寿所不可缺少的，学会忘记，才能获得明天的快乐，如果总是活在过去，就会出现失眠、健忘，久而久之，很容易发展成为抑郁症。

5. **饮食上多食用富含"幸福感"的食材**　人体所需的营养素很多，其中能使人获得"幸福感"的营养素有几十种，比如，我们体内的血清素、多巴胺、去甲肾上腺素等，还有维生素 B_6、维生素 B_{12}、叶酸、镁、硒等，虽然在人体中含量极少，但却是人活着的"幸福因子"，如果这些元素失衡，将直接影响着人的幸福感，慢慢地就会朝着抑郁的方向发展。

6. **加强体育锻炼**　运动不仅能提高人体免疫能力，提高人的体质，对人的精神健康也起着非常重要的作用，可以调解人的心理活动和心情。人在运动的时候，人体能有效释放积极因子，能有效抵抗疾病，如要一个正常人每天待在屋里，时间一长，会"闷"出各种不适应症来。相反，如果一个抑郁症患者每天坚持运动，能提高神经的兴奋度，对于缓解情绪发作有积极作用。太极拳、广场舞都是比较适合老年人的运动。

二　焦虑症

列举个病例，张爷爷 75 岁，年轻时参加工作，一直在部队，到 50 多岁退休。性格向来内向，不够自信。30 岁结婚，育有一儿一女。妻子 8 年前患舌癌，手术预后还好，张爷爷并没有严重的情绪反应。去年张爷爷患肺炎，之后情绪不好，曾住院检查，未发现严重问题。半年来失眠，老想不开心的事，焦虑、紧张不安、担心身体问题。近几天嗓子不好，脚肿，着急，做全面检查，未见明显异常，但他仍担心得肺癌或其他疾病，担心妻子的舌癌复发，很烦恼、忧虑，心情不开朗。

虽然没有直接而严重的应激，张爷爷却逐渐出现焦虑的症状，也是随着生理的变化，情绪变得比较脆弱的例子。去年得了肺炎，除了说明躯体的抵抗力衰退外，对他的心情也有所影响，让他担心自己的身体不太健康，可能得肺癌等严重的疾病；同时担心妻子癌症复发。

（一）什么是焦虑症

焦虑症是对即将面临某种处境产生的一种紧张不安、恐惧和不愉快的情绪状态，具体表现为对亲人或自己生活、生命安全、前途命运等的过度担心，进而产生的一种烦躁情绪，这种情绪可以包含紧张、挂念、着急、忧愁、恐慌、不安等成分。它与危急情况和难以预测、自己难以应付的事件有关。一旦事情过去之后，焦虑症通常会自动缓解。但是，有些人比较反常，无客观明确的原因而长期处于焦虑状态，常常无缘无故害怕大祸临头，担心自己或者亲人患上不可救药的严重疾病，以致出现坐立不宁、惶惶不安等症状。

（二）焦虑症的表现

1. **焦虑心理症状**　不愉快的情绪，是焦虑症患者明显表现出的症状。症状较轻者会感到紧张、不安；症状比较重的则会感到没有明显原因的担心、忧虑或害怕；症状更重的患者会感到恐惧或惊恐。

2. **运动性不安**　焦虑患者会伴有坐立不安、心神不定、搓手顿足、踱来走去、小动作增多、注意力无法集中、自己也不知道为什么如此惶恐不安。

3. **生理症状**　即便有意识到，患者也往往觉得自己不能放松下来，全身紧张，比如面部绷紧、眉头紧皱、表情紧张、唉声叹气等。

4. **认知症状**　思维定式，是焦虑症患者另一个比较明显的表现，这种思维定式往往会具有暗示性、灾难性，他们认为所有不幸的事都会降临到自己和家人的身上，导致情绪常处于紧张状态。

5. **轻微性焦虑症**　这类患者有时还存有认知方面的障碍，如对周围环境不能清晰地感知和认识，思维变得简单和模糊，整天过度专注于自己的健康状态，担心疾病再度发作等。

（三）如何预防焦虑症

焦虑和抑郁、愤怒等心理障碍一样，对人的身心健康会造成很大伤害，中医学中认为"忧伤脾"，经常焦虑会伤及脾胃。唐诗《愁》中说道："避愁愁又至，愁至事难忘。夜坐心中火，朝为鬓上霜。"就是说一愁愁白了头。进入老年，经历的事情多，难免会有产生各种焦虑情况，我们要学会正确看待和处理，并做好预防。那如何做好预防对抗焦虑呢，以下几点可以学着做起来。

1. **转移注意力**　焦虑情绪是一种恶性循环，越焦虑就会越让我们注意引发焦虑情绪的事件，从而导致我们胡思乱想，坐立不安，百思不得其解，痛苦异常。这个时候，就需要去转移注意力，如找一个聊得来的人聊一聊自己的烦恼，或者找一本有趣的能吸引人的书读，或从事紧张的体力劳动，忘却痛苦的事情。

2. **良好的自我心态**　首先要乐天知命，知足常乐，活在当下。其次，保持心理稳定，避免大喜大悲，要心宽，凡事想得开，要使自己的主观思想不断适应客观发展的现实。不要企图让客观事物符合自己的主观思维轨道，这不但不可能，还易诱发焦虑、抑郁、怨恨、悲伤、愤怒等消极情绪。再次是要注意制怒，适时深呼吸，缓解呼吸速率，有助于舒缓压力，消除紧张与焦虑的情绪，避免轻易发脾气。

3. 增加自信

自信是治愈神经性焦虑的必要前提。缺乏自信者常怀疑自己应对和完成事务的能力，夸大失败可能，导致忧虑、紧张和恐惧。因此，作为一个神经性焦虑症的患者，必须首先增强自信，增加正能量，减少自卑感。应该相信自己，每增加一点儿自信，焦虑程度就会降低一点儿，恢复自信，也就能最终驱逐焦虑。

三　空巢综合征

（一）概述

"空巢"老人指无子女或虽有子女，但子女长大成人后，离开老年人另立门户，剩下老年人独自居住。空巢综合征是指老年人生活在"空巢"环境下，由于人际关系疏远而产生被分离舍弃的感觉，常出现孤独、空虚、寂寞、伤感、精神萎靡、情绪低落等一系列心理失调症状。专家认为，随着我国社会老龄化的加剧，家庭空巢化成为社会发展必然趋势。

（二）症状表现

1. 典型症状　烦躁不安，食欲缺乏，情绪起伏大，睡眠节奏紊乱，情绪性失眠。

2. 具体表现

（1）失眠，多梦，早醒，睡眠质量差。

（2）精神空虚，无所事事。

（3）孤独、悲观、社会交往少。

（4）躯体化症状，如头痛、乏力、食欲缺乏、心慌气短、消化不良、心律失常、高血压、冠心病、消化性溃疡等。

（三）预防措施

1. 重视社区优势　组织空巢家庭俱乐部，建设老年服务中心和老年护理中心等养老机构，提供保姆小时工、志愿者等照料来源，普及老年人照顾和护理知识，鼓励邻里互助和老年人之间的互助，社区工作人员应定期看望慰问空巢老人，为他们解决困难。

2. 自我调适，乐观生活　空巢老年人调整好自己的心态，学会关爱自己，寻找适合自己的生活方式，如多接触外界，在社会上发挥余热等。学会自我调适，建立有规律的生活。

3. 提高生活质量　提高空巢老年人生活质量，鼓励单身老年人再婚，使丧偶老年人得到配偶的照料和心理支持。

4. 改善居住环境　在交通出行居家设施等方面的设计上，充分考虑老年人的特殊需求。

5. 精神支持　组织开展适合老年人的趣味活动，转移空巢老年人的孤独寂寞。

四 离退休综合征

（一）概述

离退休综合征是一种老年期典型的心理社会适应不良疾病，指老年人离退休后因无法适应新的社会角色，伴随生活环境和生活方式变化，而产生的焦虑、抑郁、悲哀、恐惧等消极情绪，或因此产生偏离常态的行为。这种适应性的心理障碍往往还会引发其他生理疾病与身体健康。离休和退休是生活中的一次重大变动，当事者在生活内容、生活节奏、社会地位、人际交往等各个方面都会发生很大变化。据统计，约 1/4 的离退休人患员有离退休综合征。

（二）症状表现

1. 典型症状 表现为坐立不安，行为重复，往返犹豫不决，整日不知干什么好，有时强迫性定向行走，由于注意力不能集中常做错事，性格变化明显，容易急躁和发脾气，不满意多疑，当听到他人议论工作时会烦躁不安，猜疑其有意刺激自己，大多数当事者有失眠、多梦、心悸、阵发性全身燥热。

2. 具体表现

（1）无力感：许多老年人不愿离开工作岗位，认为自己还有工作能力，但年龄大了体力不支，社会也要新陈代谢，必须让位给年轻一代，离退休对于老年人实际上是一种牺牲。

（2）无用感：在退休前，一些人事业有成，受人尊敬，赞扬不断。一旦退休，一切化为乌有，退休成了失败，由有用化为无用，如此反差，老年人心理上便会产生巨大的失落感，自卑心理严重。

（3）无助感：离退休后，老年人离开了原有的社会圈子，朋友变少了，孤独感油然而生。新的生活模式往往使老年人感到不安无助和无所适从，常伴有情绪忧郁、焦虑、紧张、心神不定、喜怒多变、难以自控等症状。

（4）无望感：无力感、无用感和无助感，都容易导致离退休后的老年人产生无望感，对于未来感到失望甚至绝望。加上身体的逐渐老化，疾病频发，部分老年人感觉生命已近尾声，对事物失去兴趣和活力，严重时呈现麻木迟钝状态。目睹老朋友、老同学及至亲好友相继离去，便有同病相怜之感。

（三）预防措施

1. 家属心理支持 理解心理适应需要时间，多陪伴左右，理解角色转换，有可能适应不良等，允许退休老年人发泄不良情绪，倾诉主观感受，鼓励参加社区活动，帮助建立新的生活方式。

2. 培养新的生活方式 许多老年人在退休前也有业余爱好，退休后正可利用闲暇时间充分享受这一乐趣。即便先前没有特殊爱好的，退休后也应该有意识地培养一些，以丰富和充实自己的生活，如写字、作画、种花、养鸟、跳舞、打球、下棋、垂钓等活动，都可以使参加者益智怡情，增进身心健康。

3. **扩大社交，排解寂寞**　应该更积极主动地去建立新的人际网络，在家庭中与家庭成员间也要建立协调的人际关系，营造和谐的家庭氛围。

4. **发挥余热，重归社会**　离退休老年人如果体格健壮，精力旺盛，又有一技之长，可以积极寻找机会做一些力所能及的工作，一方面发挥余热，另一方面是自己精神上有所寄托。当然，工作必须量力而行，不可勉强，讲求实效，不图虚名。

5. **善于学习，渴求新知**　一方面学习促进大脑的使用，使大脑越用越灵活延缓智力的衰退，另一方面老年人要通过学习来更新知识跟上时代步伐。

6. **及时就诊**　老年人失眠加重，情绪低落，表现焦虑，抑郁症状持续时间半月以上时，应及时就医。

五　孤寂

（一）概述

孤寂是一种主观自觉与他人或社会隔离与疏远的感觉和体验，而非客观状态，表现为生存空间和生存状态的自我封闭。孤寂的人会脱离社会群体，而生活在一种消极的状态之中。老年人常面临孤寂问题，如丧偶、独居、离退休、身体变化、随子女到一个陌生的城市生活、没有得到别人的认可或信任的时候及其他原因，老年人社会交往减少，容易感到空虚寂寞，往往在心理上产生孤独感和失落感，往往不轻易表达。

长期的孤寂会危及老年人心理健康，易引发抑郁，降低认知功能，并影响生活满意度、幸福感水平等。此外，孤独的心理状态，还可使老年人的免疫功能下降、慢性疾病增多，社会功能也将更加缺失。

（二）主要表现

孤寂常会让老年人表现出以下两种情绪。一种是沉默寡言、表情淡漠、情绪低落，凡事都无动于衷；另一种是急躁易怒、爱发脾气，对周围的事物看不惯，常为一丁点小事而大发脾气。

（三）预防措施

1. 要有正确的心态，树立自信心，主动亲近他人，原谅别人之过，常念别人之功；即便身处新的陌生环境，也要根据环境和条件找到自己喜欢的生活方式。

2. 建议子女多与老人谈谈心、聊聊家常，或重视耐心、积极倾听老年人的"唠叨"，都能使老年人心理得到一定满足，真实感受到自己老有所依、老有所靠。

3. 晚辈们也可以想方设法积极主动发掘老年人擅长的事情，想办法去正面激励和多表扬他们，让老年人切身感受到自己仍有被需要的价值，这样更有利于家庭和睦与社会稳定。

4. 希望并建议老年人别总待在家里，不妨约上几位好友多出去旅游、运动健身、上老年大学、适当做点公益志愿活动等，多接触外面的世界，增加生活情趣；即使腿脚不够灵便，也应该适当缩小范围出去活动活动、会会好友，对缓解孤独感大有帮助。

最后，以一句名言赠予老年朋友："一种美好的心情比十付良药更能解除生理上的疲惫和痛楚。"祝愿天下老年人不再孤寂。

第五章

老年人的健康饮食

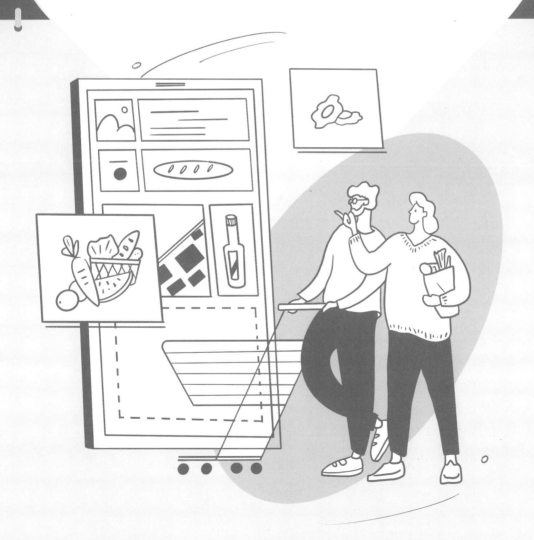

第一节

老年人健康膳食知识与理念

一 老年人饮食营养事关疾病与健康

如果人体是一台机器,食物就是保证这台精密机器正常运行的燃油和润滑剂。食物的数量、质量和种类的合理搭配若得不到保证,将影响身心健康,甚至引发疾病。在物质日益丰富的今天,营养过剩和营养不平衡是导致多种疾病的重要诱因,而错误的膳食观念和饮食习惯是老年人健康衰弱的重要推手。因此,纠正膳食营养误区,科学安排饮食,合理补充营养,是延缓衰老、增强机体抵抗力、减少和战胜疾病、实现健康长寿的重要途径。

二 老年人膳食指南分年龄

2022 年 11 月 21 日,《一般老年人膳食指南（2022）》和《高龄老年人膳食指南（2022）》发布。

（一）65 ~ 79 岁一般老年人膳食指南核心四条

1. 食物品种丰富,动物性食物充足,常吃大豆制品。
2. 鼓励共同就餐,保持良好食欲,享受食物美味。
3. 积极户外活动,延缓肌肉衰减,保持适宜体重。
4. 定期健康体检,测评营养状况,预防营养缺乏。

（二）80 岁及以上高龄老年人膳食指南核心六条

1. 食物多样,鼓励多种方式进食。
2. 选择质地细软,能量和营养素密度高的食物。
3. 多吃鱼禽肉蛋奶和豆,适量蔬菜配水果。
4. 关注体重丢失,定期营养筛查评估,预防营养不良。
5. 适时合理补充营养,提高生活质量。
6. 坚持健身与益智活动,促进身心健康。

三　平衡膳食是健康饮食的基础

物质贫乏年代，在没有科学设计和干预的情况下，人们的膳食结构受到食物的资源、供给、经济和自然环境等多种因素的影响，可以说是"我的饮食天作主"。但随着经济和社会的进步，种植方式的改变，食品工业的发展和物流业的崛起，居民的膳食结构发生了巨大变化，"我的饮食我做主"，这才有了今天"平衡膳食"的概念。平衡膳食的核心思想就是要大家战胜自己过分的饮食喜好，变"自然而然"的不平衡膳食为按照均衡营养原则选择食物，寻找饮食结构、食物种类和能量摄入与消耗（吃与动）的最佳平衡点，建立健康的饮食习惯。

四　平衡膳食的内容与要求

平衡膳食包含了三层意思：一是食物种类的平衡，蔬菜、水果、鱼、肉、蛋、奶等样样都吃；二是食物品种的平衡，同是蔬菜，要吃各种各样的蔬菜，同是肉类，猪、牛、羊、鸡、鸭等都要换着吃；三是能量摄入与消耗的平衡，多吃多运动，少动要少吃。

《中国居民膳食指南（2022）》针对居民生活方式、膳食结构发生的重要变化，以及慢性非传染性疾病患病率增加的情况，对国民合理选择食物给出了具体指导，比如蔬菜每人每天应摄入 300 ~ 500 克等。作者团队经过研究，提出了便于老人膳食操作的熟食体积手测量口诀。用自己的手测量，每天"1 拳头的水果，2 拳头的蔬菜，3 调羹植物油，4 拳头主食，5 手心的蛋白质（相当于普通鸡蛋大小的 1 个蛋、1 块瘦肉、1 块鱼肉、1 瓶酸奶和 1 把黄豆）"。日常生活"5 手心的蛋白质"无须每天都样样照着顺口溜推荐量吃。有条件吃鱼，量可以适当增加一点儿，肉可以适当减少一点儿。实际上平日喜吃鱼的可适当多吃些鱼，愿吃鸡的适当多吃些鸡都无妨碍，重要的是一定要总量控制，尽量换着品种吃。比如猪、牛、鸡、鸭、鹅肉、黄鱼、带鱼、梅鱼、鲳鱼、蟹虾等换着吃，青菜、白菜、胡萝卜、菠菜等轮换着吃，深色蔬菜应该多吃，不能根据个人喜好，只食用一两种食物。要吃"彩虹食物"——"红橙黄绿蓝靛紫"色的食物，还有白和黑色的食物。主食要吃些粗杂粮，如小米、玉米、番薯等。大豆及其制品营养丰富，且具有多种健康功效，尤其对老年人和心血管病患者是一类很好的食物，建议每天食用。

五　多少需斟酌，平衡是真谛

许多涉及饮食营养的科普读物，常常会说某食物要多吃，某食物要少吃，严格意义上说这是错误的。因为"多"与"少"是相对的，不看清楚文章的语境和背景情况，会有许多片面的理解。饮食要讲平衡，简单地理解某食物要多吃或少吃，往往会发生"过犹不及"的后果。

以喝醋保健为例（暂不论其科学性），醋被认为能降血脂、降血压（有待商榷）。如果有文章提倡"多吃醋"，通常针对的是平时吃醋较少的人群。如果你平时常吃醋，血脂、血压还高，说明醋对你来说保健效果欠佳，不必额外增加。经常吃醋或一次摄入醋量较大，可以引起酸血症，使血液、尿液和关节液偏向酸性，不利于尿酸的溶解，长此以往，尿酸容易升高，诱发痛风。

又如，医生建议缺铁性贫血患者多吃红肉补铁，但如果你理解为副食只吃肉，少吃甚至不吃蔬菜，那结果又会适得其反，没有蔬菜搭配，铁反而不吸收。本书提及肥胖、高血脂者要少吃主食，也不是让你真的"少吃饭"，而是要评估你现在的主食和水果摄入量是否大大超过《中国居民膳食指南（2022）》的推荐量。只有主食和水果超过推荐量的人，才需要"少吃饭""少吃主食"。所以对"少吃"和"多吃"某些食物的理解，一定要以《中国居民膳食指南（2022）》为标准。

六　食物多样性提高食物的营养价值

人们食用的每一种食物，都不可能囊括人体需要的所有营养素，并且单一的营养素并不能被人体充分吸收。比如，铁元素和维生素C都是人体所必需的营养素，但铁元素在没有维生素C的情况下并不能被吸收。因为铁在食物中主要以不可溶的三价铁形式存在，有维生素C等参与，就能把三价铁转化为可溶性的二价铁，促进铁元素的吸收。我们吃的食物，不会囊括所有的营养素，也不会只含单一的营养素，往往都是不同比例的多营养素组合。

事实上，我们并不知道某食物含多少营养素，但我们知道多种食物混合吃能够提高食物的营养价值。

七　饮食应适应消化功能的衰退

进入老年期，消化系统会发生一系列的退行性改变，这个时期的饮食不能再延续年轻时的习惯。随着年龄的增长，人的味蕾会逐渐萎缩，导致味觉功能退化，对各种味道不敏感，影响食欲。如果这个时期的饮食增加盐的摄入量，容易发生高血压，应该注意减盐。老年人脾胃功能下降，容易消化、吸收不良，导致各种营养物质的吸收率降低，产生某些营养素缺乏的情况，需要额外补充营养素。

此外，老年人的肠道蠕动也会变慢，容易出现便秘，增加有害物质在肠道的停留时间，可能发生肿瘤，需要多吃蔬菜。老年人肝脏的重量会明显下降，肝细胞减少，肝脏解毒功能下降，合成蛋白质的功能也开始减退，应该特别注意食物的新鲜和安全，适当增加鱼、蛋清和牛奶的摄入。老年人牙齿松动、脱落，咀嚼功能下降，食物消化吸收率下降，要注意补牙，吃切碎、煮软的食物。

八　传说中的"食物相克"并不存在

流传甚广的那些"食物相克"组合，经动物投食实验和人群试食，实验对象的主观感受及其他生命体征均无明显变化。长期以来，也无"食物相克"引起的临床病例报道。某些人进食某种食物后出现一些症状，可能是微生物感染、食物变质，也可能是饮食过量、过敏反应、精神性因素等所致，与另一种食物同时进食，就认为是这两种食物"相克"，这种解释是不科学的。"食物相克"是不可轻信的，它们会误导人们偏离健康饮食"食物多样性"的大方向，忽视健康问题的真正来源。

九　食物多样是实现均衡营养的基本途径

人类的食物种类繁多，不同营养素在各种食物中的含量各异。各种营养素比例不当，会导致某些营养素的缺乏或过剩。食物多样不但要求人们的膳食模式应该包括谷薯、蔬菜、水果、肉、鱼、蛋、奶、豆、坚果和油脂等，还要保证各类食物的多样性，比如谷薯类食物不能只吃米饭或馒头，还要吃其他多种谷物、杂粮；蔬菜类食物不能只吃青菜，还要吃其他多样蔬菜等。同时，不同食物最好短时间内混合食用，确保膳食满足人体对能量和营养的需要，且各种营养素之间保持适宜比例，并与身体的活动消耗保持平衡，以长期维持健康状态。基于大自然提供的任何一种食物都不能满足人体所需的全部营养素，《中国居民膳食指南（2022）》建议均衡的营养是指每人每天必须摄入 12 种食物以上，每周摄入 25 种以上。

十　不可忽视饮水

水是生命之源。人体细胞的主要成分是水，正常成人身体的水分约占 70%。一般成人每天需要摄入 2 500 毫升左右的水，在高温和身体活动增加的情况下，还应适当增加。其中约 1 000 毫升从饮食中获得，300 毫升通过人体代谢获得，1 500～1 700 毫升通过饮水获得。水不仅是构成身体的主要成分，还有许多重要的生理作用。老年人对缺水耐受性差，缺水易引发疾患如便秘、肠道排毒不畅，增加肠癌风险。缺水会导致血流量下降，运送氧气的能力减少，削弱肌肉与神经功能，使人产生疲劳感。缺水还会增加血液黏稠度，引发多种心脑血管疾病。缺水导致唾液分泌不足，容易产生口臭，增加龋齿和口腔溃疡的概率。长期慢性缺水还可能导致头痛、腰酸背痛和全身性轻微疼痛不适。日常生活中，许多人都是感到口渴了才想起喝水。其实，感到口渴时，我们的身体已经处于"干旱"的状态了。

十一　饮食清淡有益肠胃健康

人到老年，消化器官生理功能会出现不同程度的减退，咀嚼功能和胃肠道蠕动减弱，消化液分泌减少。大鱼大肉、肥甘厚味之品会让脾胃功能负担过重，导致其不能及时运化与吸收，发生消化不良等肠胃疾病。这些无法及时运走的食物还会产生中医学认为的"痰湿浊邪"，久而久之会导致各种慢性疾病的发生。因此，老年人清淡饮食、粗细搭配、均衡营养有益于肠胃健康，预防慢性疾病。当然，清淡饮食不是不吃荤食，而是强调不过量。对于老人来讲，控盐是个难题，因为老年人味觉功能减退，吃什么都乏味，盐容易摄入过量。解决的办法是，烹饪时少放盐，多放提味的调料，如醋、咖喱粉、胡椒粉等。

十二　食不过量保安康

人类的历史可以说是一部与饥饿斗争的进化史。对于童年吃厌了粗粮、蔬菜以及饥不果腹的老年人，这些刻在儿时的记忆，在物质极大丰富的今天得到了充分的满足，但也导致了新的健康问题。受近几年片面宣传的影响，许多老年人对油脂食物避之不及，却对米面食物情有独钟。米面食物过量，最终也是以脂肪的形式储存在体内。因此，为了菜肴的美味，油脂不必过度控制，米面食物需要节制。米面食物过量也是心血管病、肥胖症、糖尿病等慢性疾病的重要危险因素。饮食有节，食不过量，既符合老年人生理功能的变化，能减轻肠胃负担，又能减少代谢产物，保护肝肾功能。

老年人每餐应吃七八分饱，尤其是晚餐或享受美味佳肴时要注意控制食量。保证每餐吃 1 个拳头大小的蔬菜，少吃肉食和含糖饮料，控制零食，少饮酒。

十三　备餐食物适量，少吃剩饭剩菜

子女回家看望老人，很多老人总是喜欢做一桌子菜，生怕菜肴不够委屈了自己的孩子。外出请客聚餐也是一样，往往备餐食物很多，生怕招待不周。我们经常会不可避免地把剩菜剩饭留下慢慢吃，其实这样做对健康危害是很大的。

那么，剩菜剩饭究竟对人有什么不好呢？首先，剩菜剩饭容易被细菌污染，食用不当容易引起胃痛、呕吐、拉肚子等胃肠道症状。其次，剩菜剩饭容易丢失营养素，食物的营养价值下降。再次，剩菜剩饭时间一长，容易产生亚硝胺等有毒有害物质，加重肝肾的解毒、排毒负担。因此，建议老人备餐食物要适量，剩余饭菜及时处理。饺子、包子等带馅主食要冷冻保存，馒头、花卷同样适用冷冻以延长保质期。米饭、粥类要用玻璃容器密闭冷藏，并在24 小时内食用完。坚持"剩荤不剩素，凉菜都别留"的原则，必要时直接倒掉，这要比吃出病来花钱治疗要省钱。

十四　不宜过量饮酒

老年人各器官功能逐渐衰退，肝脏解酒能力也减弱，同样的酒量，年轻时没问题，老年时就会醉倒。因此，老年人应少饮酒，要喝也应该控制酒量，而且要选择黄酒、红酒等低度酒。即使饮酒也要注意：首先，清晨不宜饮酒。因为早晨胃肠处于饥饿状态，如果此时饮酒，酒精会被直接吸收，对身体危害很大。其次，要先吃些菜再饮酒，这样能使胃内酒精浓度相对降低，减弱对胃肠的刺激和伤害，同时减缓酒精的吸收速度，减轻醉酒程度。再次，老年人饮酒不宜开怀畅饮，应细品慢咽，既过了酒瘾，又不致伤身。第四，饮酒不宜餐餐连续，如果一日三餐不离酒，上顿酒未醒，下顿又开始了，日久必会成疾。

有以下疾病的老年人更应该禁酒：肝脏疾病及肝功能不全、心脏疾病及心功能不全、脑血管疾病、高血压、糖尿病、高脂血症、肿瘤、胰腺炎、胃炎、癫痫、痛风。另外，正在服药者也要禁酒。

十五 不要盲目减肥

肥胖的人易患糖尿病、高血压、冠心病、痛风等慢性疾病，但"千金难买老来瘦"的说法也并不科学。太瘦的老人可能营养不良，机体抵抗力差，易患肌少症，且易罹患多种疾病。老年人过于消瘦常常意味着肌肉减少，这样的老人容易发生感染性疾病，得病后病程长康复慢。同时，由于缺乏肌肉的保护，老年人容易跌倒，发生骨折。人到老年，身体代谢减慢，再加上身体活动减少，自然会变得胖点，只要体重不超过标准体重的10%，从预防慢性疾病的角度反而更好。这样的微胖老人骨密度较高，抗打击能力强，一旦发生疾病康复能力强，死亡率较低。

判断身体是否超重/肥胖可用简单公式：标准体重（千克）=身高（厘米）−105，消瘦：体重≤（身高−105）×0.9，超重：体重≥（身高−105）×1.1，肥胖：体重≥（身高−105）×1.2。

老年人不能盲目减肥，最好在专业人员的指导下减肥。老年人肥胖大多因为热量过剩造成，吃得多、活动少就会引起肥胖。可以采用减少碳水化合物（主要包含米面制品、添加糖）和脂肪摄入，以及适量运动来达到减肥目的。

十六 甜蜜陷阱，当心糖的诱惑

添加糖是一种纯能量的食物，具有甜味特征，主要成分是碳水化合物。常见的添加糖有白砂糖、绵白糖、冰糖、红糖和果糖等，它不是人体必需的基本食材。在物质贫乏的年代，糖被当作营养素，但在不缺乏食物的今天，人们日常食用的五谷杂粮和水果所含的碳水化合物，已经让其退到无足轻重的地位。

众所周知，吃糖过多会导致龋齿，影响视力，导致骨质疏松等。此外，大量吃糖后，血糖升高，可产生饱腹感，使食欲减退，妨碍其他营养素的消化吸收，引起多种维生素的缺乏。《中国居民膳食指南》建议，每天添加糖的摄入不超过50克，最好控制在25克以下。一般糖果每颗5克左右，1调羹白砂糖约20克。现代社会，含糖食物数不胜数，对于老年人来说，还是要尽量远离。

十七 老年人少吃精白米面

为迎合消费者的口味，市场上充斥着大量的精白淀粉类食物。老年人食用过多的精白淀粉类食物不利于预防慢性疾病，因为其加工过度，维生素、矿物质、膳食纤维等营养物质损失严重，营养价值低，血糖指数高，食后血糖飙升快，长期大量食用容易糖化身体中的各类组织细胞，降低细胞的生命活力，加速衰老过程。尤其是江南地区没有吃粗粮的习惯，吃豆子也只是吃豆沙，还要放很多糖做成"馅"，馒头都要做得柔软细腻，其实是跟"吃糖"差不多。精白细软的主食的确给人们的口感带来了极大的享受，但不可否认的是，因此也导致了慢性疾病的"井喷"，究其原因，是我们的身体更加适应"粗茶淡饭"。

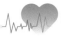

十八　警惕食品中的反式脂肪

常用植物油的脂肪酸都属于顺式脂肪酸。反式脂肪酸是为了增加人造食品的保质期和产品稳定性，把植物油进行氢化改性时产生的一种不饱和脂肪酸。反式脂肪酸在我们身体里不易被接受，对机体的生理功能有多种危害。它不仅能升高血清低密度脂蛋白，降低高密度脂蛋白，增加冠心病的发病风险，还会干扰脂肪酸的正常代谢，影响身体的新陈代谢及神经系统健康，增加 2 型糖尿病的患病风险。

生活中，反式脂肪酸主要来源于糕点、调味品、油炸食品、炸薯条、炸鸡块、炸鱼、蛋糕、饼干、面包、沙拉酱、冰激凌、奶油糖、奶茶、奶昔、热巧克力和咖啡伴侣等人造（加工）食品。预包装食品营养标签的"营养成分表"中如果出现了"氢化植物油""植物奶油""植物黄油""人造黄油""起酥油""奶精""植脂末""麦琪淋""人造奶油"等，就说明该食品含有反式脂肪酸，老年人还是少吃为好。

十九　素食者当心营养缺乏

素食者选择素食，可能是出于信仰，不愿杀生，也可能单纯就是为了健康。素食主义者各有不同，有的严格素食，有的能吃蛋和奶。纯粹的"素食"并不健康，过量的主食摄入同样会发生脂肪肝、高脂血症，而且会出现蛋白质、矿物质和维生素 B_{12} 等营养素缺乏症。

素食者常见的营养问题如下。①主食摄入偏多、烹调油过量，从而造成脂肪肝、肥胖等；②优质蛋白缺乏：导致抵抗力差，容易疲劳、感染疾病；③钙缺乏：如果是蛋奶素食，缺钙的情况会好些，但完全素食者，容易导致骨密度下降，发生骨质疏松；④铁缺乏：植物食物中的铁很难被人体吸收，容易发生缺铁性贫血；⑤锌缺乏：导致味觉下降，出现厌食、偏食甚至异食。男性还会影响性功能；⑥维生素 B_{12} 缺乏：表现为神经系统的损伤，人会感觉到劳累、抑郁、记忆力变差。产生高同型半胱氨酸血症，增加心血管病的危险性。

素食者可以通过食物的合理搭配，补充必要的营养素预防或减轻营养素缺乏病。

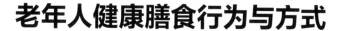

第二节
老年人健康膳食行为与方式

一 选择健康的膳食模式

　　膳食模式也称作膳食结构，是指一日三餐中各类食物的种类、数量及其所占比例。目前，世界上最常见的膳食模式有 4 种：东方膳食模式、西方膳食模式、地中海膳食模式和日本膳食模式。我国老年人大多习惯于东方膳食模式。

　　东方膳食模式以植物性食物为主。目前，谷类食物等碳水化合物是最经济、最主要的能量来源；丰富的蔬菜以及粗粮，使机体容易获得大量的膳食纤维，降低消化道疾病及肠癌的发病率；豆类及豆制品能补充一部分优质蛋白和钙；饮茶、吃水果，减少了糖的过多摄入；丰富的天然调料，如葱、姜、蒜、辣椒等，具有杀菌、降脂、增食欲、助消化等功效。其缺点是牛奶及奶制品、瘦肉和鱼等动物性食品摄入少，导致优质蛋白质和钙、铁、维生素 A 补充不足，易发生营养缺乏病。所以习惯于东方膳食模式的老年人，应增加牛奶及奶制品、瘦肉和鱼等动物性食品的摄入。

　　西方膳食模式以动物性食物为主，食糖占比较大，谷类食物过少。膳食营养具有高热量、高脂肪和高蛋白的特点。以动物性食物为主的膳食结构，优质蛋白质摄入充足，无机盐利用率高，脂溶性维生素和 B 族维生素供应充分。其缺点是食糖过多，热量供应过剩，成为肥胖等许多慢性疾病多发的重要原因。

　　地中海膳食模式以五谷杂粮、新鲜果蔬、各种豆类、鱼类和橄榄油为主，辅以少量牛肉、酒类等。地中海饮食有益心脏和大脑健康，可防止动脉硬化和脑卒中，预防癌症和控制糖尿病，是国际上比较推崇的健康膳食模式。

　　日本膳食模式以鱼虾等海产品、大米、蔬菜、豆类、绿茶摄入较多为特点。既有以粮食为主的东方膳食传统特点，也吸取了欧美国家膳食长处，动植物食物比例适当，膳食能量能满足机体需要，宏量营养素供能比较合理，也是国际上比较推崇的健康膳食模式。

二 粗粮虽好，并非多多益善

　　"粗粮"主要包括高粱、玉米、小米、燕麦、荞麦、麦麸、各种杂豆，以及未经精细加工的粮食。粗粮含有多种维生素、微量元素等，营养价值高，具有多种保健功效。其特性是膳食纤维含量丰富，能够吸附各种营养素以减少吸收。对于营养过剩的人，粗粮能减少油脂的吸收，降低血中低密度脂蛋白胆固醇和甘油三酯浓度。膳食纤维还能延缓食物在胃里的排空时间，降低餐后血糖的上升速度，促进肠道的正常蠕动，清除积便，预防便秘。因此，粗粮能够预防肠道肿瘤，降低糖尿病、痛风、肥胖、高血压和心脑血管疾病的发生风险。

了解了粗粮的特性，就能知道那些肠胃功能差、对营养素需求高的老年人都不宜吃粗粮。比如身体虚弱、消化系统疾病、贫血、缺钙、营养不良和高龄老人都不宜吃粗粮。由于杂豆类粗粮嘌呤、植物蛋白和钙、磷含量高，患痛风、肾病的老人也不宜吃。因为痛风和嘌呤代谢紊乱有关，植物蛋白和钙、磷会加重肾脏负担，进而影响肾功能。

三　多吃水果需要有所顾忌

有的人体检发现甘油三酯异常和脂肪肝，医生常笼统地嘱其"多吃水果和蔬菜"；许多时候，医生会告诉人们要多吃水果和蔬菜，尤其是对高脂血症、冠心病等慢性疾病的患者。多与少是相对而言的，对人们来说很难把握，"多吃水果和蔬菜"，蔬菜吃不多，水果却非常容易吃多。因为水果味美，便于当零食，过量食用的情况大有人在。过量食用水果，如果不减少相应的主食，非常容易导致高甘油三酯血症和脂肪肝。因为水果的主要营养成分也是碳水化合物，碳水化合物过剩就会变成脂肪。由于没有进行水果摄入的个性化分析，这些人在不减少主食的情况下，虽然减少了油脂和动物性食物的摄入，还是会因水果的大量摄入而热量过剩。这是高甘油三酯血症和脂肪肝得不到改善，大家不易觉察的重要原因之一。

四　吃水果必要时可用榨汁机

适量的水果对健康的益处不言而喻。有的老年人咀嚼功能不好，直接吃水果不容易消化，鲜果榨汁十分适合他们，但需连渣同食以补充膳食纤维。因为老年人的胃肠功能弱，胃肠蠕动缓慢，需要摄入适当的膳食纤维。水果中丰富的纤维素和果胶，是其重要的营养价值。当然，如果咀嚼功能够好，水果最好不要榨汁吃，因为鲜榨果汁的营养价值远远不如水果。水果与果汁的区别在于，水果含有丰富的膳食纤维、糖类、维生素和矿物质，而果汁除了糖类和矿物质损失不大，膳食纤维大量丢失，维生素 C 等抗氧化剂被破坏。

五　食用油应该换着品种吃

大豆油、茶籽油、玉米油、花生油、橄榄油……我们的生活中食用油品种繁多。一般情况下，每个家庭的"掌勺人"都偏爱自己认可的食用油种类和品牌。长期固定吃一种油并不是健康的选择，食用油最好应该换着吃。

食用油摄入平衡主要是指食用油中的饱和脂肪酸、单不饱和脂肪酸、多不饱和脂肪酸三者比例要适当。不同品种的食用油脂肪酸构成、微量元素含量都不同。其中，动物油脂、椰子油和棕榈仁油中的饱和脂肪酸含量较高；橄榄油、茶油、棕榈油、花生油、芝麻油、米糠油的单不饱和脂肪酸较多，尤以前两者更多；而玉米油、大豆油及葵花籽油的多不饱和脂肪酸含量较高。可见，食用油品种的更换也要有规律，如果只在花生油和米糠油之间更换，吃来吃去都是单不饱和脂肪酸，达不到均衡营养的目的。每种油脂肪酸及其他营养素各异，各有优点。富含饱和脂肪酸的牛油、猪油、黄油、棕榈油等属于非常耐热的油脂，适合用于油炸、爆炒、煎炸等。富含不饱和脂肪酸的花生油、菜籽油、橄榄油、大豆油等，耐热性较差，煎炸或者反复受热后容易氧化聚合，不宜高温烹饪。

六 膳食宜定时定量少食多餐

老年人定时进餐有助于消化吸收代谢生物钟的正常运行，定量进餐能够保证摄入充足的能量与各种营养素。正常体重的老年人不需要节食，偏瘦的老年人应适当增加食物摄入量。根据老年人生理变化特点，建议在每日三餐的基础上，增加 2～3 次加餐。正餐减少食物摄入，所减少的部分食物在加餐时食用。这样做的好处是，既可以补充老年人身体所需的营养素，又能保证肠胃的消化吸收功能正常运行，还能减轻心、肝、肾的负担。这就好比力量小的人，一次搬 50 千克（公斤）物体很吃力，但分两次搬，就不吃力了。

七 减肥不是体重轻了那么简单

许多人对减肥有误解，认为体重轻了就是减肥成功。事实上减肥不仅仅是减重，重要的是减脂。有些人减肥后身体看上去明明瘦了很多，但体重下降却并不明显，这是因为脂肪本身重量很轻的缘故。而体重下降明显的人，需警惕肌肉和水分是否丢失，不恰当的减肥方法常导致这两者丢失，比如禁食。正确的减肥应该是在继续遵循平衡膳食原则的前提下，保持谷类食物、蔬果、动物性食物和油脂摄入的合理比例，适当减少食物的总能量。

减肥要适量控制主食、严格控制油脂和添加糖的摄入，比如适量控制精白米面，少吃甚至不吃油炸食品、肥肉、糕点、奶油、奶酪、黄油、鱼子、火腿、腊肉、腊肠、香肠、火腿肠、熏肉、烤鸭、烧鸡、午餐肉、肉类罐头、动物内脏以及可乐等含糖饮料，保证蔬果和牛奶的充足摄入。进行每天 60 分钟左右的中等强度有氧运动，如快走、慢跑、划船、爬坡和快骑自行车等，以及每两天一次、每次 10～20 分钟的肌力抗阻训练，如哑铃、杠铃、壶铃、龙门架拉索等。

八 购买食材要遵循"彩虹原则"

人体需要的营养素有 40 多种，不同的食物含不同的营养素。目前我国居民的营养存在着功能营养素过剩、微量营养素摄入不足的问题，这就要求人们的饮食要少量多样。因为食物的多样性有利于促进营养素的吸收和互补。

人类日常食用的食物不外乎红、黄、绿、白、黑（紫）这五种颜色，俗称"彩虹食物"。食物的每种颜色代表不同的营养素，比如红色的蔬果富含胡萝卜素和番茄红素；黄色蔬菜富含维生素 E 和胡萝卜素；绿色蔬菜富含膳食纤维和维生素 C；白色蔬菜富含钾、镁和纤维素；黑紫色食物富含黑色素和花青素等，不同的营养素具有不同的保健功效。"彩虹原则"所倡导

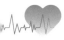

的就是在摄取适量食物的同时，尽量搭配 5 种颜色，以满足身体对营养素的需要。选择食物要多种、小份，粗细、荤素搭配，选购食物尽量有红、黄、绿、白、黑（紫）各色，避免食物结构单一，每天摄入不重复的食物 12 种以上，每周 25 种以上。小份量是实现食物多样性的关键，全家人一起吃饭和集体用餐，是实现食物多样性的有效途径。

九　健康食品的红绿灯原则

影响人们健康的膳食因素，除食物结构、食物种类和吃动平衡外，加工食物是否含有害物质，以及是否添加了过量的糖、脂肪和盐分，也是重要的因素。以《中国居民膳食指南（2022）》为基础，把食物用安全交通标志红黄绿灯分类，再将"绿灯走，红灯停，黄灯要谨慎"的交通安全概念转换到健康膳食行为中，可以让人们不必强记就能警惕自己每天有意识地选择较健康的食物。

我们把每天必须摄取的食物归为"绿灯食物"，其特点是含有人体必需的营养素，无有害物质，可促进身体健康，是每天必须选择的食物。需限量摄取的食物归为"黄灯食物"，其特点是虽含有人体必需的营养素，有害物质极少，但糖、油脂或盐分含量太高，是需要少吃的食物。只能偶尔摄取的食物归为"红灯食物"，其特点是只提供热量、糖、油脂和盐分，其他必需的营养素含量很少，或含少量有害物质，是必须不吃或少吃的食物。天然食物中，除了一些糖、动植物脂肪属于黄灯食物外，其余多属于绿灯食物。

食物的"红绿灯原则"还要强调食物的科学烹饪与制作。有些烹饪方法制作的食物可以经常吃、多吃，而另一些只能偶然吃、少吃，甚至不吃。通常，加工简单甚至不加工的是绿灯食物，加工越复杂，越可能是黄灯或红灯食物。比如大米，加水一煮成为米饭，就是绿灯食物；用油炒成蛋炒饭，就是黄灯食物；用饭做成酒酿就是红灯食物。再比如，新鲜水果是绿灯食物，做成蜜饯就是红灯食物。新鲜蔬菜是绿灯食物，腌制的咸菜就是黄灯食物，甚至是红灯食物。

十　吃饭细嚼慢咽有助消化吸收

70 岁时老年人的咀嚼能力只有 20 岁时的 50%，义齿的咀嚼效率只有正常牙齿的 20%，因此，老年人用餐的时候，要细嚼慢咽。最理想的是一顿饭吃上 30 分钟，食物通过牙齿咬碎，再以舌头搅拌混合唾液，就会变成容易消化的食糜送到胃里，所以好好咀嚼有助消化。细嚼慢咽可促进唾液分泌，品味食物之美；唾液中的溶菌酶有助于杀菌，对预防糖尿病、动脉硬化也有益；而唾液中的过氧化物酶，可以防癌。此外，细嚼慢咽可以避免因吞咽迟缓而造成的食物误入气管，还可以使咀嚼肌得到锻炼，并有助于刺激胃肠道消化液的分泌。

十一　动物内脏和鸡蛋黄怎么吃

老年人总是对动物内脏和鸡蛋黄敬而远之，因为听说这些食物胆固醇含量高，能导致动脉粥样硬化、高血压和冠心病等，被许多老年人看作是危害健康的"元凶"。其实，胆固醇也是人体不可或缺的重要物质，并非一无是处，只是摄入过多才有害。

胆固醇有内、外两个来源，70%由肝脏制造，30%由食物供给。正常情况下，如果食物供给胆固醇多了，肝脏合成的量会相应减少，以维持体内胆固醇的动态平衡。由于老年人胆固醇代谢机制容易失调，尤其是一些慢性疾病和高脂血症患者，减少动物内脏和禽蛋的摄入是应该的，但也不必完全"忌口"。因为动物内脏和禽蛋蛋黄中富含脂溶性维生素，以及铁、硒、锌等矿物质，适量摄入有益健康。一般情况下，健康老年人每天吃一个全蛋，偶尔吃点动物内脏是合理的。

十二 少量多次喝水减缓隐性缺水

与中青年相比，老年人对缺水与脱水的反应不敏感，口渴感觉较为迟钝。特别是环境中温度和湿度较高的情况下，容易发生缺水风险。喝水看起来很简单，其实大有讲究，涉及喝水的时间、喝水的量、喝水的方式、饮水的温度和饮水品种的选择等。正确的饮水方法如下。

1. 把握喝水时间。分时段固定饮水，保证身体不缺水。晨起1杯水，可以降低血液黏稠度，加快血液代谢产物的排泄，促进排便。上午9点、下午3点喝1杯水（300毫升，相当于1个拳头体积），可以使饮水在身体中均匀分布。每餐前半小时喝100～150毫升的水，可以润滑消化道，诱导消化液的分泌，促进消化功能。睡前1小时喝点水，可以降低血液黏稠度，但需避免浓茶和咖啡，也不能太晚喝水，以免影响睡眠。如果口渴随时随地喝水，这样就可以保证身体不缺水。

2. 喝足够的水。每天要喝6～8杯（1 500～1 700毫升）的水，不包括其他饮料、汤水等。

3. 要主动喝水，不要等口渴才喝。

4. 喝水要少量、多次，不要一口气喝掉一杯水，或短时间喝大量水，以免增加心脏负担。

5. 饮水温度要适宜。烧开的白开水放置不要超过24小时，放置太久的水会失去生物活性，并且极易被污染。饮水的温度太冷太热都不好，以30～40℃（口感有点温度）为宜。太凉了伤胃，太热伤食管。

6. 饮水选择以白开水为佳，淡茶水也好。各种饮料不能作为补水的借口，只能作为嘴馋理由，喝饮料过多会导致骨质疏松和能量摄入过剩。大量出汗需要补水，可以喝点淡盐水或运动饮料。

判断饮水量是否合理，可以观察尿液。补水适量，尿液是浅黄色的，过于发黄为补水不足，太清澈为补水过多。

十三 因时而变根据季节选择食物

季节的变化会给老年人的生理活动带来影响，所以老年人的食物选择应按季节变换有所侧重。

中医认为，春暖花开，自然界阳气由弱转盛，人体内的阳气也开始逐渐提升，老年人饮食宜清淡可口，忌油腻、生冷、黏硬食物，多选用绿色的新鲜蔬菜和利于生发的食材，如绿豆芽、菠菜、香菜、春笋、黄豆芽、葱、蒜、蜂蜜之类，将聚积一冬的内热散发出去。春季一般不需进补，必要时在医生指导下适当进补。

炎夏酷暑，老年人肠胃功能弱，尤其应注意饮食卫生，吃新鲜食物。三餐以清淡为主，多点汤羹，荤素合理搭配。多选用红色和绿色的蔬菜，荤菜以瘦猪肉、禽蛋、禽肉、鱼虾为好。要按时进餐，少吃生冷食物。要及时饮水补充水分，绿茶、豆浆、牛奶、蜜蜂水等均可适量饮用。

秋高气爽，空气会变得越来越干燥，气温也会逐渐下降，正是老年人进补的好时机。秋季进补宜选用"防燥不腻"的平补之品，可以吃些滋养润燥、补中益气的食物，多选用白色的茭白、白萝卜、大白菜、银耳、百合、莲子、桂圆、核桃等白色食物，黑芝麻、红枣也是不错的选择。这些食物可起到滋阴润肺、养胃生津的补益作用。

冬季天寒地冻，阴盛阳衰，老年人饮食应以温补助阳的食物为主。可以选用羊肉、鸡肉、瘦猪肉等热性食物，多吃黑色的食物如黑芝麻、黑米、黑豆、黑木耳、乌骨鸡等，这些食物都有补肾益精的作用。

十四　每天一杯奶保证钙摄入

奶类是膳食中优质蛋白和优质钙的重要来源，其中的乳糖还能促进钙、铁、锌等矿物质的吸收，所以每天一杯奶（相当于300毫升，1个拳头大小的体积）能有效地保证钙的摄入，有益于延缓骨质疏松的发生，维持骨骼和牙齿的健康，预防控制钙缺乏相关疾病。患有高脂血症的老年人尽量选择脱脂奶及其制品，有利于心脑血管疾病、糖尿病、痛风等慢性疾病的预防。

有些人食用牛奶后，会发生腹泻、腹胀、消化不良的症状，那是因为人体缺少乳糖酶，出现了乳糖不耐受，可以把牛奶拌着米饭、粥一起吃，或是蘸着馒头吃。酸奶除了保留鲜牛奶的营养价值以外，在发酵过程中还会产生人体营养所需的多种维生素，口感更好、营养更丰富，而且容易消化和吸收。酸奶富含益生菌，有利于预防便秘。酸奶可以避免乳糖不耐受和牛奶过敏，有条件的老年人可以选用酸奶。

十五　大豆是个宝

大豆及其制品富含植物甾醇、植物蛋白、膳食纤维和钙、维生素D等多种人体必需的矿物质和维生素，而且不含胆固醇，特别适合患有心脑血管疾病的老年人和围绝经期妇女食用。豆浆中的钙虽然不及奶制品含量高，但也是膳食中钙的重要来源，因其无胆固醇，可以与牛奶同吃，有利于营养素互补，预防骨质疏松和心脑血管疾病。豆制品中的植物甾醇，具有雌激素的作用，对更年期女性延缓衰老，改善更年期症状有明显作用。豆制品属于优质蛋白质，赖氨酸丰富，蛋氨酸（又称"甲硫氨酸"）少，是唯一能代替动物蛋白的植物性食物，对于"吃素"的老年人具有特别重要的营养价值。但有肾病、肾衰竭，以及痛风、皮肤病患者应禁食。

自制豆浆虽然卫生更放心且有营养，但要注意烧熟煮透。因为大豆中含有胰蛋白酶抑制剂，以及植物红细胞凝集素、脂肪氧化酶等抗营养因子，如果没有烧熟煮透经过 100% 灭活，可能会引起中毒，出现恶心、呕吐、腹痛、腹胀和腹泻等胃肠道症状。豆浆必须在煮沸后再煮 15 ~ 20 分钟，饮用才安全，不要以为有泡沫就是煮开了。

十六　食物宜煮软烧烂

由于高龄、体弱的老人咽部肌肉协调能力差、软弱无力，容易出现吞咽困难、呛咳、误吸，严重者会导致吸入性肺炎，甚至窒息死亡。

通过烹调和加工改变食物质地和结构，改善老年人的营养状况和生活质量。对于谷类、肉类食物，质地坚硬的蔬菜，可以采用延长烹饪时间的办法，使其烂熟；一般的蔬菜可以切碎，但不建议长时间煮，否则容易破坏维生素。肉类、鱼类食物可以切碎，做成肉丝、肉片、肉丸、肉糜，鱼虾类可以做成鱼片、鱼羹、鱼丸、虾仁等；肉类、鱼类食物必要时剔除骨头；坚果、杂粮等坚硬食物可以用食物粉碎机打成粉末或细小颗粒，如核桃粉、芝麻糊、玉米粉等；质地坚硬的水果、蔬菜可以粉碎、榨汁。多采用炖、煮、蒸、烩、焖、烧等烹饪方法，让食物更易咀嚼消化。

十七　合理选择零食有利健康

老年人的消化系统功能减退，导致食物消化吸收减少和食欲下降，一日三餐不能满足老年人对营养素的需求。每餐吃六七分饱，在两餐之间再吃点易消化和富于营养的零食，既能保证老年人的正常营养需要，又不会给胃肠造成过重负担。老年人吃零食有好处：一是既锻炼了牙齿，又有健脑作用；二是吃零食总是细嚼慢咽，可以缓解紧张情绪，让精神得到充分放松。两餐之间是吃零食的好时段，但睡前 1 小时不宜吃零食。

零食的选择应该根据个人的身体情况及正餐营养状况来定。如果三餐主食摄入少，可以选择饼干、糕点等零食。如果三餐蔬果不足，应选择蔬菜、水果作为零食。有心血管疾病的，可每天选择 1 小把坚果当零食，有益心脏健康。如果已经营养过剩或是糖尿病，那么糕点或脂肪高的零食应该少吃。老年人零食首选水果、奶制品、坚果等食物，能够提供比较理想的营养成分，可作为正餐的有益补充。切记零食不能吃太多，以免热量摄入过剩。

十八　喝淡茶有益血管健康

中国传统文化对喝茶情有独钟，天然、营养、保健是茶的优势。据研究，茶叶中与健康和防治疾病有关的有效成分有 300 多种，具有消除疲劳、提神醒脑、去油解腻、抗氧化、抗癌、抗辐射、美容、提高机体免疫力等作用，老年人常喝茶有益健康。但是，茶叶中的鞣酸等活性物质不利于营养素的吸收，尤其浓茶会阻碍铁元素、蛋白质的吸收，还会引起便秘。建议老年人饮淡茶，每天茶叶使用量不超过 3 克。不要饭前喝茶，以免影响食物营养吸收；不在睡前喝茶，避免引起入睡困难。

十九　根据自身需求选择保健食品

老年人各项身体机能都会有不同程度的衰退，为了延缓衰老，改善生活质量，适当补充一点儿保健食品是可以的，能预防和调节机体的亚健康状态。但许多老年人认为保健食品能治病，而且没有副作用，所以就用保健食品代替药品治病，这是很危险的。把保健食品当药品会延误治疗时机，加重病情。还有的老年人用保健食品代替食物中的营养素，认为通过服用各种保健食品就能补充身体的需要，也是不对的，因为只有食物的多样性才能保证均衡的营养。当然，认为保健食品多多益善，多吃有益于身体健康也是一大误区，过量的营养素不但不被身体吸收，还会给身体代谢带来负担。

对于老年人来说，应尽量通过平衡膳食来满足身体的营养需求，通过定期体检了解自己的健康，也可以进行质谱等精准检测对身体元素含量有更精准的把控，知道缺什么再去补什么。只有当知道自己缺乏什么，且正常的饮食不能满足身体的需求时，才需要在营养师或医生的指导下额外补充保健食品。选购保健食品，要注意阅读功效、营养标签、适宜人群等信息，力求选对产品、吃对剂量。

二十　补钙不能光靠钙片

老年人消化吸收功能下降，钙吸收减少；运动和户外活动减少，身体维生素 D 合成减少，对钙的内源性需求减弱，引起体内缺钙；同时，身体内分泌功能减退，性激素分泌减少，容易发生骨骼退行性改变和骨质疏松，出现颈腰椎骨质增生、腰腿痛等疾病。因此，老年人是应该进行补钙的。

然而，"补钙"并不是仅仅吃钙片那么简单。因为钙元素的吸收需要维生素 D 的参与，而且钙片吃得太多容易发生便秘等副作用。从上述缺钙的原因就知道，"补钙"除了吃进去的钙要足够，身体对钙的内源性需求要强，同时还要兼顾身体的内分泌功能。因此，正确的补钙方法是平衡膳食（不要吃太多的粗粮）、少盐少糖、戒除不良嗜好、适量运动、多晒太阳等健康生活方式，喝奶是补钙的好方法之一。若饮食补钙不行，再考虑服用钙片，应到医院请医生指导，以免补钙不当造成不良后果。有时还需要在医生的指导下服用改善钙代谢的药物，这样才会有效。

二十一　"无糖食品"并非真的无糖

很多老年人误认为"无糖食品"就是里面不含任何糖分，吃无糖食品不会引起血糖升高。糖可分为单糖、双糖和多糖，属于碳水化合物。生活中人们俗称的"糖"，是指具有甜味的单糖和双糖，常见的是以果糖、蔗糖、麦芽糖等为主的添加糖。谷薯类食物制品中富含多糖，主要以淀粉的形式存在。

目前市场上宣传的"无糖食品"多是指不含蔗糖等添加糖的食品。这类食品为满足人们对甜味的口感要求，在食品中添加了麦芽糖醇、山梨糖醇、木糖醇、乳糖醇等甜味剂替代蔗糖。但血糖高的消费者选择"无糖食品"，目的是减少"碳水化合物的摄入"，商家对消费者宣称"无蔗糖"食品就是无糖食品，这是一种误导。

因为"无糖食品"没有单糖和双糖，却有丰富的多糖——淀粉。无蔗糖不等于无其他糖类，所以"无糖食品"只是无蔗糖食品，而不是无糖食品。还有的产品虽然标注"无蔗糖"，但在其配料表中却标注有白砂糖，而蔗糖和白砂糖是一回事，只是叫法不同而已，老年人应警惕这种偷换概念的做法。吃多了"无糖食品"一样危害健康。

二十二　当心食物中的"隐形钠盐"

高钠对高血压的影响确凿无疑，老年人应该关注食物中的钠盐含量。生活中，除了控制烹饪过程添加的钠盐，各种调味品用量也需控制，因为酱油、蚝油、味精、鸡精、沙拉酱、豆瓣酱等调味品都含有一定量的盐。

除了钠盐和调味品，我们不能忽视的是看不见的"隐形钠盐"。钠在天然食物中普遍存在，日常吃的谷类、果蔬类、肉蛋奶类等食品，本身都含有钠，只不过多数食物含量较低可以忽略，而加工食品中的钠含量可能就不容小觑了。腌制食品如咸鱼、腌肉、腌菜、腐乳等含有大量的盐；其他加工食品如饼干、面条、面包等的钠也需警惕。有的食品加工过程使用的添加剂含有较多的钠，如作为防腐剂使用的苯甲酸钠、作为增稠剂使用的淀粉磷酸酯钠、作为甜味剂使用的环己基氨基磺酸钠等，需要我们特别注意。

根据国家规定，小包装食品标签上声称"低钠（低盐）"，其钠含量每100克（或100毫升）≤ 120毫克，大家可以选择"低钠"食品，也是减少钠摄入的一种好方式。

二十三　饭后不宜急于喝水和散步

饭后大量饮水会稀释胃液，削弱了胃液的消化能力，使还没来得及消化的食物过早进入小肠，容易引发胃肠道疾病，特别是对于消化功能减退的老年人，更不利于食物消化吸收。饭后立即吃水果对胃肠不利，因为刚吃入的脂肪、蛋白质不易消化，还"堵"在胃里。食物进入胃以后，必须经过1~2小时的消化过程才能缓慢排出，而饭后立即吃水果会使水果在胃里"驻扎"，时间过长会发生消化不良。建议老年人将水果放在两餐之间食用。

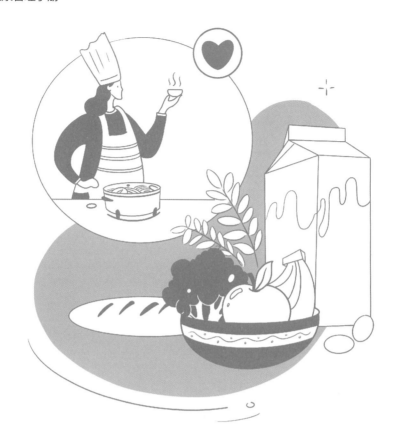

第三节

老年人健康膳食操作与技能

一 该吃多少用手来量

由于人们进食时吃的大多是熟食，眼睛只能感觉食物的体积，这里要向大家介绍一种较为科学的食物计量方法——"食物交换份手测量法"。该方法对"食物交换份"的计量不采用衡器生食称重，而是采用"熟食体积测量"。通过对每类食物1物交换份的熟食体积与相应手部位比对，来判断食物的大概热量和生重。

如何进行"食物交换份手测量"？以一个身高165厘米、体型适中的人为例，类似于小鱼际掌大小的瘦肉、鱼、蛋、豆、豆干、小包装酸奶和五谷杂粮米饭为1个食物交换份；1个拳头或1双手捧的水果为1个食物交换份，1半握拳茄瓜茎叶类蔬菜为0.5个食物交换份、豆角根茎类蔬菜为1个食物交换份；1个指掌体大小的馒头和薯类是1个食物交换份；相当于1拇指的1陶瓷调羹油脂是1个食物交换份；1把坚果仁是1个食物交换份、1把带壳坚果是0.5

个食物交换份。由于手大小与人的胖瘦和身高成正相关，所以身高大于170厘米的人、较胖的人，估量食物时要往小估量；身高小于160厘米的人、较瘦的人，估量食物时要往大估量。"食物交换份手测量法"虽然精确性要比衡器称重差，但方便平衡膳食实践，值得使用。

二　平衡膳食其实唾手可得

为便于没有患糖尿病、肥胖症等疾病的老年人进行平衡膳食实践操作，作者团队研究了"膳食宝塔熟食手测量口诀"，可以帮大家非常容易记住和使用。

"每天1拳头的水果，2拳头的蔬菜，3调羹植物油，4拳头的主食，5掌心的蛋白"，可以较好地反映"膳食宝塔"平衡膳食的内涵。当然，每个人都是用自己的手给自己测量。

"一拳头的水果"：是指每天要吃相当于1个拳头或1单手捧大小的水果。有的水果较小，可以吃2个或3个（1单手捧），如果是颗粒状的，比如葡萄和樱桃，就要吃1双手捧的量。

"两拳头的蔬菜"：是指每天要吃相当于2个拳头大小的量，一般做到中晚餐各吃1盆蔬菜就可以了。

"三调羹的植物油"：如果自己做菜，可以每250克（半斤）生食材（烧熟后约1拳头大小）放1调羹烹饪油。如果常常在外面餐馆就餐，觉得菜肴比较油腻，可以向服务员要1杯白开水，涮着菜吃。

"四拳头的主食"：是指无论是馒头、米饭、五谷杂粮、红薯，一天吃的量相当于4个拳头。

"五掌心的蛋白"：如果条件许可，人们应该做到每天吃1个鸡蛋，1小罐牛奶，1掌心的鱼，1掌心的畜（禽）肉和1掌心的豆腐干（如果是豆腐是1个手掌大，如果是黄豆是1把，如果是豆浆、豆腐脑是2拳头体积）。有时候这五种蛋白质类食物不能吃全，也没有关系，但应该吃足其中一些食物5个手掌心的量。

"手测量口诀"相对于"膳食宝塔"，是一个更加看得清的标尺，我们应该结合自己的身体活动量、健康情况和饱腹感做适当的调整。如果身体健康不胖，活动量又大，饥饿感强烈，可以多吃点主食，适当增加点肉鱼蛋奶；如果身体较胖，活动量又小，饥饿感强烈，应该少吃点主食，控制油脂食物，多吃点蔬菜，这样饱腹感强烈，营养素充足，热量摄入少。对于一些平时不太饮酒而患有高甘油三酯血症、脂肪肝的人，可以试着在限制添加糖和水果摄入量的前提下，减少主食1/4～1/3的量，有助于降低血中甘油三酯浓度，消除脂肪肝。

三　烹饪时控制食盐小技巧

想要清淡饮食，合理烹饪最重要。一是用家用陶瓷调羹限盐，一调羹的盐用筷子划平就是12克盐。把盐倒在菜盆里，平分9等份，不论荤素，每一等份可以烧制250克（半斤）量的生菜；二是要充分利用食物本身的味道，比如蒸南瓜或蒸甘薯，生黄瓜条和番茄块；三是有些菜可不放盐，如海蟹、海虾、贝类等；四是配料多用天然为主，如蒜茸、姜、葱、辣椒等，用醋、柠檬汁、香料等调料代替部分盐、酱油和味精；五是烹饪时推迟放盐的时间，待菜肴出锅时再放盐，这样盐分少渗入菜中；六是做汤要少放盐，喝起来没有咸味才好。

四 饮食时控制食盐小技巧

一是大家要认识到低盐饮食的重要性，有意识地培养清淡口味，自觉减少盐分摄入；二是尽量少吃熟食、快餐、罐头及腌制食品；三是在外就餐时，可用白开水涮一涮过咸的菜肴，既减盐又减油；四是在外吃汤面要少喝汤或倒掉一些用白开水冲淡了喝；五是少喝、少进食菜的汤汁；六是少吃含盐高的零食；七是餐桌上不放酱油等调味品，免得随手添加；八是对预包装食品，食品标签营养成分表标示的钠含量超过 30% 营养素参考值（NRV）的要少购买少吃。

人的口味可以逐渐培养与改变。对于口味重的人，可以采用逐步减盐的方法，先从原用盐量的基础上减少 1/4 ~ 1/2，逐步适应清淡口味。只要持之以恒，大家都能成功控盐。

五 烹饪时控制油脂小技巧

1. 做到总量控制，用控油壶或陶瓷调羹分配每人每天 25 克的用油量，确保总量不超标。烹饪菜肴时每 250 克（半斤）生食材只放 1 陶瓷调羹以下的油。

2. 炒菜之后控油，把菜锅斜放 2 ~ 3 分钟，让菜里的油流出来，然后再装盘。

3. 炒菜前先把菜用水焯一下，可以用更少的油。

4. 多用蒸、煮、焯、炖等烹调方法，如选用黄秋葵、土豆、萝卜、豆角、茄子、南瓜等蔬菜进行蒸煮，用调味汁蘸一下也很好吃；把芥蓝、芦笋、白菜、菠菜等用滚水焯后凉拌吃。

5. 煲汤之后去掉上面的油。

6. 采取不用或少用油的烹调方法，如把煎炸改为烤制。

六 饮食时控制油脂小技巧

1. 少吃蛋糕、饼干、糕点、薯条等可口零食和含油主食，以及加工肉制品和油炸食品．

2. 不吃肥肉及动物内脏（如肝、肾、脑）。

3. 炖肉类菜肴撇去浮油再吃。

4. 吃鸡、鸭、鹅肉，去除外皮和脂肪层。

5. 吃烤肉时将油脂滴完再吃。

6. 选用低脂、脱脂奶制品，避免使用黄油和奶酪。

7. 不喝剩菜汤。

8. 减少外出就餐，如果蔬菜炒得太油，可以用白开水涮着吃。

七 巧用七招做到食不过量

1. 饭前喝点汤水　饭前一碗汤，或是一杯温开水，能够起到唤醒肠胃、控制食量的作用。但是切记不要喝太过于油腻、有明显咸味的汤；如果食欲不好，就不要饭前喝水，以免冲淡胃液降低食欲。

2. 饭前吃瓜果　饭前吃点瓜果，如黄瓜、苹果等，可以降低食欲，减少食量。

3. 口味要清淡　高糖、高油的食物口感好，容易造成能量过剩和肥胖。咸、辣的食物则容易下饭，导致主食过量食用，也会造成能量过剩和肥胖。

4. 少在外就餐　在外就餐、聚餐，菜品种类丰富，用餐时间长，也容易造成进食过量。所以说，少在外就餐是"食不过量"的重要举措。

5. 要细嚼慢咽　食物进入胃肠后，血糖会升高，到一定水平时，大脑食欲中枢就会发出停止进食的信号。如果进食过快，大脑还未发出停止进食的信号，往往已经吃了过多的食物。

6. 要分餐定量　不论在家或在外就餐，都提倡分餐制。这样做既卫生，又能方便食物的计量，避免吃得太多。

7. 要少吃一两口　每餐多吃一两口，日积月累带来的就是体重的增加，如果能够坚持每餐少吃一两口，就可以有效预防因能量摄入过多引起的超重和肥胖。

八 健康膳食的科学烹饪法

正确的烹饪方法有利于减少烹饪中的食材营养素损失，控制油盐糖的合理用量，去掉有害物质，是制作健康菜肴的基本要求。

1. 合理的清洗切配，是保证食物营养价值的前提　烹饪前清洗食物原料能去除泥沙杂物，减少寄生虫和农药残留。清洗时间要科学合理，在保证食物清洁的前提下，尽量减少清洗和浸泡时间。如淘米，不宜反复淘洗，不能用力去搓，并且要避免流水冲洗和热水淘米，以免 B 族维生素和矿物质的大量流失，通常淘洗一两次即可。如菜品的切配要科学，若将蔬菜切得过碎，会大量损失易氧化的维生素。此外，蔬菜应该先洗（或浸泡）后切、现切现烹，避免切配后的蔬菜长时间暴露在空气中或浸泡在水中，以减少维生素的氧化和流失。蔬菜应选新鲜的，放置时间过长的蔬菜，不但大量的维生素会被氧化，营养价值下降，亚硝酸盐的含量也会升高。科学合理的切配方法，是保证菜肴营养价值的前提。

2. 科学的烹饪方法，是保证食物营养健康的关键　烹饪方法不能仅考虑到菜肴的色泽口感，也应考虑菜肴的营养价值和健康。食物经过烹饪，营养素或多或少都会损失，但选取适当的烹饪方法，能最大限度地保证菜肴的营养价值。日常使用的烹调方法有很多，以蒸、煮、煨、氽、焯的烹调方法比较科学。这些烹饪方法能减少营养流失，保证低脂饮食。

蒸的烹饪时间中、短，适合新鲜原料的烹饪。优点是营养素流失少，但 B 族维生素破坏较多，建议选择蛋白质和膳食纤维含量多的食材进行加工。

煮的烹饪时间较长，荤素食材皆宜。优点是蛋白质、脂肪酸、无机盐、有机酸和维生素、淀粉等能够充分溶入汤汁中。缺点是水溶性的维生素和无机盐易流失，建议合理利用

101

汤汁。

煨的烹饪时间中、长，适合大块动物食材的烹饪。优点是能够使食材中的油脂乳化，蛋白质水解，有利于消化吸收。缺点是维生素损失较多，建议用于胶原蛋白质和粗纤维含量丰富的食材，适当搭配植物原料。

氽的烹饪时间短，适合植物性食材，其次也适合羊肉、丸子等。优点是营养素破坏较少，但水溶性营养成分易流失，建议严格控制加热时间并防止外熟里生。

焯的烹饪时间短，适合蔬菜的加工。优点是没有油烟，调味汁用得好可以非常少油。缺点是可溶性营养素溶解到水里，维生素、矿物质损失较多。建议用于草酸含量高的蔬菜加工，如菠菜、苋菜、苦瓜、欧芹和马齿苋等。

3. **科学的烹饪方法，需要把握烹调的时间和温度** 食物烹调时间过长，会破坏食材的营养素，烹调温度过高，会使食物产生致癌物质。一些不科学的烹饪方法应该少用，炸、烤、熏这三类烹饪方法，不仅会严重地破坏食材中的营养素，或增加油脂的摄入量，还可能在烹饪的过程中产生致癌物质，危害人体健康。还有食物的腌制，维生素损失多，增加食物亚硝酸盐的含量，导致癌症的潜在风险，还容易导致高盐饮食，增加高血压风险。

九 减肥时如何计算食物量

对于超重或肥胖的人，膳食调整的原则是在控制总能量的基础上，进行平衡膳食。《中国居民膳食指南（2022）》建议，一般情况下，肥胖者能量摄入每天减少 300～500 千卡。一个肥胖者可以用"食物交换份"原理进行减肥实践。

1. **估算该肥胖者的减肥能量摄入量** 估算公式：减肥能量摄入量（份）= [身高（厘米）－105]×0.4－5。假设该肥胖者身高168厘米，则该人的减肥能量摄入量为：（168－105）×0.4－5 = 63×0.4－5 ≈ 20（份）。再进行个性化调整，考虑老年人体力活动强度较小，这里减2份，选择摄入量为18份。

2. **对减肥能量摄入量进行平衡膳食食物搭配** 根据表5-1进行。食物总量中，碳水化合物占 55%～65%，蛋白质占 15%～20%，油脂占 20%～25%。

表 5-1　不同食物交换份能量级膳食一日三餐食物合理分配表

能量级	食物总量					早餐			中餐			晚餐		
	碳水化合物			蛋白质	油脂									
食物交换份/千卡	主食	蔬菜	水果	蛋白质	烹饪油或坚果	主食	蔬菜	蛋白质	主食	蔬菜	蛋白质	主食类	蔬菜	蛋白质
13（1 170）	6	1.5	1	3	1.5	2	0.5	1	2	0.5	1	2	0.5	1

能量级 食物交换份/千卡	食物总量					早餐			中餐			晚餐		
	碳水化合物			蛋白质	油脂									
	主食	蔬菜	水果	蛋白质	烹饪油或坚果	主食	蔬菜	蛋白质	主食	蔬菜	蛋白质	主食类	蔬菜	蛋白质
14（1 260）	7	1.5	1	3	1.5	2	0.5	1	3	0.5	1	2	0.5	1
15（1 350）	7	2	1	3	2	2	0.5	1.5	3	0.5	1	2	1	0.5
16（1 440）	8	2	1	3	2	3	0.5	1	3	0.5	1	2	1	1
17（1 530）	9	2	1	3	2	3	0.5	1.5	3	0.5	1	3	1	0.5
18（1 620）	9	2	1	4	2	3	0.5	1.5	3	0.5	1.5	3	1	1
19（1 710）	10	2	1	4	2	3	0.5	1.5	4	0.5	1.5	3	1	1
20（1 800）	11	2	1	4	2	4	0.5	1.5	4	0.5	1.5	3	1	1
21（1 890）	11	2	1	4	3	4	0.5	1.5	4	0.5	1.5	3	1	1
22（1 980）	12	2	1	4	3	4	0.5	1.5	4	0.5	1.5	4	1	1
23（2 070）	13	2	1	4	3	4	0.5	1.5	5	0.5	1.5	4	1	1
24（2 160）	13	2	1	5	3	4	0.5	2	5	0.5	1.5	4	1	1.5
25（2 250）	14	2	1	5	3	5	0.5	1.5	5	0.5	2	4	1	1.5
26（2 340）	14	2	1	6	3	5	0.5	2	5	0.5	2.5	4	1	1.5
27（2 430）	15	2	1	6	3	5	0.5	2	5	0.5	2	5	1	1
28（2 520）	15	3	1	6	3	5	1	2	5	1	2.5	5	1	1.5
29（2 610）	15	3	1	6	4	5	1	2	5	1	2.5	5	1	1.5
30（2 700）	16	3	1	6	4	5	1	2.5	6	0.5	2	5	1.5	1.5
31（2 790）	17	3	1	6	4	6	1	2	6	0.5	2	5	1.5	2

查"18"食物交换份这一行，结果是三餐平均分配，主食（谷类食物）每餐3份（米饭约250克，相当于10厘米饭碗浅浅的1碗，略小于1拳头），蔬菜每餐0.5份（蔬菜约320克，相当于10厘米饭碗满满的1碗，略大于1拳头），蛋白质类（肉鱼蛋奶豆）早、中餐各1.5份，晚餐1份。每天水果1份（1拳头体积），分两次作为上下午的加餐食物。烹饪油2份（2调羹）分散在菜肴中，食用者不再计量，如果见到很油的蔬菜，可以用白开水涮着吃。主食、蔬菜、水果、蛋白质类等膳食强调食物的多样性。主食要增加五谷杂粮，烹饪时米面与五谷杂粮的比例为2：1。蔬菜每餐要2种以上，三餐尽量不重样。水果、蛋白质类食物也要求每餐

不重样。尽量不吃含碳水化合物的零食，少吃含糖量高的水果，如荔枝、芒果、香蕉、菠萝、枣类、柿子、山楂、葡萄等。

3. 根据减肥效果和饱腹感，进行饮食结构和饮食量的适当调整　如果饱腹感较弱，减肥效果较好，可以增加 1 ~ 2 份的果蔬、脱脂奶。如果饱腹感较弱，减肥效果不好，则应把主食 1 ~ 2 份换成土豆，同时主食增加 2 ~ 3 份的全谷物。要注意蔬菜、土豆烹饪时的油脂用量，可以采用蒸、烤、汆、焯等少油的方法。

4. 减肥实践，需严格控制摄入　控制烹饪油和脂肪的摄入，控制精白米面和肉类，保证全谷类、蔬菜、水果的足量摄入。运动可以帮助身体减肥，建议肥胖的人每天累计达到 60 ~ 90 分钟的中等强度有氧运动，如快走、慢跑、划船、游泳等。隔天进行抗阻训练，如杠铃、哑铃、拉力器、引体向上等，每次 10 ~ 20 分钟。

十　老年人这样吃粗粮更科学

1. 注意烹饪方式　粗粮大多质地坚硬不易软化，膳食纤维丰富不利于消化吸收。对于老年人而言，吃粗粮烹饪方式非常重要。建议将粗粮多用于熬粥，作为主食的替代品，比如绿豆粥、八宝粥、腊八粥等，充分熬煮可以让食物变软，大大减轻牙齿以及胃肠负担，有利于营养吸收。也可以做成糕点和发酵食品，比如马蹄糕、绿豆饼、包子、发糕、窝窝头等，粗粮细作使口感松软，更有利于人体的消化吸收，提高粗粮的营养吸收率。

2. 控制进食量　粗粮营养丰富，应该当主食吃，但它含有丰富的膳食纤维，所含营养不容易被吸收，老年人长期大量食用不合适。老年人的主食还是应该以米饭或白面为主，满足人体对能量的需求。粗粮每周吃 3 ~ 5 次即可，或是每餐吃粗粮占主食总量的三分之一，这样可以与主粮更好地形成营养互补。

3. 注意进食时间　作为粥类食品或者是糕点、发酵食品，可以作为早餐或晚餐主食的一部分，不应该是全部。比如早餐喝的是豆粥，可以搭配一些白面、包子或馒头等作为主食。晚餐喝豆粥，可以吃些马铃薯、山药等薯类。如果早餐或晚餐吃的是杂粮糕点或发酵食品，可以喝些白米粥或面条，这样更容易消化吸收。

十一　素食者如何补充营养素

从某种意义上讲，营养科学并不推荐素食饮食。但现实生活中，有许多老年人要坚持素食，我们也给出一些建议，尽量减少纯素食带来的营养问题。

1. 补充维生素 B_{12}　建议通过常用蔬菜和大豆进行搭配，或通过补充剂、添加剂来补充。对于奶蛋素食主义者，基本可以从奶蛋中获取维生素 B_{12}。

2. 补钙　建议多食用含钙较多的大豆、新鲜蔬菜等。同时，别忘记运动身体和补充维生素 D，帮助钙的吸收。如果不想通过维生素 D 补充剂来补充，简单的方式就是多晒太阳和户外活动，让人体自行合成维生素 D。

3. 补铁　建议多食用多种五谷杂粮搭配的粥和饭，如杂粮粥、八宝饭等，尽量不吃那些精加工米、面。同时多吃含维生素 C 比较丰富的食物，如新鲜水果、葡萄干、红枣等，帮助铁的吸收。避免与妨碍铁吸收的咖啡、茶类等一起食用。

4. 补锌　建议吃些黄豆制品、核果类或未经加工的五谷杂粮食品以及芥菜等。

5. 补充优质蛋白质　建议多吃大豆制品，如豆腐、豆浆等，并且与大米、玉米搭配一起吃。

十二　如何饮酒方可降低酒精带来的危害

老年人常与老朋友聚会有益身心健康，但在社交生活中，经常可以说是"无酒不欢"。那么如何做才能既得到身心的愉悦，又减轻饮酒的危害呢？

1. 驾车不饮酒　饮酒降低反应能力，增加驾驶危险，也触犯交通法。

2. 不空腹饮酒　饮酒前应该先吃一些东西，比如酸奶、面条、花生米等。只要是含油脂、蛋白质的食物都可以。

3. 温酒后再喝　酒中除了酒精，还含有甲醇、杂醇油、乙醛、糠醛等有害物质（因此酒的质量很重要）。其中，甲醇的危害最大，它的沸点大约是 65℃，酒精的沸点是 78℃。乙醛的沸点只有 21℃，稍微一加热，乙醛就会挥发不少。所以，给酒适当加点温再喝下去，对健康是有好处的。但需注意，别加得过热，喝太烫的酒也会伤害身体。而且，加热过度的话，芳香的酯类和酒精都挥发得差不多了，再好的酒喝起来也会索然无味。

4. 控制饮酒量　一般饮酒啤酒不超过 500 毫升，黄酒、葡萄酒不超过 150 毫升，白酒不超过 50 毫升。提倡喝低度酒。偶然饮酒，适当增加一点儿也无妨，但经常饮酒一定不要超量。

5. 要轻酌慢饮　像《吕氏春秋》里说的"凡养生，……饮必小咽"。酒可以一口喝进去，但是应该慢慢地咽下去，这样才能品出味道，有助于身体代谢。

6. 喝酒不混饮　尽量不要白酒、啤酒、葡萄酒等一起掺着喝。多种酒混杂饮用，其中某些成分也许会发生反应，产生一些新的有害物质，很容易使人喝醉。

7. 不强迫饮酒　喝酒不能争强好胜，喝酒难受别再硬撑往肚里灌。不劝酒、不硬撑、不使坏，大家健康尽兴又愉快。灌酒是不行的，如果灌坏了别人，自己还要承担连带法律责任。

8. 选择佐酒菜　从酒精的代谢规律看，最佳佐菜当推高蛋白和含维生素多的食物，如新鲜蔬果、鲜鱼、瘦肉、豆类、蛋类等。

十三　血糖高的老年人要选择升糖指数低的食物

血糖高的老年人，饮食中要特别注意选择升糖指数低的食物。影响食物血糖指数的因素有食物种类、加工方式、食物搭配等。不同种类的食物，膳食纤维含量越高，食物的血糖指数越低。食物加工得越精细，食物的血糖指数越高，如精白大米、大米熬粥就要比糙米和米饭血糖指数高。菜不切细、豆不磨碎都是降低食物血糖指数的办法。

常见的大米、面粉等主粮是高血糖指数食物，但又不得不吃，我们能做的是不吃或少吃糯米制品、精白米面和大米粥。常见的经过加工的粗粮如粗麦粉、玉米面、荞麦粉、二面窝头等，以及烤地瓜、烤土豆、全麦面包，还有混合膳食都是中血糖指数食物。常见的极少加工的粗粮如大麦、黑麦、荞麦、玉米渣，干豆类及其制品，以及所有乳类（不包括人工添加糖的乳品）都是低血糖指数食物。血糖高的老年人尽量选择低、中血糖指数食物，不选择高升糖指数的食物。

将食物进行合理搭配，膳食的血糖指数也会降低。如谷薯类食物本身血糖指数较高，但与蔬菜等富含膳食纤维的食物搭配，或与鱼、蛋、奶等高蛋白低脂食物搭配，食物的血糖指数都会大大降低。降低主粮血糖指数的方法是，吃主食前先吃副食（蔬菜、肉、鱼、蛋等），使其变成混合食物。

十四　血糖高的老年人选择水果有讲究

血糖高的老年人如果血糖比较稳定，建议平时吃些水果，因为水果中含有其他食物所缺乏的营养素。吃水果要注意总量控制，除杨梅和草莓每天可以吃 2 个双手捧的量，其他水果每天只能吃 1 拳头（1 个双手捧）的量，而且要对半分开，在上午和下午分两次食用。

选择水果也有讲究。北方产水果除葡萄、枣类、柿子、金橘、山楂等含糖量高，血糖指数也高外，苹果、桃、杏子、李子、樱桃、猕猴桃、柑橘、柚子等都是低血糖指数食物，比较适宜食用。常见的南方热带水果除杨梅、草莓外，大多数含糖量高，血糖指数也高，如芒果、菠萝、荔枝、龙眼、榴莲、香蕉等应该禁止食用。凡是经过加工的水果制品，如果汁、水果罐头、蜜饯等也应该禁止食用。

十五　三招教你降血脂

有些老年人每天都吃得很清淡，也几乎不怎么吃肉、动物内脏或蛋黄等，但还是被查出胆固醇偏高。这是因为，正常情况下，血液中的胆固醇主要有两个来源，从食物摄入的外源性胆固醇和自身肝脏合成的内源性胆固醇，它们分别占 30% 和 70%，而且处于动态平衡，多吃少合成，少吃多合成。

清淡饮食仅仅减少了外源性胆固醇，如果代谢出了问题，身体还是会源源不断地合成大量胆固醇。因此，很多人天天清淡饮食血脂却居高不下也就不足为奇了。

胆固醇升高还可能与其他疾病有关，如代谢综合征、肾病综合征、甲状腺功能减退症、糖尿病、痛风、慢性胰腺炎等，都有可能导致胆固醇水平增高；女性在更年期后雌激素水平下降，也容易出现胆固醇升高。还有，肠道的吸收能力与胆固醇水平有着密切联系，当肠道吸收胆固醇的能力增强，血液中胆固醇含量就会升高。血脂升高，首选生活方式治疗，具体如下。

1. **戒烟限酒降血脂**　饮酒伤肝大家都知道，同时，酒中的乙醇能促进甘油三酯的合成，升高血脂水平。吸烟能够加重高血脂的危害性，因为香烟中的有害物质会损伤血管的内皮细胞，导致血脂随血液流经这段血管时，在血管壁内沉积形成斑块，加大高血脂危害。

2. **改变饮食结构降血脂** 高脂血症患者一般代谢是有问题的，因此，饮食中限制胆固醇还是必要的。饮食清淡且要做到"五低一高"，即低盐、低热量、低油、低胆固醇、低糖、高膳食纤维。

3. **有氧运动降血脂** 高脂血症患者需要经常进行有氧运动，身体允许的话，每周可运动5次，每次30～60分钟。步行、健身操、太极拳、游泳和骑自行车等都是很好的运动形式。因为有氧运动强度低且富有韵律性，其运动时间较长（30分钟或以上），运动强度可以达到中等的程度，有利于增强机体的代谢功能、促进血液循环、改善高胆固醇的情况。运动消耗甘油三酯，使脂蛋白脂酶活性提高，促进甘油三酯的清除。

如果长期血脂偏高，通过以上生活方式治疗不能降到正常水平的老年人，需要就医检查，必要时要在医生的指导下服用他汀类药物降低血脂水平。

十六　预防高尿酸请远离高嘌呤食物

正常人体的尿酸量非常少，而且每日排出量和摄入量处于一个动态平衡的状态。尿酸增高时可能引发痛风，导致痛风性关节炎等一系列疾病。老年人代谢功能障碍，容易发生痛风。嘌呤在人体内会氧化成尿酸，因此，老年人尤其是痛风患者应尽量少吃含嘌呤多的食物。

十七　老年人服药多饮食有禁忌

许多老年人患有慢性疾病，存在着长期服药的情况。由于药物与许多食物"相克"，或被食物抵消掉药效，或增加药物的副作用，因此老年人尤其需要注意服药期间的饮食禁忌。

第一，以不变应万变，服任何药物前都应该咨询医生药物的饮食禁忌。

第二，日常服药应用温开水送药，不宜用牛奶、果汁、茶、咖啡等送服。缺铁性贫血患者服用铁剂时如果喝牛奶，牛奶中的钙离子与铁剂在十二指肠发生吸收竞争，会使铁剂吸收减少。如果以葡萄柚汁用来送服降压药，会使药物的生物利用度和血浓度大为增加，严重时可能危及生命。

第三，服药期间禁酒。服用头孢曲松、甲硝唑（俗称"灭滴灵"）等抗菌药物，以及阿司匹林、镇静催眠药和降糖药等时，如果喝酒，会产生严重的药物反应，严重者会发生死亡。

第四，服药期间某些水果不能吃。服用他汀类药物时，应避免柚子、橘子，否则会引起血药浓度过高，增加药物不良反应。此外，香蕉、橘子、桃等水果中富含钾离子，与利尿剂螺内酯等药物同食，会使人体血液中钾浓度增加，可能导致心律失常等。

第五，要减少高脂、高盐、高糖等食物的摄入。对于正在吃补铁类药物的人来说，脂肪摄入量不能太高，以免影响铁吸收。此外，在服用降压药物时，也应选择低脂、低盐的食物，因为高血压患者本身就不宜高脂、高盐饮食。

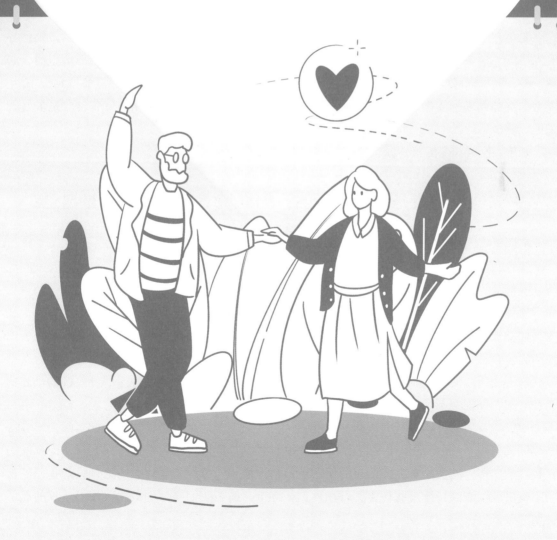

第六章

老年人健康保健与疾病预防

第一节

老年人健康保健新知

一 21 世纪健康新理念和新标准

社会发展以人为本，人的发展以健康为中心，健康是"1"，其他如事业、家庭、金钱、荣誉、地位等都是"0"，只有拥有这个"1"，你才有可能拥有一切；如果没有了这个健康"1"，其他一切将无从谈起。

健康不仅仅是没有疾病或不虚弱，而是身体、心理和社会适应的完好状态。它包括身体健康、心理平衡、社会适应良好和道德健康，综合起来叫身心健康。

老年人是脆弱的群体，容易受到各类疾病尤其慢性疾病的困扰，只要大家认真做到世界卫生组织《维多利亚宣言》提出的健康四大基石——"合理膳食、适量运动、戒烟限酒、心理平衡"就可以减少高血压、脑卒中、冠心病、糖尿病、肿瘤的发生风险，寿命可延长 10 年以上。21 世纪是长寿时代，老年人应把健康和生命主动权掌握在自己手中，"自己是最好的医生，健康靠自我管理。"

老年人健康长寿的核心标志是："高寿加上自理能力"。

二 为何说健康是管理出来的？为何说"最好的医生是自己"

牢固树立"最好的医生是自己"和"我的健康我做主"的意识和行为模式。

为什么说"最好的医生是自己"呢？我们可能都有伤风感冒不治疗但靠自己好起来的经历，我们都有伤口自愈的经历。医生把病伤者的断骨接回去，愈合是不是靠自己？新型冠状病毒感染患者，也需要靠自身的自愈力（免疫力和细胞的自我更新修复能力）战胜病毒。在人类面对任何新型传染病大流行时，在相当长的时间，唯一确定且最为有效的对付致病病原体的力量，就是我们自身的自愈力，而人造的疫苗或药物，往往需要很长时间的研究。新型冠状病毒之所以对老年及有基础慢性疾病的人群更具杀伤力，也是因为这部分人群的机体功能在衰退，免疫力不足以抗衡病毒的破坏力了。在传染病流行期间人们经常说，权力、财力不如免疫力。请每位读者仔细琢磨，反复确认，并且不断地结合自己和家人的实际，形成一个牢固的意识："最好的医生是自己"。"最好的医生"不仅仅是对外伤感冒有自动、自发的自我疗愈功能，其实是对人体所有的伤病包括慢性病、恶性病都有疗愈能力，只是我们经常用不良的生活方式持续自我伤害，日积月累，终于突破了我们身体的极限，我们就真的成了长期的患者。

有一个知识需要每个家庭都学习掌握，就是四大坏习惯（饮食不合理、运动不足、烟酒过度、作息不规律）带来五大慢性疾病（心脑血管病、恶性肿瘤、糖尿病及并发症、慢性阻塞性肺疾病、精神类疾病），并且是多数人的死因。可以这么说，慢性疾病是人类的头号杀手。而慢性疾病的本质是生活方式病，生活方式病的本质是消费结构不合理。优化消费结构，可以改善生活方式，就可以让我们少生病、晚生病、尽量不生大病，争取健康长寿。这比等得了病再用各种科技手段治疗要简单和有效太多了，这就是健康中国战略讲的从疾病医学向健康医学方向转变，从重治疗转换到重预防。

健康是第一财富，健康需要自我管理，多数人不学习、不知道、不觉悟，缺乏有效的健康管理。健康需要三道防线来维护：预防、保健、治疗，预防和保健胜于治疗。最好的医生是自己，改善生活方式是维护健康最简单、最高效、最低成本的健康之道。每个家庭都需要培养一个健康守门员，这样，才能具备我的健康我做主的智慧与自信。

三　成功老龄化和健康老龄化

老年人的个体差异很大，单用年龄难以真实反映其"老化"的确切情况。同样，判断老年人健康与否也不能单独用年龄来衡量。世界卫生组织提出，老年人最好的测量指标是"功能"，因为"功能"是老年人维持其良好生活质量的基础。

近年来，人们提出了老年人应具有积极参与社会的能力，并逐步发展形成"成功老龄化"的概念，也就是良好的身体功能和心理健康，并能积极参与和享受生活。这对于积极应对老龄化和社会可持续发展、缓解劳动力不足等具有十分重要的意义。老年人若要实现成功老龄化，最为重要和关键的举措是老年朋友自己要认真践行健康的生活方式，即合理膳食、科学适度运动、戒烟限酒、维持心理健康、合理的医疗行为并拥有适宜的生活环境及恰当的行为。专家认为，健康的生活方式应从年轻时开始，并一直持续下去；就老年阶段而言，采取健康的生活方式同样也可以获益，而且贵在持之以恒。

健康老龄化可以说是"成功老龄化"的升级版，是积极应对人口老龄化的长久之计，由世界卫生组织提出，主要包括以下三项内容。①老年人个体健康：老年人拥有生理和心理健康以及良好的社会适应能力；②老年人口群体的整体健康：健康预期寿命的延长以及与社会整体相协调；③人文环境健康：人口老龄化社会氛围良好与发展持续、有序、符合规律。健康老龄化与我国传统上使用的"健康长寿"近似，但寓意更深，内容更加丰富。健康老龄化不仅体现在寿命长度，更为重要的是老年人寿命质量的提高；健康老龄化还把健康的概念引申到社会、经济和文化诸多方面；健康老龄化把老年群体的健康看作是进入老年前的婴幼儿、青少年和成年后各阶段所有制约健康因素的最综合、最集中和最终的表现；健康老龄化是一项全民性保健的社会系统工程，它同所有人的福祉都联系着。我们要积极响应国际老年学学会的号召，既要健康老龄化，又要积极成功老龄化。

虽然全社会都希望老年是生命质量期，但是一个人的健康不能等到年纪老了、离退休了以后开始，一定要从小开始，从青年开始，从健康时就开始，从现在开始，把患病时间、卧床时间、悲观消极养老时间压缩到生命的最后阶段，不仅要延长自然寿命，而且还要努力延长健康寿命和愉快寿命，让健康伴随一生。

四 科学认识亚健康

健康是人体的最佳状态，亦称"第一状态"；由致病因素引起最终让人失去健康，表现为对外界环境变化的适应能力降低，劳动能力受到限制或丧失，并出现一系列的临床症状，称为"第二状态"。

当今社会，由于学习工作和生活节奏加快，竞争日趋激烈，加之生活方式不够科学，不少人出现头痛、头晕、心悸、失眠、食欲缺乏、疲乏无力、心理疲惫等症状，但医学检查往往并无明确的机体疾病，这种介于健康和疾病之间的边缘状态，医学上称为"第三状态"或"亚健康状态"。亚健康状态一般是指机体虽没有器质性病变指标，但却呈现出免疫力下降、活力降低、适应能力不同程度减退的一种生理和心理状态。通俗讲，就是一种自我感觉不舒服，到医院却检查不出毛病。

导致人体出现亚健康状态的原因：一是过度疲劳引起身心透支；二是由于不科学的生活方式，如不吃早餐、偏食、暴饮暴食、吸烟酗酒、滥用药品、长期熬夜、缺乏运动等；三是因为环境污染，接触过多的有害物质；四是伴随女性月经期、更年期或老年人机体自然老化等。

人的机体具有一定程度和范围的适应能力，当人们正处于或即将进入亚健康状态，只要及时采取科学的生活方式，通过饮食、睡眠、运动、心理调养和环境改变，排除致病因素，就能改善和消除亚健康状态，早日重新成为健康的人。人类死亡常见的三大原因（心脑血管疾病、癌症、老年期痴呆）都与"亚健康"有关。

老年人，以及中年人一定要避免以下亚健康生活方式：①早上 8:00 前仍未吃早餐；②从起床至上午 11:00 长期坐在沙发上看电视或玩电脑（手机），不进行活动；③中午饭（13:00）前后各吸一支烟；④ 15:00 左右该尿不尿、该喝不喝（憋尿、不主动喝水）；⑤ 19:00 左右叫外卖和 / 或经常外出暴饮暴食；⑥ 21:00 不忘吃夜宵；⑦ 23:00 前一直靠躺于柔软沙发上；⑧ 23:00 ~ 24:00 手机不放下，仍未安静轻松进入梦乡。

五 健康老人的 9 大标准

1. 生活自理或基本自理。
2. 重要脏器的增龄性改变未导致明显的功能异常。
3. 影响健康的危险因素控制在与其年龄相适应的范围内。
4. 营养状况良好。
5. 认知功能基本正常。
6. 乐观积极，自我满意。
7. 具有一定的健康素养，保持良好的生活方式。
8. 积极参与家庭和社会活动。
9. 社会适应能力良好。

第二节

养成健康、科学、文明的老年生活方式

世界卫生组织的研究结果显示：每个人的健康和寿命有 60%取决于自己，15%取决于遗传，10% 取决于社会因素，8%取决于医疗条件，7%取决于生活环境和地理气候条件等影响。现代医学研究认为，健康、科学、文明的生活方式和行为习惯是老年人健康长寿的决定性因素。

一 注重健康饮食

详见本书第五章。

二 坚持科学适度运动

生命在于运动对老年人来讲，科学运动是健身的法宝、增寿的诀窍。你可以吃最有营养的食物、花钱看最好的医生、不吸烟也不饮酒，但是如果缺乏必要的运动，你仍然不够健康。

科学适度的运动可提高老年人的新陈代谢，增强或维持各脏腑器官的功能，并使老年人精神焕发、心情愉悦和思维敏锐，达到健康长寿、延缓衰老之目的。具体详见本书第三章。

三 做到乐观情绪与平和心态

参见本书第四章。

四 远离物质滥用

（一）主动戒烟（不吸烟）

吸烟是人类最大的公害之一，对人体健康百害而无一益。国家卫生健康委和世界卫生组织共同发布的《中国吸烟危害健康报告 2020》显示，烟草每年可使我国 100 多万人失去生命，如果不采取有效行动，预计到 2030 年将增至每年 200 万人，到 2050 年将增至每年 300 万人；吸烟及二手烟暴露与许多慢性疾病和癌症密切相关；电子烟也会对人体健康产生危害。

戒烟越早越好，戒烟有益于健康和长寿。为了自身健康和家庭幸福，在任何时间、任何地点，老年人都应学会主动戒烟。具体戒烟方法包括：首先设定明确的目标和计划，把戒烟作为老年生活的第一要务，尽可能预先安排好戒烟期间的生活；其次要让自己"无路可退"，要坚决"处理"身边的一切吸烟工具，万万不可心存侥幸"再吸一支"；最后，情绪波动或烟瘾发作时，应及时转移注意力，如找人说话聊天、马上睡觉、外出活动、写戒烟日记等。如果在戒烟过程中出现脾气变化、注意力不集中、失眠等戒断症状，应主动寻求专业医生的帮助。

（二）文明饮酒（最好不饮酒）

饮酒没有绝对安全量。国际权威杂志曾专门刊文指出，适量饮酒有益健康的观点不正确。大量饮酒会增加发生事故、伤害和慢性疾病的风险，还可引发一些癌症和老年人认知障碍等。有一种说法，若长期过量饮酒，甚至可减寿 10～20 年；另外一种说法，喝醉一次酒等于得一次急性肝炎。

虽然酒是很多人饭桌上、宴席中不可或缺的一部分，但我们很有必要提倡文明饮酒，不过度劝酒，切忌一醉方休或借酒消愁。有饮酒习惯者饮酒应限量，不要空腹饮酒，也不要在饮酒时饮碳酸饮料，服药期间不饮酒，酒后莫运动。

（三）注意安全用药

据统计，65 岁以上老人平均服药达 7 种，因此，老年人应高度重视安全用药问题。具体方法参见本书第七章。

五　重视睡眠健康

人的一生约有三分之一的时间是在睡眠中度过的，睡眠是事关老年人身心健康和晚年幸福的重要因素。

（一）良好的睡眠习惯

1. 创造舒适的睡眠环境。卧室温度要适宜（20～27℃），光线宜黯淡，寝具软硬适中、被褥清洁舒适，保持室内空气清洁流通。

2. 保证生活有规律。早睡早起；晚饭不要吃得太饱也不能饿着，晚饭后不喝咖啡、茶及含酒精的饮料；不要在床上玩手机、看电视及阅读容易让人大脑兴奋的书刊；最好每天适度运动，但不要在睡前做剧烈运动；每天睡前可用温水泡脚，洗个热水澡、听会儿轻音乐等。

3. 要做到戒烟限酒，不随意服用安眠药。

4. 每晚睡眠时间以 7～8 小时为宜，有午睡习惯的老年人应做到午饭后 15～30 分钟进行，而且午睡时长以半小时至 1 小时为佳。

5. 老年人睡姿应以右侧卧为主，适当配合仰卧与左侧卧，尽量不用俯卧。

6. 应走出睡眠认识误区：①晚上睡不好，白天来补觉；②打呼噜就一定睡得好、睡得香；③出现睡眠问题"急于乱吃药"或"拒绝就医吃药"；④相信"喝酒有助于睡眠"；⑤睡眠越多越好；⑥习惯于睡"回笼觉"。

（二）科学对待失眠

失眠指在具备充分的睡眠机会和环境的前提下，患者对睡眠时间和 / 或质量不满意，进而影响白天社会功能的一种主观体验，表现为难以入睡、睡眠不深、多梦、醒后不易再次入睡、早醒、自觉睡眠明显不足等。由于种种原因，老年人更容易失眠，科学对待失眠十分必要。

1. 失眠不可怕，可怕的是"怕失眠"。睡眠像吃饭、喝水一样，是人们日常生活中的常态习惯，老年人切忌有"怕失眠"的心理。

2. 摆脱"睡眠"困扰，查明失眠原因才是关键。只有原因找到了，才能找到治疗的方法。

3. 轻度失眠的自我调节方法：①及时调整对睡眠的期望；②坚持进行睡前放松训练；③睡前先"睡心"，学会忘记一些不愉快的事情，避免在睡前思考工作和生活中所遇到的难题；④尽量不要午睡，将睡眠留到晚上。

4. 长期失眠患者应主动及时寻求专科医生的帮助，以免危害健康。

六　维持健康体重

肥胖不仅影响人的形象，更是多种疾病的元凶。肥胖老年人很容易患高血压、高血脂、高血糖及心血管疾病等，会缩短寿命。但老年人如果身体过于消瘦，营养素摄入明显不足，抵抗力会降低，疾病感染率和死亡率要高于体重正常老年人。因此，维持老年朋友健康体重非常重要，老年人的体质指数（BMI）控制在 $20.0 \sim 26.9 kg/m^2$ 最为适宜。

（一）超重和肥胖的老年人如何科学管理体重

1. 每天少量多餐，每餐坚持吃七八成饱。

2. 少吃或不吃肥肉尤其油炸食品等高能量食物，限食奶油糕点、糖果、含糖饮料等。

3. 增加食物中膳食纤维的摄入量，平时多吃杂粮主食，早餐可坚持杂粮粥，坚持餐前吃点新鲜时令水果。

4. 少点外卖，少上外面酒店、饭馆吃饭，家里烹调用油在原有饮食基础上每人每天减少 $10 \sim 20$ 克。

5. 少喝含酒精饮料，尤其是白酒。

6. 每天坚持有氧运动，如步行、慢跑、游泳、打太极等。

7. 定期监测体重，至少每周称体重 $1 \sim 2$ 次，用以指导个体饮食与运动方案的调整，使体重逐渐达到健康体重范围。

（二）消瘦老人如何合理增加体重

1. 增加餐次，每日除三餐主餐外，要有 $2 \sim 3$ 次的额外加餐，食物品种应多样，制作精细软烂，易于老年人咀嚼消化和吸收。

2. 每天还可适当吃点零食，如牛奶、酸奶、坚果、全麦面包、蛋糕、饼干、果汁、时令水果等。

3. 每天可适当运动，以增加食欲并促进消化吸收。

4. 每天要心情愉悦、多晒太阳，保证充足睡眠。

5. 定期监测体重变化，随时调整增重计划。

6. 若以上计划实施一段时间后，体重不增反降，应怀疑机体是否存在某些消耗性疾病，尽早到医院做针对性检查。

七　合理的医疗行为

很多老年人患有一种或多种慢性疾病，这些慢性疾病已经成为老年人群重要的经济负担和死亡的主要原因。

对于患有慢性疾病的老年人，应具备良好的自我健康管理能力，掌握正确的健康知识，了解基本的保健技能。应注意避免过多使用药物、过度检查和重复检查，避免长期住院；用药应咨询专业人员，并定期调整；应注意保健品、中草药等替代治疗方法也有潜在的不良反应风险。对于存在老年综合征问题、多重用药、功能残障、高龄和衰弱的老年人，应在家人陪伴下定期到医院进行老年综合征评估，及时发现潜在的或可以干预的健康问题。

八　保护好大脑、延缓大脑衰退

健忘和记忆力下降在老年人群体中非常多见，痴呆症在 65 岁以上老年人群体中发病比例也很高，老年人必须十分重视保护大脑、延缓大脑衰退。

第一，要重视和保证脑营养，平时注意多吃鱼类、大豆制品、蛋黄、花生、芝麻、莲子、桂圆、荔枝、黄花菜和坚果等；第二，要科学用脑，保证睡眠、不过分劳累和生气；第三，加强体育锻炼，每天运动可有助于防止大脑随着年龄的增长而退化；第四，坚持学习、终身学习，是老年人锻炼大脑和对抗脑衰老的极佳方法和途径。

老年人刺激大脑活动小贴士：①每天学习新的东西或尝试不同的事物，因为好奇心可以保持思维敏锐；②多玩一些需要大脑思考的游戏，如拼字游戏、下棋或打牌；③坚持阅读书籍，每天学习或回看几个新外文单词；④经常参加公益讲座、观赏戏剧、参观展览、收看教育类电视节目；⑤使用一些小方法帮助记忆，如记事本、行事本及便签等；⑥养成专心聆听别人的讲话、大声重复想要记住事情的好习惯；⑦上床入睡前，写下明天你要做的几项最要紧事情，将脑力训练作为重中之重。

九　一些居家卫生健康与安全小常识应掌握

（一）久坐伤身

世界卫生组织将"久坐"列为十大致死致病元凶之一。对老年人来说，久坐不动易致老年期痴呆，会加快心脏机能衰退，引起动脉硬化，导致颈肩腰背痛，增加糖尿病风险，造成食欲缺乏和痔疮、结肠癌、盆腔炎等疾病。老年人千万不要久坐，每次坐 1 小时左右，务必站起来走动舒展一下，伸伸"懒腰"和腿脚，活动双肩和头颈部。

（二）室内禁烟

在室内，二手烟是 PM2.5 的主要来源。老年人呼吸系统功能相对较弱，慢阻肺、支气管肺炎、心脑血管疾病等高发，因此有老人居住的室内场所应特别强调禁烟，必要时应使用空气净化器。选购空气净化器时，应选择正规品牌厂家生产且具有"三除"功能，即同步具有去除 PM2.5、病菌和甲醛等气态污染物。同时，也可根据情况适当使用加湿器。

（三）减轻厨房污染

1. 要选好烹调用油，尽量使用清洁能源，减少油烟和燃料燃烧的污染。
2. 尽量多选择污染程度较小的烹调方式，如蒸、煮、炖、焯、凉拌等；少用或避免煎、炸、爆炒等容易产生油烟的操作。
3. 选择燃烧效率高的炉灶，使用吸力强的优质吸油烟机，炒完菜关闭炉灶后应继续开油烟机 5 ~ 10 分钟。
4. 做饭炒菜时应开窗，保持厨房与室内自然通风换气。
5. 勤换洗抹布和洗碗布，及时挂在通风处晾干，并经常蒸煮消毒；洗碗布、抹布最好分开各司其职，定期更换废弃。

（四）居家清洁消毒不可少

绝大多数老年人，每天一半以上的时间应该是在居室内度过的，室内环境质量的好坏直接影响老年人的健康。定期进行居家消毒，能有效预防传染病的发生和传播。条件允许，可找专业人员来打扫房间。

1. 居家消毒，首选物理方法。通常情况下，居民家庭环境仅需自然通风和湿性打扫；对餐具进行煮沸或电子消毒柜消；衣物、被褥等则应经常进行日晒消毒；定期开窗通风（每次 30 分钟以上，每天 2 ~ 3 次）可有效去除室内空气中的病原微生物。
2. 卫生间潮湿、温暖，很容易藏污纳垢，必须加强通风干燥并定期清洁消毒，大小便后先盖上马桶盖再冲水，千万不要图方便将清洁剂和消毒剂一起使用。
3. 空调也会"藏污纳垢"，最好请专业人员进行定期清洗，长时间使用空调后应适时打开门窗以使空气新鲜。
4 建议每隔三个月用专用清洁剂对洗衣机进行彻底清洗；不用时应经常打开洗衣机盖子，让机子里面保持干燥状态。
5. 家有宠物，更要注意清洁卫生，必要时还应对居家环境进行彻底消毒，以免人畜共患疾病发生。
6. 勤洗手、常洗澡、早晚刷牙、饭后漱口，不与他人共用毛巾和洗漱用品。

（五）健康起居

1. 起床宜慢不应快，最好坚持"三个半分钟"，即刚醒躺在床上半分钟伸伸懒腰、坐起来靠在床头半分钟、把腿下垂床沿再坐等半分钟。排大便千万不要太用力过猛，洗澡时长以15～30分钟为宜；穿（换）衣裤、如厕和洗澡时老人还是坐着为好保安全；老年朋友应减少电子产品使用时长，连续使用每次最好不要超过半小时。

2. 冷水洗脸，既能预防感冒，又可以保护视力，使头脑清醒；温水刷牙（漱口）能健牙固齿；热水泡脚加足底自我按摩，有消除疲劳、利于睡眠、祛病强身之功效；晨起喝杯温开水，不仅能够有效降低老年人血液黏稠度，而且能够有效清洁润滑肠道（防止便秘）。

健康幸福的老年性生活

一 老年人应该拥有健康幸福的性生活

性生活是老年生活的重要组成部分，规律、适度、和谐的性生活有益于身心健康，可以延年益寿。只要有心、有爱，老年人依然可以享受性爱的浪漫与温馨。

科学研究发现，性爱不是单纯为了繁衍后代，而是人类感情的需要。科学、健康、和谐的性生活是老年夫妻的一味补药，能使双方身体健康，心情愉快。如果老年人的性要求和性行为得不到应有的满足，就可能会引起精神上的烦恼和身体上的不适，进而降低机体免疫功能，造成某些不必要的病痛，出现焦虑、紧张、抑郁、孤独等心理状态。研究发现，单身者比婚配者、丧偶者比白头偕老者、离婚者比不离婚者死亡率都要高，而且男性比女性更明显，其中一个关键原因是性生活是否正常。

科学家建议老年朋友：丧妻再娶、丧夫再嫁，如果有条件，不要停止性生活；即使不能性交，也要坚持经常相互交谈、真心抚爱、热情拥抱和深情接吻。一句话，老年科学性爱添寿添福，老年人要努力拥有健康幸福的性生活。

二 正确认识老年人性功能的改变

进入老年期，老年人的性功能会有不同程度的退化，绝大多数是正常的。但性兴趣和性能力存在着较大的个体差异，有些老年人一旦出现性刺激反应减弱、性兴奋延迟就认为自己性功能衰竭了，陷入苦闷不安之中，这是完全没有必要的。

老年男性性活动时，阴茎的勃起时间会比青壮年时延长，并且对视觉、听觉、意念等缺乏反应，更多依赖于对阴茎的直接机械刺激；勃起后硬度会减弱，常表现为硬而不坚。老年时射精的量和性高潮程度有所下降，性快感减弱，阴茎疲软后，重复勃起相对困难，不应期可长达数小时甚至数十小时。

老年女性的性欲一般比年轻时有所减弱，对有效性刺激的反应强度和持续时间都有所减弱。在性兴奋期，阴道润滑作用减弱或消失，开始出现阴道松弛、干燥，容易出现性交痛。

在现实生活中，由于兴趣改变、各种疾病、夫妻关系紧张、原配死亡和信仰等种种原因，部分老年人对性生活不感兴趣也是正常的，如果调适得当也不至于影响老年期的人生过程。

三 老年人理想性生活的自我调适

（一）主动及时做好性心态的调整

性是一种生命的能量，老年人应该面对现实，完成从中年到老年的性心理过渡，克服不切合实际的性要求和期盼，要主动认识性器官、性功能随年龄增加而衰退所产生的正常生理变化。熟悉老年人性功能、性表达方式、性反应能力的特点和变化，要用更多的时间进行性爱前的准备，即充分敏感部位的肉体接触刺激和情感方面的交流沟通。要树立自信心，相信自己的性能力是正常的，同时对于正常的性衰老保持正确的认识。

（二）认真细致做好性行为的提升或调整

随着年龄的增长，许多老年男性朋友也不再像年轻时那样，他们开始将注意力转移到更广泛的范围，去寻求更多样的体验；而老年女性朋友们则因为没有了怀孕的顾虑，更加愿意享受其中，就性能力的变化而言，女性相对要少一些心理压力。

老年人获取性感受、性愉悦的途径多种多样，其性欲望主要表现为一种接触欲，性生活应以爱抚为主，把性生活作为加强两性情感交流、获得老年幸福美满和健康长寿的有效载体。

老年夫妇更应注意性生活的频率。据外国调查资料，60～64岁的老年人平均10天一次性生活，65～74岁的平均每半月一次性生活为宜，前提是性欲是自然而然激起的，事后应以不影响睡眠和次日精神状态为佳。

（三）及时治疗老年性疾病

对症处理人体衰老过程中出现的一些变化与不适，不让消极因素干扰自己的老年性生活。

（四）帮助老年夫妻提高性生活质量的小贴士

1. 每天至少有 15 分钟不被打扰地在一起。
2. 记住每天向对方诉说自己的爱意。
3. 保持每周至少有半天时间单独相处，如散步、吃饭、共同参加双方都喜欢的活动。

4. 条件具备时每两个月外出共度周末一次。

5. 同时上床入睡。

6. 不要把电视、电脑摆放在卧室中。

7. 不要担心偶尔的性交不力，不要太在意自己在性生活时的表现，应专注于享受二人时光，尽情地拥抱、亲吻和爱抚。

（五）适时、科学选用性辅助工具

正确使用性辅助工具，可达到如下益处。

1. 有助于改善老年夫妻性生活质量。

2. 能辅助治疗男性阳痿、女性性冷淡。

3. 可减少性病和艾滋病传播。

4. 有利于减少性犯罪。

5. 有利于改进不良自慰习惯。

当然，不论何时出现何种性生活问题，首先应到正规医院找专科医生咨询、治疗，并在医生的指导下正确选择、使用性辅助工具。

老年人在下列情况下可考虑选用性辅助工具。

1. 老年夫妻由于性功能出现不同程度下降，性生活感到力不从心时。

2. 丧偶、离异等因故没有性伴侣。

3. 老年夫妻一方因病无法进行性生活时。

4. 夫妻长期分居，不能正常过性生活者。

5. 老年夫妻性生活不能尽兴者。

四 老年人性健康

（一）夫妻双方配合好，性生活才能更美妙

老年夫妻在性生活中，心理满足比生理满足更为重要。性交虽然是男女双方的生理和心理需要，但是女性在性交前要有较为充分的触觉、嗅觉和视觉等方面的性刺激，才能有效激发性欲，诱导性冲动的产生。特别是性交前的拥抱、亲吻、爱抚和抚摸以及情意绵绵的悄悄话等，能促使女性阴道润滑，从而便于男性阴茎顺利进入。

由于更年期女性的雌激素水平会急剧下降，阴道壁可能会变薄、干燥和萎缩，阴蒂的性兴奋和唤起能力会下降。此时，男性需要正确认识女性的性需求和正常的性减退以及性兴趣的变化。应保持适度的耐心，必要时可采用一些水溶性润滑剂。由于一些老年男性体能下降明显，可能会在性生活过程中会出现阳痿、早泄等情况；一些慢性疾病也会干扰到老年夫妻双方的性生活。因此，老年人对性生活不和谐的抱怨也不少，双方应付出更多的关怀、体贴与鼓励，使对方在精神上、心理上共同分享温馨的性爱。

（二）注意适宜的性生活强度，不必苛求达到性高潮

老年人在性生活时，动作不宜快，更不宜猛，时间也不宜持续太长；性爱结束起身时，不可太突然，以防意外的发生。由于人体衰老是自然现象，老年人的性生活不可能像年轻人一样，不必苛求每次都能达到性高潮。

（三）食欲好，性欲才能更好

性生活需要消耗一定能量和营养素，老年人平时应多摄入一些高蛋白食物如鱼、瘦肉和大豆制品等，同时要荤素搭配，争取做到膳食均衡、适度、清淡、卫生和多样，食欲好了，性欲自然会更好。

（四）减少久坐多运动，可以促进性爱

"久坐伤身又降情"已成为业界共识，体育健身运动不仅能强身健体、延缓衰老，而且还能增强人们对性生活的兴趣。老年人应坚持以游泳、骑行、健走等有益于促进性健康的有氧运动为主，老年男性还应注意加强锻炼腰、腹和四肢肌肉的体操。而老年女性则应注意多做提肛运动以强化耻尾肌的力量，同时日常生活中要防范其损伤。身体强健，性生活自然会更加和谐美满。

（五）老夫少妻达到和谐性生活有诀窍

1. 老夫少妻在性生活上应积极倡导重情不重欲、情爱比性爱更重要的家庭生活原则，不要把性交与性活动等同起来。

2. 要探索建立符合年龄反差的性行为模式。在性爱同时可以多配合拥抱、亲吻、抚摩等来满足少妻的性需求。还可以平时多说一些情意绵绵的悄悄话，养成手牵手散步的亲密习惯。想方设法丰富夫妻双方的情感生活与兴趣爱好。

3. 适时调整性生活的体位。除了普遍采用的男上女下位，还可采取让男方体力消耗最少的女上式，这样既可延长性交时间，又使妻子掌握性爱的主动权，驾驭性生活的愉快进程。

4. 应选择一天中男性精力最充沛的时候进行性活动，比如清晨。

5. 女方应减少一些能导致性刺激、性兴奋的活动，少看一些有关爱情和性生活描写的小说、电影、电视、短视频等。

6. 切不可互相埋怨指责。由于一方身体健康状况、工作生活压力和心理情绪等诸方面因素的影响，也会偶尔出现性生活不满意、不和谐甚至失去性欲的情况，万不可抱怨、指责对方，更不可出现侮辱、吵闹等加深双方感情裂痕的行为。

（六）老年再婚夫妇如何协调性生活

在老年再婚夫妻中，存在刚办理完结婚登记手续就提出离婚，或领取结婚证后 1～2 年内提出离婚的现象。专家分析，性生活不和谐是其中一个重要的原因，应对策略如下。

1. 再婚老年人"谈婚论嫁"相处时间应尽量长一点儿，先对自己的性能力进行客观评

估，对对方的年龄、身体健康状况及性能力也应考虑，努力使婚姻基础稳固后，再办理相关手续。

2. 努力克服怀旧、比较和嫉妒心理，积极、全面认识和评价对方优缺点，珍惜彼此感情，并主动适应对方性生活习惯。

3. 相互尊重，懂得如何配合对方调适性生活技巧，千万不可因故讥讽、嘲弄甚至谩骂对方。

4. 不断拓宽老年夫妻的性爱范围，不要把双方性能力看得过重。

（七）丧偶（单身）老人如何解决性烦恼

科学研究表明，长期没有性生活对老年人有一定危害，会导致老年男性前列腺炎、前列腺增生、精囊炎等，会引起许多妇科疾病，也可能出现老年人性器官废用性萎缩和心理性性功能障碍。如何解决丧偶老人（包括单身老年人）的性烦恼，专家有以下几点建议。

1. 改变原有生活居住环境，不妨把老伴的遗物暂时收藏起来。改变家居摆设，有条件的最好重新装修居室或搬家。

2. 学会向亲友倾诉内心丧偶的痛苦、焦虑和想法，必要时向专业人员寻求帮助。

3. 不断培养自己的兴趣爱好，多参加社会公益活动。

4. 适度性自慰。现代医学研究证明，性自慰本身并没有危害，真正的危害来自自慰导致的巨大心理压力。

5. 创造条件，争取再婚。再婚既有利于丧偶老人的身心健康和"性"福美满，也有利于社会和谐与文明进步。

五　特殊老年人的性生活健康和安全提醒

（一）患有心脏病老年人的性健康提醒

1. 在医生的指导和建议下，坚持规律科学体育锻炼和身体活动。

2. 选择身心放松且不受打扰的时间和地点，注意饭后休息 1～3 小时再进行房事。

3. 根据医嘱，在房事前勿忘服用一些针对性的处方药。

4. 冠心病患者如果在性交中出现胸闷、心悸或呼吸困难，应立即停止性生活，必要时马上拨打 120 求助。

5. 心肌梗死患者应事先征得专科医生意见，方可适度进行性生活。

（二）老年高血压怎样安排性生活

1. 轻度高血压患者可以和正常人一样过性生活。

2. 中度高血压患者，可在药物保护下进行有节制的性生活，最好在性生活前半小时口服降压药。

3. 重度高血压患者建议少过或避免性生活。

4. 高血压患者血压不稳定或有上升趋势期间，不宜进行房事。

5. 患者在饥饿、疲劳、饱餐后、紧张时均不宜安排房事。在性交过程中如感到头晕、头痛、胸闷，心慌气短时，应立即停止性生活。

（三）脑卒中老年患者性生活注意事项

1. 脑卒中后 6 周内禁止性生活，在康复期也应尽量减少性生活次数。

2. 血压不稳定时或年龄过大或病情较重时不宜过性生活。

3. 性交次数宜适当减少，性交时间不宜过长，动作要缓慢亲和，性生活过程中情绪要相对稳定。

4. 不要在饱餐后 3 小时内过性生活，最好经一夜充足睡眠后于次日晨间行房事，随后再休息 1～2 小时方可起床。

5. 采用合适且相对省力的性交体位，性生活中出现任何不适必须马上停止。

（四）前列腺增生老年人怎样安排性生活

如果前列腺增生不严重，无排尿不畅等症状，可以安排每月 1～3 次的有规律的性生活；若年岁较大，且前列腺增生严重，平时有排尿困难或房事后发生尿滞留者，最好不要过性生活。

专家提醒：做过子宫、卵巢、乳房切除术的老年女性不必过分担心自己的性生活，就算没有了子宫、卵巢和乳房，女性照样可以有性欲，可以有性行为，也照样可以感受到性愉悦。

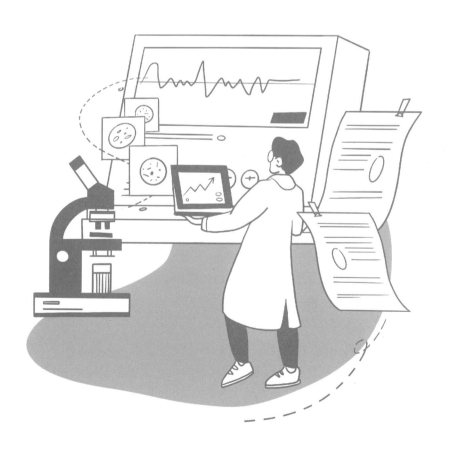

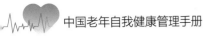

第四节

老年人的健康体检

一 什么是健康体检和健康管理

(一)健康体检

健康体检是指通过医学手段和方法对受检者进行身体检查,了解受检者健康状况,早期发现疾病线索和健康隐患的诊疗行为。老年人健康体检是预防疾病、完善自我养生保健的一种重要形式,对于提高健康寿命、降低医疗费用、防患于未然意义重大。老年朋友一定要摒弃体检就是为了查病或者体检没用这两种认识上的"误区"。

(二)健康管理

健康管理是利用现代生物医学和信息化管理技术,对个体或群体的健康状况、生活方式、社会环境等进行全面监测、分析、评估,提供健康咨询和指导,以及对健康危险因素进行干预管理的全过程。健康管理的范围十分广泛,涵盖生活方式管理、健康需求管理、疾患管理、灾难性病伤管理、残疾管理、综合的群体健康管理等,其服务对象包括健康人群、亚健康人群和疾患人群,其中老年人是健康管理的最主要目标人群之一。

优质高效的健康管理能达到:①学会一套自我健康管理和日常保健方法;②改变不合理的饮食习惯和不健康的生活方式;③减少用药量、住院费、门诊医疗费;④降血脂、降血糖、降血压、降体重以及降低慢性疾病其他相关危险因素。

二 如何正确选择健康体检机构

健康体检不同于购买商品和一般服务,它是一项正规的医疗行为。理想的老年健康体检机构应同时具备以下几大要素。

1. **资质可靠**　具备卫生健康行政部门审批的医疗机构执业许可证,拥有多年从业经验的专业医生队伍以及精良的医疗设备。

2. **体检套餐安排合理**　可以满足老年人群的健康体检需求,收费合理,价格透明。

3. **体检中心布局合理**　体检流程规范,可有效防止交叉感染,服务温馨人性化,让受检者感觉放松舒适。

4. **体检场所相对独立**　体检时一人一屋(室),可以有效保护受检者的隐私。

5. **体检报告人性化专业化** 能使"门外汉"也能看得懂，并能提供针对性健康指导意见。

6. **为老年受检者建立永久个人健康档案** 能提供良好的个性化的后续服务，当好受检老年人的健康管家。

三 老年人健康体检项目怎么选

（一）一般（常规）体检项目

身高、体重、血压，内科、外科、眼科、耳鼻咽喉科、口腔科等专科检查，三大常规（血常规，尿常规和大便常规）实验室检测，心电图，心脏超声，肝胆胰脾 B 超，泌尿系 B 超，胸部 X 线（必要时增加胸部 CT 检查）。

（二）老年人的专项检查项目

1. **胃镜、肠镜** 有慢性萎缩性胃炎、胃肠息肉、吸烟、酗酒、胃肠道肿瘤家族史的老年朋友，应重视胃肠镜检查，除了 40 岁后应做首次检查，一般每 3 ~ 5 年应做一次胃镜和肠镜，必要时每年一次。

2. **骨密度检测** 绝经后的女性和 60 岁以上的男性，应注意每年进行骨密度检测，有助于早发现和防治老年骨质疏松。

3. **心脑血管疾病的筛查** 曾有心律失常、胸闷气短等症状的老年人，可加做 24 小时动态心电图检查；有头晕、头痛、眼花或自觉一侧肢体无力的老年人，除了必做血脂筛查外，应加做颈动脉和心脏超声、脑部 CT 或磁共振（MRI）检查。

4. **餐后血糖检测** 有糖尿病家族史、肥胖、患有高血压的老年人，除了查空腹血糖外，还应做餐后血糖检测。

5. **眼底检查** 通过查眼底，可及早发现老年性白内障、原发性青光眼、糖尿病性视网膜病变等，还可以观察视网膜动脉是否硬化，初步判断全身动脉硬化的程度。

6. **老年女性可以考虑增加专门的妇科检查项目** 包括妇科常规检查、白带常规检查、乳腺检查、妇科 B 超检查、TCT 筛查和 HPV 初筛等。

7. **老年男性可以考虑增加男科针对性检查项目** 包括前列腺检查，睾丸检查和大肠癌筛查等。

（三）与老年人谈谈"肿瘤标志物"

肿瘤标志物又称"肿瘤标记物"，是指特征性存在于恶性肿瘤细胞或由肿瘤细胞异常产生的物质，并能反映肿瘤发生、发展，监测肿瘤对治疗反应的一类物质。肿瘤标志物一般可用以辅助诊断，判断疗效及监测病情进展，但它不能作为确定肿瘤的诊断依据。体检时发现肿瘤标志物阳性，可能是恶性肿瘤，也可能根本不是；若要确诊，还需要进行 CT、B 超、MRI 等方法检查；在临床上，对肿瘤的确诊最高依据是病理学诊断。目前，由于特异性 100% 的肿

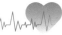

瘤标志物仍然没有找到，每种肿瘤标志物都有一定的假阳性和假阴性。

针对不同老年人群，除了科学检测肿瘤标志物，还应重视做到以下几点：①对于老烟民、有肿瘤家族史等老年人，应尽早做低剂量胸部 CT；②有乳腺癌家族史、未生育或生育年龄过晚女性等可以做妇科临床检查、乳腺 B 超、钼靶射线等；③慢性萎缩性胃炎、慢性胃溃疡、胃息肉患者等勿忘适时做个胃镜检查；④直系亲属有大肠癌家族史者、长期患有溃疡性结肠炎者，应及时做做大便隐血试验、肛门指检、肠镜检查。

四 老年人体检前的准备和体检时的注意事项

（一）体检前的准备

1. 体检前三天内，应保持正常饮食，不饮酒。

2. 体检前一天避免大吃大喝，不进食太甜、太咸和高蛋白食物，晚餐不要太晚，晚上 12 点后不要再喝水，确保检查前禁食 8 小时以上。

3. 体检前一天注意休息，避免劳累、聚餐、聚会、熬夜、剧烈运动和情绪波动，保证充足睡眠，尽量避免饮浓茶、咖啡等刺激性饮料。

4. 既往有高血压、心脏病、肝病等老年人，一直服药者体检前不要停药，以便检验服药后的效果；糖尿病或者其他慢性疾病患者应在完成空腹检查项目后及时服药，不可因体检耽误常规治疗。

5. 体检前应认真研读并掌握体检须知，了解自己受检的体检项目，并及时核对体检内容是否属实；如患有疾病，应尽可能将以往病史资料备好带齐，以供医生参考。

（二）体检时的注意事项

1. 体检时应保持平常心，千万不要紧张。

2. 要配合医生并提供真实的病史资料，千万不要隐瞒病史。

3. 穿衣要宽松，金银等金属饰品尽量不要佩戴，以便于医生检查操作。

4. 测血压与做心电图前均应注意短暂休息，如果所测血压与自己平时血压明显不符，应休息 5 ~ 10 分钟后再次测量。

5. 要自觉遵守体检机构的有关规定，在检查过程中如有身体不适要及时告诉医生或者在场其他工作人员。

6. 做完体检后要及时将全部查体资料交给导检人员。

五 重视健康体检后续的健康管理

健康体检仅仅是老年人自我健康管理的关键第一步。在"揪"出了身体的健康隐患后，一定要重视健康体检后续自我健康管理，按照体检机构提供的体检报告上的健康指导建议执行，积极做好个人健康危险因素干预措施，千万不可体检后就当"甩手掌柜"。

体检后应妥善保管好体检卡，及时领取体检报告，并且要特别注意以下几点：一是要保存好体检报告并经常翻阅；二是要按要求定期复查以利明确诊断；三是做好自我健康管理，预防疾病的发生发展。

第五节

老年人的疾病预防

中国科学院、中国工程院两院院士，我国著名医学科学家、医学教育家吴阶平教授曾专门撰文："健康不是一切，但没有健康就没有一切。"

一 老年人疾病的三级预防

根据疾病自然史的不同阶段，疾病预防分为三级：一级预防是指在疾病尚未发生时针对致病因素（俗称"危险因素"）采取措施，是预防疾病和维护健康的根本措施；二级预防是防止或延缓疾病发展而采取的措施；三级预防是为了防止伤残和促进功能恢复，提高生存质量，延长寿命，降低病死率而采取的措施。

针对健康状况不同的老年人，采取分级预防是十分必要的。对于健康状况较好、身体功能状态也较好的老年人，应以一级预防为主、二级预防作为有效补充；对于健康状况一般、有较多慢性疾病和健康问题的老年人，应侧重于二级预防，同时三级预防也应及时跟上；而对于疾病终末期的老年人，应十分注重第三级预防。

（一）老年人的疾病一级预防策略

1. **合理的生活方式** 世界卫生组织提出的人类健康四大基石——"合理膳食、适量运动、戒烟限酒、心理平衡"，正是一级预防的基本原则，也是老年人自我健康管理中的行为和生活方式管理的基本准则。

2. **免疫接种** 接种疫苗来预防相关疾病的发生，对于老年人也同样适用。目前适合于老年人的免疫接种主要包括流感疫苗、肺炎球菌疫苗、带状疱疹疫苗等。

3. **药物预防** 研究支持使用阿司匹林来预防心肌梗死和脑卒中。建议 80 岁以下的老年人在专科医生指导下，通过专项评分来决定是否服用阿司匹林，而用药的前提是没有上消化道疼痛和溃疡以及出血的病史。

（二）老年人的疾病二级预防要点

1. **老年人的肿瘤筛查** 世界卫生组织认为，40% 以上的癌症是可以预防的，通过避免一些癌症的危险因素就可以预防癌症的发生。

（1）乳腺癌：建议60岁以上老年女性每2～3年进行一次乳腺钼靶检查，停止筛查时间一般为预期寿命前4年左右。

（2）宫颈癌：建议21～65岁女性行宫颈细胞学涂片＋HPV检测，如正常可每5年检查一次，如果连续两次正常，可改为间隔5～8年检查一次。对于65岁以上女性，如果近10年做过3次细胞学检查，或做过两次结合HPV检测的细胞学检查，结果均为阴性者，可以考虑停止筛查。

（3）结直肠癌：建议对于50～75岁的人群进行结直肠癌的筛查，对76～85岁老年人可视情况决定是否筛查，85岁以上老年人，则不建议再筛查。

（4）前列腺癌：一般建议50～70岁的男性人群，可依个人意愿决定是否做前列腺特异抗原（PSA）筛查。

（5）肺癌：于高风险人群——55～79岁、过去15年内有吸烟史、吸烟总量超过30年包的，可以考虑每年一次的胸部低剂量螺旋CT来筛查肺癌。

（6）甲状腺癌：B超可以发现可疑的甲状腺结节。各地有3%～10%的发病率，其中胸骨后甲状腺肿的癌变率为2%～3%。

其他肿瘤可根据专科医生的建议并结合老年人的实际酌情考虑。

2. 老年人非肿瘤疾病的筛查

建议老年人坚持每年健康体检，定期筛查是否存在高血压、高血糖、高血脂、肥胖、营养不良、骨质疏松，以及视力、听力、情绪、认知和口腔等方面的问题。

（三）老年人的疾病三级预防提示

是指以疾病的对症治疗和康复治疗为主要的措施，预防老年疾病所造成的失能，提高老年期生活质量和功能维持，对于进入终末期的疾病，其预防措施的目标是减少痛苦、提高临终生存质量。

二 老年人健康危险因素的干预

（一）老年人常见慢性疾病健康危险因素干预技术

许多慢性疾病拥有共同的危险因素——不健康生活方式，下面几招干预技术可供老年人参考采用。

1. 膳食管理 参见本书第5章。

2. 运动管理 参见本书第3章。

3. 心理疏导 参见本书第4章。

4. 行为调整 戒烟限酒，调整睡眠习惯（努力养成正常规律且适度的睡眠），纠正不良用药行为（自我强化安全合理用药）。

（二）老年人的癌症自我预防策略

常见癌症的危险因素有吸烟、饮酒、病毒感染、肥胖、缺乏锻炼及久坐、饮食不当、环境污染、心理情绪因素、年龄、家族史等。为此，专家提出如下适合老年朋友自我预防癌症的一些策略措施。

1. 远离烟草。

2. 预防感染。

3. 科学运动。

4. 饮食与癌症预防：①避免过多饮用含糖饮料；②减少高热量食物摄入；③少吃可能致癌的食物，如红肉、加工肉类、腌（酱）制食物、熏制食品、霉变食物等；④多吃新鲜蔬果，但不包括反季节的蔬果；⑤不使用营养补充剂预防癌症。

5. 限制酒精饮品。

6. 保持合适体重。

7. 平衡心态，心理健康。

8. 保证充足睡眠。

9. 定期进行针对常见癌症的预防性健康体检，对于我国部分地区的局限性高发癌症则更应重视当地卫健部门的筛查建议，以便早期发现与治疗。

10. 防癌两大误区：一是通过服用保健品来防癌，二是认为癌症不可避免（即"防癌无用论"）。

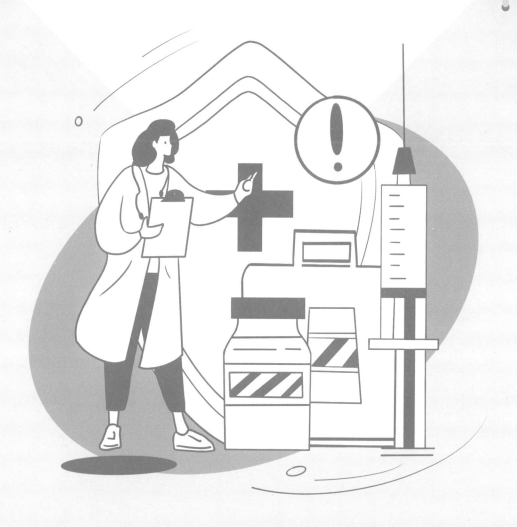

第七章

老年人安全用药
有讲究

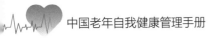

第一节

老年人安全用药六大原则

一 受益原则（药乱吃不得）

（一）受益原则是什么

老年人用药不良反应发生率高、病死率高且危害大，因此用药时必须权衡利弊，遵循受益原则，以确保药物对患者有益。

（二）日常如何注意？

1. 要有明确的药物使用适应证。在病情没有明确的情况下，千万不可随意用药。

2. 选用"利大于弊"的药物。在满足用药指征的前提下，尽量选择疗效明确且毒副作用低的药。

二 五种药物原则（药品数量多不得）

（一）五种药物原则

联合应用药品数目越多，不良反应发生的概率越大。老年人联合用药的品种要少，尽量在同一阶段内不要同时用药超过 5 种。

（二）日常如何注意

1. **药物治疗的局限性** 目前，许多老年病尚无有效药物治疗，甚至药物不良反应对老年人的危害大于疾病本身，故此类疾病应避免药物治疗。

2. **按轻重缓急慎重选用** 对于疗效不确切、耐受性差、未按医嘱服用的药物等，可考虑停止使用，以减少用药种类。

3. **重视非药物疗法** 如早期糖尿病可采用饮食疗法，轻型高血压通过限盐、运动、减肥等治疗，老年人便秘宜多吃粗纤维食物和加强腹肌锻炼等。

三 少量原则（药量多吃不得）

小剂量治疗能减少药物不良反应的发生，是老年人开始和维持治疗的重要策略。老年人用药量在《中国药典（2020 年版）》规定为成人量的 3/4，一般开始用成人量的 1/4～1/3，然后根据临床反应调整剂量，直至疗效满意而无不良反应为止。

1. **年龄与健康状况**　60～70 岁的老年人，如健康状况良好（接近于成年人），可用成年人剂量或酌情减量；如健康状况较差者，必须减量使用。70 岁及以上的老年人，无论健康状况如何，都必须减量使用。亦可按成年人剂量计算，50 岁后每增长 1 岁，药物用量应减少 1%。

2. **体重**　低体重的老年人用药必须减量，如按照体重计算。

3. **蛋白结合率**　低蛋白血症的老年人使用蛋白结合率高的药物（如华法林、地西泮、地高辛、吲哚美辛等）时，必须减少剂量，因体内药物浓度增高，药效增加，易引起不良反应。

4. **肝功能**　肝肾损害的老年人用药剂量应减少。由于老年人肝脏萎缩、代谢酶活性下降，使部分药物在体内代谢的时间延长，增加潜在不良反应发生风险。

5. **肾功能**　随着年龄的增长，肾脏的清除功能降低。说通俗一点儿，80 岁老年人的肾功能可能仅为 40 岁时的一半。大多数药物经肾脏排泄，老年人对于经肾脏排泄的药物，药物消除速度减慢，药效可能增强，甚至导致毒性反应。

四 择时原则（选对用药时间）

（一）选择最佳时间服药

选择最佳时间服药可提高疗效并减少毒副作用。可根据疾病的发作规律、药代动力学和药效学的昼夜节律变化来确定最佳用药时间。

1. **疾病昼夜节律的变化**

（1）夜间易发生变异型心绞痛、脑血栓形成和哮喘急性发作，流行性感冒（简称"流感"）的咳嗽也往往会在夜间加重。

（2）心绞痛、急性心肌梗死和脑卒中的发病高峰在上午，骨关节病在下午更为常见。

由此可见，在疾病发作前给予药物，往往有利于控制疾病的发展或发作。

2. **药物昼夜节律的药动学变化**

（1）在白天，肠道功能相对亢进，白天用药比夜间吸收快、血药浓度高。

（2）在夜间，肾脏功能相对低下，主要经肾脏排泄药物宜夜间给药，药物从尿中排泄延迟，可维持较高血药浓度。

（二）日常如何注意

1. **心血管药物**　治疗变异性心绞痛主张睡前用长效钙通道阻滞剂；治疗劳累性心绞痛主张早晨用长效硝酸盐、β 受体阻滞剂及钙通道阻滞剂；硝酸甘油扩张冠状动脉的作用也是上

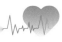

午大于下午。

2. **降压药物**　降压药最好是清晨起床服用，不要睡前服用降压药，应积极测量、监测血压，不盲目服药。

3. **降血脂药物**　调脂药可在每天任何时间服用一次，但在夜间服用时，可使低密度脂蛋白下降得更多，因此，通常选择在睡前吃一次。

4. **降糖药物**　格列本脲、格列喹酮饭前半小时服用，二甲双胍、阿卡波糖与食物同服。

5. **铁剂**　铁剂最大吸收率在 19:00，中、晚餐后用药较合理。

6. **抗血小板药物**　早餐后用阿司匹林的半衰期长，血药浓度高，疗效好。

五　出现不适——暂停原则（警惕不良反应要得）

（一）发生药物不良反应

老年人发生药物不良反应发生率高、危害大，在用药期间要随时警惕不良反应的发生。对于出现新症状或体征，暂停用药是现代老年病学中最简单、最有效的干预措施之一。

（二）日常如何注意

在老年人用药期间，应密切观察，一旦出现任何新的症状或体征，应考虑药物不良反应或病情进展，前者停药，后者加药或更换药物。

若考虑老年患者的新症状或体征是由于药物不良反应引起的，应及时停用相关药物，这些不良反应通常会在数天到 3 周内消失。若老年患者存在多药合用，难以确定何种药物所致时，在病情稳定的情况下，停用全部药物，直到不良反应消失，再制订治疗方案；若病情不允许，停用可能性最大的药物，考虑作用类似而不同种类的药物替代。

六　用药多久——及时停药原则（药乱停不得）

（一）老年人长期用药会增加药物不良反应的发生风险

据临床观察和统计，用药老年人停药受益者＞加药受益者。对此，有一个案例跟大家分享一下。

案例： 有一位 65 岁的大爷，早上刚起床他就觉得胃部有些不适，刷牙时吐出了咖啡色的液体，漱了漱口，他并没有在意。午觉睡醒后，他感到一阵恶心又吐了，而这次吐出的居然是血块。感觉不好，马上去医院消化内科就诊。他说自己的确最近在吃止痛药，医生当时只开了一周，还交代药物对肠胃会有刺激，如果病情有所缓解就可以停药。但一个星期吃下来，自己并没有觉得不适，就又去药店买了一盒想要巩固一下。所以说，止痛药，不是想吃就能随便吃的。该停药要及时停掉。

（二）日常如何注意

对于急性感染性疾病，待病情控制后，应立即停药，长期用药只能增加肝脏负担，引起不良反应。

见效就停的药物还包括镇痛药、退热药、安眠药等。抑郁症、甲状腺功能亢进症、癫痫等待疗程结束时，即可停药。对于高血压、慢性心力衰竭、糖尿病、帕金森病、甲状腺功能减退症等患者需要长期服药以控制病情，但对于疗效不确切、耐受性差、未按医嘱使用的药物，都应及时停药。

需缓慢停药的情况：对骤然停药后可出现停药综合征或停药危象的药物，应采取不同的停药方法，如 β 受体阻滞药必须逐渐减量，减量过程以 2 周为宜；使用糖皮质激素，必须逐渐减量停药，骤停可能会导致反跳现象。

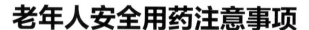

第二节
老年人安全用药注意事项

老年人身体机能减退，多病共存现象普遍，因此接受多重医疗和多重用药（≥ 5 种）非常普遍。研究表明，当患者使用 3 种及以上的药物，且每天服药 3 次及以上时，60% ~ 70% 的患者会发生药物安全管理问题。所以，对于居家用药的老年患者，需要进行自我用药评估，妥善管理药物。

一 定期整理药箱

药品和其他商品一样，均有保质期，药盒上一般会标明"有效期至 × 年 × 月"或"生产日期及有效期 × 年"，超过有效期的药品不能再使用，对于特殊剂型的药品，如眼药水，开封后保质期一般为 4 周。

药品也讲"颜值"，使用前要观察药品的外观。如片剂、胶囊、丸剂发生松散、变色、粘连、开裂、发霉或虫蛀，眼药水或口服溶液出现浑浊、变色等，均不可继续使用，应及时将这些变质药物清理出药箱。要做到"药箱清清爽爽，用药安全放心"。

此外，药品存放时，最好保留原卷标，对于卷标不全的药品应及时清理出药箱，谨防错服药品。药品一般保存温度为常温（10 ~ 30℃），特殊药品需冷藏（2 ~ 8℃），不可冷冻。一般应将药品存放于避光、干燥、密封、阴凉处，尽量不要放在潮湿、高温、阳光直射的地方。

二 能描述正在使用的药品名称和用法用量

很多老年患者视力、听力和记忆力下降，且部分老年患者文化程度不高，对药物的认知有限，而有些药品名称、外观、颜色或药盒相似，因此，很多老年患者对记忆复杂的药名和用法用量存在困难。尤其是多病共存的老年患者，在同时使用多个科室的医生开具的多种药品，要正确记忆"一次服用几颗""一天吃几次""饭前还是饭后吃"等信息确实是一个巨大的挑战。此外，部分药物有特殊用法，更需特别注意。

基于此，患者可在就诊时仔细询问医生或者药师，确认药品的正确用法用量；还可在不同的药盒上贴标签，标明"自己可以读懂"的用法用量；也可以使用分装药品的小工具或者小袋子，在药师或者家人的指导、协助下，将每餐药品分装后再使用。

三 正确使用特殊装置（或特殊剂型）的药物

对于呼吸系统疾病的患者，医生可能会开具"××粉雾剂""××粉吸入剂"等；糖尿病患者可能需要皮下注射"××胰岛素"；鼻炎的患者可能会遇到"××鼻喷雾剂"；疼痛的患者可能会用到"××贴剂"；眼部疾病的患者会用到"××滴眼剂"；耳部疾病的患者可能会用到"××滴耳剂"，这些药物剂型特殊，需要经过专业的指导才能正确使用并达到预期效果。

案例： 朱大爷今年70多岁，因为呼吸系统疾病就诊，医生开具了"××粉吸入剂"，他自己喷了一下，没有感觉到任何东西进入口中，因此认为该药品是假冒伪劣产品，要求退药。其实是因为朱大爷不会使用该药物。后来，经过药师的专业指导，他终于掌握了使用技巧，并很好地控制了病情。（后续的章节会陆续为大家介绍不同系统的特殊剂型药物的使用方法。）

四 做到按时复诊

老年患者由于身体不便等问题，就医时通常需要家属陪同，而很多子女因忙于上班等原因无法陪同。因此，一些老年患者去医院看病存在一定的困难，有时能不去医院就不去。有些老年患者某次在医院或诊所看病后，当医生开具的药品缓解了当时的症状，就可能长期自行去药店购药并服用，殊不知可能存在很大的安全隐患。药物是否对症或需要长期服用都需要经过医生的专业评估，患者不可自行延长或缩短疗程，这就体现了复诊的重要性。建议老年患者及其子女不要嫌麻烦而忽视复诊。

五 学会"药物重整"

由于老年患者可能就诊于不同科室，甚至不同的医院或诊所，不同的医生可能开具完全相同或药理作用相似的药物。而患者如果没有发现，就可能由于重复用药而导致不良后果。

因此，建议患者在每次就医时，带上自己目前正在服用的药物，向医生或药师充分描述自己的病情及正在服用的药物情况，由医生或药师做出专业的判断，如哪些药物要继续服用、哪些药物可能存在相互作用等。这就叫作"药物重整"，对患者的安全用药十分有帮助，有些大型医院会设置"药学门诊"或"药物咨询门诊"，老年患者有用药问题可以前去咨询。

六 避免忘记服药或重复服药的四个小窍门

老年患者记忆力减退，经常会出现忘记服药或重复服药的情况。为避免忘记或重复服药，这里有四个小窍门分享给大家。

1. 把吃药的时间安排在最容易记住的时间段内，如三餐的饭前、饭后或饭中、睡前等。

2. 会使用手机的老年人，可以在手机里设置闹钟提醒吃药。

3. 识字的老年人，可以请儿女帮忙制作一个吃药记录表，每吃一次药，就在相应的位置做上标记。

4. 准备一个分类药盒，一般可装 1 个星期的药量，有 7 个大格，每个大格分 3 ~ 4 个小格，早、中、晚用不同的颜色分开，如果怀疑忘了吃药可以核对，吃没吃药、吃过几次药均能一目了然。

七 不可以擅自停药

药品需要经过医生的专业评估后方可停药。对于某些 OTC 药物（可以在药店柜台自行购买、不需要医生开具处方），自行停药可能危害不大，但是对于某些特殊药物，突然停药后可能会引起不良后果：如长期服用糖皮质激素，停药时需逐渐减量停药，突然停药可能会引发反跳现象，导致骨头或关节痛等不良后果；对于降糖药，有些患者感觉自己血糖控制得不错，就自行停药，等血糖高了再把药吃回来，殊不知长期高血糖会引起严重并发症；乙型肝炎表面抗原阳性的淋巴瘤患者，有些化疗药物会引起乙型肝炎病毒再启动，甚至造成急性重型肝炎乃至死亡，所以说抗乙型肝炎药物不能停药，一旦停用，可能造成不可挽回的严重后果。因此，如果你正在服用医生开具的处方药，应询问医生何时停药。

八 学会自行判断药物的常见副作用

每一种药物在发挥疗效的同时，或多或少地会带来副作用，这是正常的。如抗高血压的药品，有引起低血压的风险，因此在治疗期间、条件允许的情况下，要一天监测两次血压；抗血栓的药物，有引起出血的风险，如果服药期间出现牙龈出血、月经量过多、皮肤黏膜有瘀点瘀斑、大便隐血等情况，都要及时去医院就诊，如果服用的抗凝药物是华法林，还要定期监测国际标准化比值（international normalized ratio，INR）；治疗糖尿病的药物，引起的常见副作用是低血糖，如果出现头晕、出虚汗等情况，要及时补充糖分，最好随身携带糖果等食品。老年患者就医时可以向医生或者药师询问自己正在服用的药物的常见副作用，如果服药后遇到，可自行判断。如果症状轻微，可观察；如果症状严重或不能耐受，那么应及时去医院就诊。

九 不"跟风"买药

随着生活水平的提高，老年人的自我保健意识也有所增强。有些不法分子会利用老年人的保健心理，通过开展一些免费的健康培训或体检，最终诱导老年人去购买一些保健品甚至是药品。有些老年人听别人说"某某药"好，相信这种口口相传的疗效，就跑去购买；有些老年人看到有广告宣传药品功效，握着手里的钞票，便"蠢蠢欲动"；殊不知，药品是特殊商品，在正确的剂量、正确的时间服用，才能发挥治疗作用，如果剂量不对、用药时间或用法错误，又或者不适合患者（如肝肾功能损伤的患者），都可能会加重疾病或增加身体负担，"适合的"才是"最好的"，与价格、广告无关。

十 多种药物联合使用需评估

老年患者常伴有多系统疾病，因此多种药物联合使用在所难免。两种或两种以上的药物联合应用时，可能产生有害（降低疗效或增强毒性）的药物效应。由于老年人常患有多种疾病，经常同时服用几种药物，因此联合用药一定要慎重。此外，老年人基础疾病较多，肝肾功能退化，在用药时更容易出现药物的不良反应和副作用，因此老年人在用药时应特别注意控制剂量和脏器功能的保护。

1. **尽量避免联合用药** 药物只是治疗疾病的一个方面，因病情需要确实需要多种药物联合使用的，需要经医生或药师评估。

2. **尽量减少用药种类** 因为同时服用多种药物，会由于药物之间的相互作用而影响药物治疗效果或加重不良反应，建议对同时使用 5 种或以上的药物的患者，寻求专业临床药学人员或医师重整医嘱，优化治疗方案。

3. **用药剂量宜小不宜大** 老年人用药剂量应随年龄的增加而相应减少。建议从小剂量开始服药，根据病情变化和身体的适应情况在医生或药师的指导下慢慢增加剂量，力求用最小的剂量达到满意的治疗效果。

第三节

老年人心脑血管疾病用药自我管理

一 常见心脑血管疾病的治疗

（一）高血压

1. **高血压的概述**　高血压是指在未使用降压药物的情况下，非同日 3 次测量血压，诊室收缩压 ≥ 140mmHg 和 / 或舒张压 ≥ 90mmHg。高血压是我国心脑血管疾病最重要的危险因素之一。半数以上的老年人患有高血压，而在 ≥ 80 岁的高龄人群中，高血压的患病率接近90%。

2. **高血压的治疗原则**　主要遵循以下几项原则。

（1）小剂量：初始治疗时通常采用较小的有效治疗剂量，并根据需要，逐步增加剂量。

（2）长效：尽可能使用具有 24 小时持续降压作用的长效药物，有效控制夜间和清晨血压。

（3）联合：若单药治疗疗效不满意，可采用两种或多种低剂量降压药物联合治疗以增加降压效果，单片复方制剂有助于提高患者的依从性。

（4）适度：大多数老年患者需要联合降压治疗，包括起始阶段，但不推荐衰弱老年人和 ≥ 80 岁高龄老年人初始联合治疗。

（5）个体化：根据患者具体情况、耐受性、个人意愿和经济承受能力，选择适合患者的降压药物。

3. **高血压的治疗**

（1）非药物治疗：非药物治疗是降压治疗的基本措施，无论是否选择药物治疗，都要保持良好的生活方式，主要包括健康饮食、规律运动、戒烟限酒、保持理想体质量、改善睡眠和注意保暖。

1）健康饮食：减少钠盐摄入，增加富钾食物摄入，有助于降低血压。建议每日摄盐量应 < 5 克。鼓励老年人摄入多种新鲜蔬菜、水果、鱼类、豆制品、粗粮、脱脂奶及其他富含钾、钙、膳食纤维、多不饱和脂肪酸的食物。

2）规律运动：合理的有氧锻炼可有效降低血压。建议老年人进行适当的规律运动，每周不少于 5 天、每天不低于 30 分钟的有氧体育锻炼，如步行、慢跑和游泳等。不推荐老年人进行剧烈运动。具体见第三章运动相关内容。

3）戒烟限酒：戒烟可降低心血管疾病和肺部疾患风险。老年人不应吸烟，同时应限制酒精摄入，男性每日饮用酒精量应＜25克，女性每日饮用酒精量应＜15克。白酒、葡萄酒（或米酒）、啤酒每日饮用量应分别小于50毫升、100毫升、300毫升。

4）保持理想体质量：维持理想体质量（体质指数20.0～26.9kg/m²）、纠正腹型肥胖（男性腹围≥90厘米，女性腹围≥85厘米）有利于控制血压，减少心血管病发病风险。超重或肥胖的老年高血压患者可适当控制能量摄入和增加体力活动，但老年人应注意避免过快、过度减重。

5）改善睡眠：睡眠的时长、质量与血压的升高和心血管疾病发生风险有关。保证充足睡眠并改善睡眠质量对提高生活质量、控制血压和减少心脑血管疾病并发症有重要意义。

6）注意保暖：血压往往随着季节的变化而变化。老年人对寒冷的适应能力和对血压的调控能力差，常出现季节性血压波动现象。应保持室内温暖，经常通风换气；骤冷和大风低温时减少外出；适量增添衣物，避免血压大幅波动。

（2）药物治疗：常用降压药物包括钙通道阻滞剂（如××地平）、血管紧张素转化酶抑制剂（如××普利）、血管紧张素Ⅱ受体阻断剂（如××沙坦）、利尿剂（如氢氯噻嗪）和β受体阻滞剂（如××洛尔）五类。常用的五大类降药物均可作为初始治疗用药，应根据患者类型、合并症，在医生指导下选择针对性的药物，进行个体化治疗。

（二）血脂异常

1. 血脂异常的概述　血脂异常包括总胆固醇和低密度脂蛋白胆固醇、甘油三酯升高和/或高密度脂蛋白胆固醇降低等。血脂异常是导致动脉粥样硬化的重要因素之一，是冠心病和缺血性脑卒中的独立危险因素。全球超过50%的冠心病的发生与胆固醇水平升高有关。在我国血脂异常的发生率高，有逐渐年轻化的趋势，这与我国人民的生活水平明显提高、饮食习惯发生改变等原因有密切关系。

2. 血脂异常的治疗　饮食治疗和改善生活方式是血脂异常治疗的基础措施，根据个体动脉粥样硬化性心血管疾病危险程度，决定是否启动药物调脂治疗。

（1）生活方式改变：健康的生活方式可以降低动脉粥样硬化性心血管疾病风险，延缓危险因素发展的进程。任何年龄阶段、无论是否进行药物治疗，都必须坚持控制饮食和健康的生活方式，主要包括抗动脉粥样硬化饮食，控制体重，规律锻炼，戒烟。血脂异常明显受饮食及生活方式的影响，因此，食物应多样，以谷类为主；吃动平衡，保持健康体重；多吃蔬果、奶类和大豆；适量吃鱼、禽、蛋、瘦肉；少盐少油，控糖限酒。

（2）药物治疗：血脂异常的治疗药物首选他汀类调脂药物，起始宜应用中等强度，根据个体调脂疗效和耐受情况，适当调整剂量。若使用他汀类药物后，胆固醇水平仍不能达标，可考虑与其他降低胆固醇的药物（如依折麦布）联合使用；若联合使用后仍不能达到目标值，可加用降低甘油三酯的药物。

调脂药物大体上可分为两大类：①主要降低胆固醇的药物，包括他汀类、胆固醇吸收抑制剂、普罗布考、胆酸螯合剂及其他调脂药（脂必泰、多廿烷醇）等；②主要降低甘油三酯的药物：包括贝特类、烟酸类和高纯度鱼油制剂等。

（三）冠心病

1. 冠心病的概述 冠心病是指由于冠状动脉粥样硬化使管腔狭窄或阻塞，导致心肌缺血、缺氧而引起的心脏病。我国冠心病患病率城市高于农村，但死亡率农村高于城市，已成为城乡居民致残、致死的最主要原因之一。冠心病危险因素包括高龄、男性、高血压、吸烟、血脂异常、糖尿病、早发冠心病家族史。

2. 冠心病的治疗原则 保持健康生活习惯，积极控制危险因素，根据疾病危险分层，选择合适的治疗药物。

3. 冠心病的治疗

（1）一般治疗：对于冠心病患者，应避免各种诱发因素，如避免进食过饱（尤其是饱餐后运动）、戒烟限酒、避免过度劳累、减轻精神负担、保持充足睡眠；避免感染；避免输液量过多或输液速度过快；积极控制冠心病危险因素等。

（2）药物治疗：冠心病的药物治疗目标是缓解心绞痛症状和预防心血管事件。①缓解症状、改善缺血的药物：主要包括3类，硝酸酯类药物（如硝酸甘油）、β受体阻滞剂（如××洛尔）和钙通道阻滞剂（如××地平）；②改善预后的药物：此类药物可改善稳定性心绞痛患者的预后，预防心肌梗死、心源性猝死等不良心血管事件的发生，主要包括抗血小板药物（如阿司匹林）、降胆固醇药物（如××他汀）、β受体阻滞剂（如××洛尔）和血管紧张素转化酶抑制剂（如××普利）或血管紧张素Ⅱ受体阻滞剂（如××沙坦）。

（四）脑卒中

1. 脑卒中的概述 脑卒中又称"脑中风""中风""脑血管意外"，包括缺血性脑卒中和出血性脑卒中。脑卒中是由于脑部血管阻塞或脑部血管突然破裂而引起脑组织损伤的一组疾病，是一种急性脑血管疾病，具有发病率高、死亡率高、致残率高和复发率高的特点。缺血性脑卒中，也称脑梗死，它的发病率高于出血性脑卒中，占脑卒中总数的60%~70%。

2. 脑卒中的治疗原则 脑卒中的治疗首先要区分是缺血性脑卒中还是出血性脑卒中，不同类型的脑卒中，治疗方式不同；其次要重视对基础疾病的治疗，如高血压、高血糖、高脂血症等；最后，要重视康复锻炼，以促进患者的全面恢复。

3. 缺血性脑卒中的二级预防

（1）高血压：应用降压药的原则是既要有效和持久地控制血压，又不影响重要器官的血流量。可根据患者情况选择合适的降压药。

（2）高脂血症：他汀类降脂药不仅能有效降低胆固醇及低密度脂蛋白水平，还能稳定动脉粥样硬化斑块，从而减少脑卒中的发生。

（3）糖尿病：缺血性脑卒中患者糖尿病的患病率高，糖尿病是缺血性脑卒中患者脑卒中复发或死亡的独立危险因素。对糖尿病患者进行生活方式和/或药物干预能减少缺血性脑卒中事件，推荐糖化血红蛋白治疗目标为<7%。

（4）高同型半胱氨酸血症：本症与脑卒中发病相关。叶酸与维生素 B_6 和 B_{12} 联合应用，可降低血浆同型半胱氨酸水平。

4. 出血性脑卒中的治疗

出血性脑卒中的治疗包括内科治疗和外科治疗，大多数患者均以内科治疗为主，如果病情危重或发现有继发原因，且有手术适应证者，则应该进行外科治疗。

二　自我服药的注意事项（用药自我管理）

心脑血管疾病，如高血压、高血脂、冠心病、脑卒中等，都需要遵医嘱按时用药，不可擅自盲目停药，否则会导致疾病急性加重或复发。下面通过几个咨询案例，让大家了解心脑血管常用药物的相关知识。

（一）阿司匹林

阿司匹林已经有一百多年历史了，是医药史上经典药物之一。阿司匹林是一些心脑血管疾病如冠心病、脑卒中患者必不可少的基本药物。从作用效果来说，它是一柄"双刃剑"，一方面能抑制血小板聚集和预防血栓形成，另一方面可能会损伤消化道黏膜，临床上主要表现为消化不良、恶心、呕吐、上腹不适，严重时可引起呕血、黑便等。对于服用阿司匹林，我们需要关注哪些事项呢？请看下面关于阿司匹林的咨询案例。

1. 患者咨询　我上个月得脑卒中了，出院后医生让我服用阿司匹林，我现在肢体已经完全恢复了，还要不要吃？如果一定要吃，怎么吃效果最好？

2. 药师答复　阿司匹林是第一个被证实在脑卒中二级预防中有效的抗血小板药物。

阿司匹林怎么服用效果最好？很多患者会纠结到底早晨还是晚上服用。关于这个问题，目前医学界尚无定论。其实，在哪个时间段服药并不重要，只要长期坚持服用阿司匹林就能获得持续的抗血小板效果。目前专家们的共识是，长期服用阿司匹林的作用是持续性的，早晚没有多大区别，关键是坚持。

那么，阿司匹林应该空腹还是餐后服药？阿司匹林普通制剂的传统用法是餐后服用，旨在通过食物的缓冲减少对胃肠黏膜的直接损伤。而目前阿司匹林都是肠溶制剂，抗酸而不耐碱，进餐后，胃内酸性环境被食物稀释，胃液酸碱度提高，肠溶衣易于溶解。此外，药片与食物混合使药物在胃内停滞时间延长，也容易使肠溶衣破坏。而空腹时胃内酸性强，肠溶衣不易溶解且胃排空速度快，在胃内停留时间短，从而可减少药物对胃黏膜的损伤。所以，阿司匹林肠溶片应该空腹服用。

3. 药师建议

（1）阿司匹林肠溶片需空腹服用，如能耐受，应坚持长期服用。

（2）每1~3个月定期检查粪便潜血及血常规，如出现上腹不适、血便、黑便或身体其他部位出血，请及时就诊。

（3）乙醇可加剧阿司匹林对胃黏膜的损害作用，患者应避免饮酒。

（4）低剂量阿司匹林能减少尿酸的消除，可能诱发痛风，有痛风史的患者需注意。

（5）服药期间如需要接受外科手术，一定要征求主管医生的意见，不可擅自停药。

（二）氯吡格雷

氯吡格雷是另一种应用较为广泛的抗血小板药物，临床上用于心肌梗死、缺血性脑卒中和周围动脉缺血等疾病的治疗。氯吡格雷和阿司匹林的作用机理不一样，简单来说，阿司匹林是通过一种方法抗血小板，氯吡格雷是通过另外一种方法来抗血小板。那对于氯吡格雷，我们需要了解哪些信息，请看下面的咨询案例。

1. 患者咨询 我们家老伴儿上周急性心梗住院，医生给他服用阿司匹林，但是他吃了感觉胃不舒服，所以医生将阿司匹林换成氯吡格雷，这是个什么药呀？

2. 药师答复 氯吡格雷是一种抗血小板药，在急性冠脉综合征、缺血性脑卒中以及外周动脉血管疾病等领域都有广泛的应用，已成为抗血小板治疗的基石之一。

氯吡格雷是前体药物，特点是必须通过肝脏代谢转化为活性状态，才能发挥抗血栓的作用。但是人体肝脏内的代谢酶（肝药酶）有着明显的遗传差异，有一部分人群的肝药酶活性较差，就会影响药物的抗血栓作用。所以在某些情况下（如服药后仍然多次出现血栓事件），就需要进行肝药酶的基因检测。当然，并不是每个患者都需要常规检测。

有些药（比如治疗胃病的奥美拉唑）和氯吡格雷一起服用，会通过影响肝药酶而减弱氯吡格雷的效果，可以让医生把她换成泮托拉唑。有些时候，氯吡格雷必须和阿司匹林或其他抗栓药合用，效果会更好，但要关注出血风险，做到疗效和安全双丰收！

饭前或饭后服用都是可以的，如能耐受，应长期坚持服用。如果出现上腹不适、血便、黑便或身体其他部位出血，要及时就诊。服药期间如需要接受外科手术，一定要征求医生的意见，不可擅自停药。

（三）华法林

华法林属于口服抗凝药，它能降低血液的凝固功能，从而预防血栓形成。静脉血栓、肺栓塞、房颤或装有人工心脏瓣膜等患者，可能需要服用此类抗凝药。要防止血管内有害血栓的形成，便需要有效控制合适的凝血指数（国际标准化比值）。凝血指数可从凝血功能化验得知，医生会按验血报告为患者调整服药的剂量。如果国际标准化比值太高，身体容易出血；如果太低，则容易引起血管栓塞。所以患者必须按医生指示按时服药并定期验血。华法林是比较特殊的药品，服用前患者需详细了解其相关信息，以确保用药安全有效。

1. 患者咨询 我是房颤患者，最近脑卒中了，医生给我开了华法林，听说这个药吃了会出血，我应该注意哪些事情？

2. 药师答复 服用华法林应注意以下事项。

（1）按照医生指示服用药物，切勿擅自更改剂量或停服，因为药量不足会增加血管栓塞或中风的风险，而药量过高出血的风险就会增加。

（2）必须定期复诊及验血，以确保华法林的剂量合适。

（3）多种药物，包括西药及中药，会与华法林产生相互作用，影响华法林的疗效。正服用华法林的患者在服用新的药物之前，必须先咨询医生或药师。

（4）接受任何手术或治疗前，请告诉所有医生你正在服用华法林，以便作出适当的安排。

（5）应尽量避免参与一些容易引致身体受伤的活动。

（6）在刷牙、使用牙线或剃须刀时，应加倍小心，尽可能使用软毛牙刷及电动剃须刀。

（7）不可随意服用含有维生素 K 的补充剂，因为维生素 K 会减低华法林的功效。日常很多食物含有维生素 K，如绿叶蔬菜等。为避免影响华法林的药效，患者应保持稳定的饮食习惯。

（8）避免饮酒。

3. 其他常见的问题

（1）我担心华法林会有出血的副作用，可否停止服用此药？

答：不可以。出血是服用抗凝药常见的副作用，若因害怕副作用而不服药，可能导致病情失控，后果更为严重。按医嘱服药并定期验血，确保剂量合适，可降低出血风险。

（2）如果没有感到不适，我可否自行停药或减少剂量？

答：血栓形成的初期是没有任何征兆的，因此千万不要自行决定服药的剂量，以免耽误病情。

（3）蔬菜所含的维生素 K 会影响华法林的功效，因此，在服用华法林期间，我是否要停止进食蔬菜类食物？

答：不需要停止进食蔬菜。正常及均衡的饮食可维持体内稳定的维生素 K 水平。不随意改变饮食习惯，便不会产生不良的影响。

（四）他汀类药物

目前我国临床常用的调脂药物主要包括他汀类、贝特类、烟酸类以及胆固醇吸收抑制剂。其中他汀类药物具有最充分的随机临床研究证据，可以显著改善患者预后。研究显示，低密度脂蛋白降低 1mmol/L，第 1 年内心肌梗死、脑梗与心血管死亡风险降低约 10%，1 年后降低约 16%，2 年后降低约 20%，此后治疗每延长 1 年，这些严重事件风险进一步降低 1.5%，治疗 5 年后风险降低 20% ～25%。

贝特类与烟酸类药物一直广泛应用于临床。近年来多项随机临床研究发现，贝特类与烟酸类药物虽可对血脂产生有益影响，却未能显著减少主要心血管终点事件与全因死亡率。因此，不推荐首选这两类药物用于血脂异常药物干预，除非患者甘油三酯严重升高或不能耐受他汀治疗。当患者经过强化生活方式干预以及他汀类药物充分治疗后甘油三酯仍不达标时，可考虑在他汀治疗基础上加用非诺贝特或烟酸缓释剂。

1. 咨询案例　我是冠心病患者，一年前放了心血管支架。现在我病情已经稳定了，复查支架是好的，血脂也在正常值范围内，是不是可以停用降脂药物阿托伐他汀片呢？要注意哪些事情呢？

2. 药师回答　阿托伐他汀是临床上常见的一种他汀类降脂药物，可降低冠心病的发病率和死亡率，减慢动脉粥样硬化斑块的发展。使用他汀类药物使血脂达标后，应坚持长期用药，可根据血脂水平调整剂量，无特殊原因不应停药。

临床常用的他汀类药物主要有阿托伐他汀、瑞舒伐他汀、洛伐他汀、辛伐他汀、普伐他汀、氟伐他汀等。他汀类药物常见的不良反应包括转氨酶升高、肌病、横纹肌溶解等。因此，患者在服药期间应监测血脂、肝功能、肌酶等指标。血谷丙转氨酶、谷草转氨酶超过正常上限 3 倍或肌酸激酶升高超过正常上限 5 倍应停用他汀类药物并复查，直至恢复正常。

辛伐他汀、洛伐他汀、阿托伐他汀主要经由肝药酶代谢，与红霉素、克拉霉素、伊曲康唑等肝药酶抑制剂联合应用时可增加不良反应发生的风险，因此，用药前应咨询医生或药师。老年人常合并多种疾病并联合多种药物治疗，需密切关注药物相互作用的影响。

合理的饮食结构、健康的生活方式是治疗血脂异常的基本措施，在此基础上可根据患者的危险分层和个体特点，充分评估调脂治疗的利弊，合理选择药物。

老年朋友们需牢记：生活方式要改善，血压管理要记牢，血糖管理别忘掉，血脂达标很重要，定期体检要坚持。让我们一起打好心脑血管保卫战！

第四节

老年人呼吸系统疾病用药自我管理

一 呼吸系统常见疾病特点

呼吸系统在人体中最重要的作用是肺的通气和换气功能，同时呼吸系统还有防御和免疫功能。当呼吸系统的防御或免疫功能受损时，人体可能会感到不适或痛苦，比如出现发热、咳嗽、咳痰、咯血、胸闷胸痛、呼吸困难等症状。

急性起病的呼吸系统疾病如急性上呼吸道感染、急性气管炎、肺炎在青壮年患者中通常伴有发热、咳嗽、咳痰，老年人因个体反应较弱，有可能仅有低热或不发热，容易被忽视。慢性呼吸系统疾病如慢性支气管炎、慢性阻塞性肺疾病通常表现为慢性咳嗽、咳痰、呼吸困难、喘息和胸闷。随着年龄的增大，气道的慢性疾病在老年人中的患病率明显增高。虽然确切的病因目前尚未完全清楚，但与香烟烟雾等有害气体的长期接触会增加罹患呼吸系统疾病的可能性，因此，主动戒烟及拒绝二手烟是自我保护呼吸系统的有效方法。

二 常见的治疗药物

根据对呼吸系统的作用，可将治疗的药物分为镇咳药、祛痰药、平喘药等。咳嗽是一种人体自我保护性的活动，有利于呼吸道内的分泌物或异物排出，因此轻度的咳嗽一般不必使用镇咳药。对于有痰的咳嗽，最好同时使用祛痰药，但无痰或少痰合并过于频繁剧烈的咳嗽会增加人体的痛苦、影响休息，此时可适当使用镇咳药以缓解症状。呼吸道有炎症时，分泌的痰液量可能增多而变得黏稠，过多的痰液不仅刺激咳嗽加重，还可能阻塞呼吸道引起气急，甚至滋生病原体引起继发感染，此时促进痰液排出就是重要的治疗手段之一。

平喘药通过舒张气道上的平滑肌、减少炎症释放，最终达到缓解喘息症状的效果，是治疗呼吸系统疾病的重要药物。由于人体的气道与外界直接相连，可以直接将药物吸入到支气管或肺部治疗呼吸系统疾病。

吸入疗法是慢性气道疾病的一线基础治疗方法。与口服和静脉给药相比，吸入疗法的药物直接作用于肺部，具有起效快、疗效佳、安全性好的优势。现代吸入疗法可分为两大类：一类是预装药物的方便携带的吸入装置，适合于居家和外出旅行；另一类是溶液或混悬液，使用雾化装置将药物转为气溶胶形式，适合于住院或配备雾化装置的家庭。

三　用药自我管理

吸入疗法治疗时，患者能够正确操作吸入装置、定时定量吸入药物是保证疗效的基础。

当进行雾化治疗时，一般建议治疗前 1 小时就不吃东西。使用氧气或空气驱动的射流雾化器时，气体的流速调整至 6~8L/min，这个流速下药液雾化的小液滴最容易沉积在小气道中，保证疗效。雾化时采用舒适的坐位或半卧位，用嘴深吸气、鼻呼气的方式进行深呼吸，注意面罩的密闭性，以减少药物沉积在眼部刺激眼球，如果发生应立即用清水清洗。雾化结束后应及时清水洗脸，或用湿毛巾擦干嘴巴、鼻子周边的雾珠，用清水漱口清洁口腔，以减少药物的不良反应。雾化吸入装置每次使用后用清水冲洗并晾干，以备下次使用。

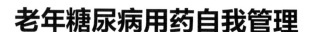

第五节
老年糖尿病用药自我管理

一　老年糖尿病的特点和药物治疗原则

老年糖尿病患者并发症和伴发病多、症状不典型、患者自我管理能力差，在药物选择方面有其特殊性。另外，与年龄相关的糖代谢生理学变化和低血糖发生危险性的增加，对老年人糖尿病的药物治疗带来重要提示。老年糖尿病的治疗目标是减少急慢性并发症导致的伤残和死亡，改善生存质量，提高预期寿命，应根据与药物代谢或消除的年龄相关的生理学改变，进行个体化治疗，以最大程度减少副作用如低血糖的危险。

经过生活方式干预后血糖仍不达标的老年糖尿病患者应尽早进行药物治疗。药物治疗总的原则包括：①优先选择低血糖风险较低的药物；②选择简便、依从性高的药物，降低多重用药风险；③权衡获益风险比，避免过度治疗；④关注肝肾功能、心脏功能、并发症及伴发病等因素。

二　老年糖尿病常用的降糖药物

常用的降糖药物种类复杂，品种繁多，且老年患者基础疾病、并发症多，如何选择合适的降糖药，控制好血糖，需要我们深入了解这些降糖药的适应证、用法用量、不良反应及相互作用等知识点。

（一）二甲双胍

二甲双胍是国内外多个指南和共识推荐的老年糖尿病患者的一线降糖药物之一。胃肠道反应与体重下降限制了二甲双胍在部分老年患者中的使用。对于老年患者，建议从小剂量起始（每天 500 毫克），逐渐增加剂量，最大剂量不应超过每天 2 550 毫克。使用缓释剂型或肠溶剂型有可能减轻胃肠道反应，且缓释剂型服药次数减少。若老年患者已出现肾功能不全，需定期监测肾功能，并根据肾功能调整二甲双胍剂量或者停用。二甲双胍可能增加老年糖尿病患者维生素 B_{12} 缺乏的风险，需在用药后定期监测维生素 B_{12} 水平并及时补充。

（二）磺脲类

常用的磺脲类药物主要有格列本脲、格列齐特、格列吡嗪、格列喹酮和格列美脲。磺脲类药物降糖效果明确，但易致低血糖及体重增加。长效磺脲类药物上述不良反应更常见，老年患者应慎用。相比之下，短效磺脲类药物以及药物浓度平稳的缓释、控释剂型可优先选用。磺脲类药物与他汀类、抗菌药物、部分心血管药物及质子泵抑制剂等合用时，应警惕低血糖事件及其他不良反应的发生。对于肾功能不全的老年糖尿病患者，格列喹酮是一个相对安全的选择。

（三）格列奈类

格列奈类药物主要有瑞格列奈、那格列奈。格列奈类药物降糖效果与磺脲类药物相近，也会引起体重增加，而低血糖风险较低。该类药物需餐前 15 分钟内服用。格列奈类药物主要经肝脏代谢，可以用于肾功能不全的老年患者，无须调整剂量。

（四）α- 糖苷酶抑制剂

α- 糖苷酶抑制剂主要有阿卡波糖、伏格列波糖、米格列醇，适用于高碳水化合物饮食结构（米饭、面食等为主）和餐后血糖升高的糖尿病患者。该类药物的常见不良反应包括腹胀、腹泻、排气增多等胃肠道反应，应小剂量起始，逐渐增加剂量。该类药物单独使用低血糖风险较低，若出现低血糖应使用葡萄糖或糖水升血糖。

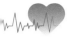

（五）噻唑烷二酮类

噻唑烷二酮（TZD）类是胰岛素增敏剂，通过增加骨骼肌、肝脏及脂肪组织对胰岛素的敏感性发挥降糖作用。目前常用的 TZD 有罗格列酮、吡格列酮。TZD 作为目前唯一的胰岛素增敏剂，研究显示其有心血管保护作用。存在严重胰岛素抵抗的老年糖尿病患者可考虑选用该类药物，但该类药物可能导致患者体重增加，水肿、骨折和心力衰竭的风险增加，有充血性心力衰竭、骨质疏松、跌倒或骨折风险的老年患者应谨慎使用该类药物。

（六）二肽基肽酶Ⅳ抑制剂

二肽基肽酶Ⅳ（DPP-4）抑制剂是近年来国内外指南和共识推荐的老年糖尿病一线降糖药之一。目前在国内上市的 DPP-4 抑制剂为西格列汀、维格列汀、沙格列汀、阿格列汀和利格列汀。该类药物单独应用时一般不会出现低血糖，对体重影响较小，胃肠道反应轻微，因此较适用于老年患者。利格列汀可用于任何肾功能状态的老年患者，无须调整药物剂量，其余 DPP-4 抑制剂需根据肾功能调整剂量或停用。若患者怀疑出现胰腺炎，应停止使用本类药物，并及时就医。

（七）钠 - 葡萄糖耦联转运体 2 抑制剂

钠 - 葡萄糖耦联转运体 2 钠 -葡萄糖共转运蛋白 2（SGLT2）抑制剂包括达格列净、恩格列净和卡格列净。SGLT2 抑制剂极少发生低血糖，可减体重，特别是减少内脏脂肪；还能改善老年患者的心血管功能及肾功能等。SGLT2 抑制剂常见的不良反应为泌尿生殖系统感染（尿路感染）、血容量减少等，老年患者使用时需注意。

（八）胰高血糖素样肽 -1 受体激动剂

胰高血糖素样肽 -1（GLP-1）受体激动剂除了能降低血糖，还能延缓胃排空，抑制食欲、减少进食量，兼具降低体重、血压和血脂的作用，低血糖发生风险低。目前国内上市的 GLP-1 受体激动剂有艾塞那肽、利拉鲁肽、利司那肽、度拉糖肽、贝那鲁肽和洛塞那肽，均需皮下注射。利拉鲁肽每日注射一次，可在任意时间注射。利司那肽每日注射一次，可在任意一餐前注射。艾塞那肽周制剂、洛塞那肽、度拉糖肽每周注射一次，且无时间限制。GLP-1 受体激动剂主要的不良反应为恶心、呕吐、腹泻等胃肠道不良反应，且有延缓胃排空的作用，需警惕诱发或加重老年糖尿病患者营养不良、肌少症以及衰弱。

（九）胰岛素

老年糖尿病患者在生活方式和非胰岛素治疗的基础上，血糖控制仍未达标，可加用胰岛素治疗。起始胰岛素治疗时，首选基础胰岛素（如德谷胰岛素、甘精胰岛素、地特胰岛素等），用药方便、依从性高，适用于多数老年患者。根据空腹血糖水平，每 3～5 天调整一次剂量，直至空腹血糖达到预定目标。如空腹血糖达标，但糖化血红蛋白不达标时，应重点关注餐后血糖，必要时可添加餐时胰岛素。

必须联用胰岛素才能将血糖控制满意的老年糖尿病患者，应尽量简化胰岛素方案，需考虑下列几点：①尽量减少注射次数；②采用长效或超长效胰岛素类似物控制空腹及餐前血糖满意后，在餐后血糖不达标时再考虑加用餐时胰岛素；③尝试将预混胰岛素转换为基础胰岛素，以简化方案并减少低血糖风险。

（十）药物治疗小结

老年糖尿病患者在经过生活方式干预后血糖仍不达标，应开始药物治疗。单药治疗 3 个月以上仍血糖控制不佳时，应联合不同机制的药物进行治疗，但避免联合应用增加低血糖及其他不良反应风险的药物。经过规范的非胰岛素治疗无法达到血糖控制目标的老年患者应及时启动胰岛素治疗。

三 降糖药物健康小秘方

（一）降糖药应从小剂量开始使用

任何降糖药的使用一定要从小剂量开始，第一次为"投石问路"，经过一段时间药物的积累作用达到最终稳定结果后，根据血糖监测的情况进行调整，逐渐增加药物剂量，直至把血糖控制到理想程度，避免大剂量用药引起的低血糖及其他药物不良反应。

（二）不能血糖恢复正常就随意停药

糖尿病作为一种慢性病，临床目前尚无根治该病的药物，降糖药都以控制血糖为主。不少初发糖尿病患者经过一段时间治疗，血糖便能恢复正常，如果停了药，血糖水平很有可能会再次升高。而且随意地停药可能还会引起血糖骤然升高，产生糖尿病酮症酸中毒，甚至昏迷，危及生命。

（三）不吃饭不服用降糖药

有些人认为糖尿病是吃出来的，所以最好就少吃甚至不要吃饭了。须知服用降糖药一定要在正常吃饭的基础上，如果吃了降糖药不吃饭或是吃的量不够，也容易发生低血糖。所以如果主食吃的量不够就应该减少降糖药的剂量，待主食量恢复以后再恢复降糖药的剂量。

（四）生活规律、进食准确

没有患糖尿病的人，自身分泌的胰岛素可以随着进食量的大小引起的血糖高低来分泌，而糖尿病患者则不行。外源注射胰岛素的剂量和口服降糖药的剂量是在科学饮食、运动和规律作息的基础上摸索出来的，所以进食量准确、生活有规律是调整糖尿病的前提。

（五）糖尿病可以服用带"糖"字的药物

不少糖尿病患者有恐"糖"心理，会把药片的糖衣、薄膜衣刮掉，导致药物吸收效果变差；他们也不敢服用药名中带有葡萄糖的药物，如氨基葡萄糖、葡萄糖酸钙、葡萄糖酸锌、乳果糖等，从而影响了治疗效果。其实糖衣中的糖分以及辅料中的淀粉、多糖等含糖量很少，还不及两粒白砂糖的含糖量；而药物中的葡萄糖基团，通常不会分解成单糖供能，因此患者可以放心使用。

（六）胰岛素治疗不会成瘾、产生依赖性

不少患者对使用胰岛素治疗糖尿病存在偏见及误区，常见举例如下。

1. 使用胰岛素表示已经无药可救了

目前糖尿病治疗注重早期治疗、尽快达标，为避免高血糖引起的急性及慢性并发症，临床多使用胰岛素进行强化降糖。

2. 胰岛素会上瘾，打了就停不了

胰岛素是人体自身分泌的激素，不存在上瘾的可能。相反，人体离不开胰岛素。胰岛素作为治疗糖尿病的常用药物，并不会使患者产生依赖性。

3. 打胰岛素会痛，太复杂了

经调查，大多数患者胰岛素注射的疼痛是由针头的反复使用及不正确的注射方式引起的。目前注射胰岛素采用专门设计的胰岛素笔，操作简单、携带方便，和吃药比并不麻烦。

第六节
肿瘤用药有讲究，老年人群应注意

一　老年肿瘤患者的特点

对于 60 ~ 79 岁的老年人来说，肿瘤是最主要的导致死亡的恶性疾病之一。

对于老年肿瘤患者，治疗的难点是如何在疗效和不良反应之间进行权衡。治疗时需要考虑年龄因素导致的一些特点。应避免一些降低生活质量且没有显著生存获益的治疗。与衰老相关的生理变化可能会影响老年人耐受肿瘤治疗的能力，应在治疗决策过程中加以考虑。

二　老年肿瘤患者的抗肿瘤治疗

（一）化疗

年龄的增长可能导致肿瘤治疗过程中药效学和药物代谢动力学的改变，也可能增加不良

反应的发生率。老年肿瘤患者在化疗后最容易发生的不良反应包括骨髓抑制（导致中性粒细胞减少、贫血和血小板减少）、黏膜炎、肾毒性、心脏毒性以及神经毒性等。老年肿瘤患者似乎面临严重和长期骨髓抑制和黏膜炎的特殊风险，增加患心肌病、中枢和外周神经病变的风险，还会增加感染、脱水、电解质紊乱和营养不良的风险。化疗也会影响认知功能、平衡能力、视力、听力和情绪等。因此，必须注意密切监测并及时处理这些不良反应（可能会干扰治疗），以便从化疗中获得最大益处。

（二）靶向治疗

靶向治疗（包括针对肿瘤进展的重要靶点的多克隆抗体或小分子化合物）的出现显著改善了多种恶性肿瘤的预后。鉴于与传统化疗药物相比，靶向治疗具有更好的疗效和较低的毒性，因此在老年患者中使用靶向治疗是一个很好的选择。

当然，靶向治疗也存在一些独特且严重的不良反应。比如，HER-2抑制剂曲妥珠单抗可能导致心血管不良反应（左室功能不全等），VEGF抑制剂贝伐珠单抗可能导致高血压或动脉血栓栓塞，而EGFR抑制剂（如厄洛替尼、舒尼替尼、索拉非尼、西妥昔单抗等）可能导致皮肤毒性（痤疮样皮疹、手足综合征等）。

对于不能耐受化疗的老年肿瘤患者，在开始靶向治疗前应考虑风险收益比，并应尽量做到个体化治疗。

三 老年肿瘤患者的用药自我管理

（一）有癌痛的老年肿瘤患者，如何使用芬太尼透皮贴剂

疼痛作为"第五大生命体征"，明显影响患者的预后及生活质量。对于NRS疼痛评分大于4分的慢性疼痛，三阶梯的强阿片类药物是治疗的基石。大部分患者可以通过滴定后口服强阿片类药物而使疼痛获得有效缓解。然而，有部分患者因为肠梗阻或其他原因无法耐受口服，此时临床医生可能会建议患者使用芬太尼透皮贴剂。

1. 芬太尼透皮贴剂有几大优势：第一是无创；第二是操作简便，患者依从性较好；第三是可用于肝功能不全、肾功能不全患者的镇痛治疗。

2. 使用芬太尼贴剂需要符合"吗啡耐受"，即每天60毫克的吗啡当量使用7天以上，因为需要考虑呼吸抑制的风险；当然，临床使用的时候，也要根据患者的实际情况来制订合适的方案。

3. 使用芬太尼透皮贴剂的患者需关注的用药要求和注意事项具体如下。

（1）贴于什么部位比较好？

1）不需要贴于疼痛部位，可选择双手上臂、前胸、后背等皮肤平坦部位。

2）对于易出汗的患者，可以考虑贴于上臂较不容易脱落，当然也可以考虑增加固定胶布。

3）有腹水的患者不推荐贴于腹部。

4）尽量选择不同部位的皮肤，以减少皮肤负担。

5）尽量避开伤口、放疗及淋巴水肿的皮肤。

（2）贴之前皮肤需要做些什么准备工作？

1）使用前可用清水清洁贴用部位，贴用前，该部位皮肤应完全干燥。不能使用肥皂、洗剂等可能刺激皮肤或改变皮肤性状的用品。

2）应选择平坦、体毛较少的皮肤。如无法避免有体毛的部位，应用剪刀或电动剃须刀清除体毛。

（3）用药期间有什么注意事项？

1）贴前，应在贴剂上注明贴用日期，便于记忆，避免错过更换时间。每贴一般可贴用72小时，更换贴剂时应撕去旧贴。

2）贴上后用手掌用力按压2分钟，使贴剂与皮肤完全接触。

3）贴用部位温度升高可能导致药物释放过快，有引起呼吸抑制的风险。因此，贴用期间应避免电热毯、热水袋等热源，也应避免洗热水澡。发热患者需谨慎使用。

（4）用药后有什么注意事项？

1）换帖后，废帖需妥善保管，待下次领药时交回药房。

2）如果疼痛缓解，不可自行停药，应在医师指导下决定是否减量或停药。

3）注意观察，如贴用后出现皮肤红肿、瘙痒等过敏症状，需及时就医以决定是否换用其他药物。

（二）老年肿瘤患者的健康食谱

得了肿瘤，生活中饮食该注意什么呢？有统计数据显示，我国的住院肿瘤患者中有67%的人存在中度甚至重度的营养不良。这种营养不良可能影响患者治疗效果，增加并发症，甚至缩短生存期。住院期间，医生会根据患者的营养状况选择肠内或者肠外营养支持。但出院之后，患者该如何更好地改善自己的营养状况呢？

1. 标准膳食营养处方

如果愿意了解，我们有推荐的营养配比。该配比是根据患者的体重来决定的，按标准体重60千克算，每天能量的推荐量为1 800千卡。脂肪按总能量的30%计算，应该为60克。蛋白质按1.5g/kg计算，应该为90克。剩余为碳水化合物，应该为225克。

2. 推荐膳食处方

（1）主食（粮谷类）为每日235克（生重），杂粮建议占比1/3。

（2）蔬菜每日500克，以叶菜和瓜类为主。

（3）水果每日200克，以低含糖量水果为宜。

（4）肉类为每日100克瘦肉，鸡鸭类为主。

（5）鱼虾为每日50克，海鱼更好。

（6）蛋类为每日2个。

（7）牛奶为每日250毫升。

（8）适量豆制品，如大豆类25克，相当于豆腐100克，豆腐干50克，以及豆浆400毫升。

（9）烹调用植物油每天 20 克。

（10）食盐，每天少于 6 克。

当然，除了膳食处方以外，还要戒烟戒酒。如果实在无法戒酒，也要严格控制饮酒量，白酒一天不超过 50 毫升，葡萄酒一天不超过 250 毫升，啤酒一天不超过 750 毫升。

还要坚持日常的运动锻炼。从小运动量开始，每天锻炼 5 ~ 10 分钟即可。根据自己的身体状况，逐步达到每周锻炼 150 分钟，推荐散步。

（三）培美曲塞用药前，该如何正确补充叶酸？

培美曲塞比氨甲蝶呤更容易被转运到细胞内并转化为多聚谷氨酸。因其毒性较低，培美曲塞已成为肺腺癌一线或二线治疗的首选药物。但需注意，培美曲塞对骨髓、胃肠道和口腔黏膜有毒性，同步补充叶酸和维生素 B_{12} 可使毒性明显减轻。研究表明，培美曲塞治疗前如未补充维生素，严重毒性反应的发生率明显升高（15% ~ 20%），主要见于治疗前血浆同型半胱氨酸水平升高（治疗前叶酸缺乏的指标）的患者。

说明书中推荐培美曲塞治疗前服用低剂量叶酸或含叶酸的复合维生素制剂。服用时间为第一次给予培美曲塞治疗开始前 7 天至少服用 5 次日剂量的叶酸，一直服用整个治疗周期，在最后 1 次培美曲塞给药后 21 天可停服。患者还需要在第一次培美曲塞给药前 7 天内肌内注射维生素 B_{12} 一次，以后每 3 个周期肌注给药一次，以后的维生素 B_{12} 给药可与培美曲塞用药在同一天进行。叶酸的给药剂量为 350 ~ 1 000 微克，常用剂量是 400 微克；维生素 B_{12} 剂量为 1 000 微克。

维生素 B_{12} 一般都由医生开药，而叶酸往往由患者自行购买后服用，这就容易出现问题。市面上一般的叶酸片是 5 毫克的，也就是 5 000 微克，这个剂量显然过大了。孕妇专用的叶酸片是 400 微克，剂量合适但往往价格较高或者不易买到。患者去药店往往会选择含有叶酸的复合维生素，这时候就需要注意其中叶酸的含量。

现在的复合维生素品种和价格各异，建议患者选择了一款产品后请务必看下背面的成分表，选择含有 400 微克叶酸的产品更合适。

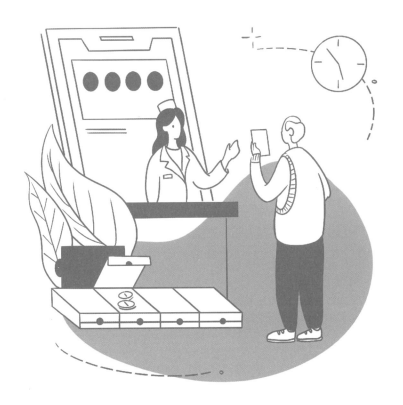

第七节

老年人营养不良的用药自我管理

一 营养不良概述

　　营养不良是常见的老年综合征，在老年人群中发生率较高。引发老年人营养不良的主要原因包括：疾病因素导致身体对能量及蛋白质等营养素需要量的增加，正常老化导致蛋白质和能量摄入量减少，某些特殊疾病和肌少症引发吞咽障碍导致摄入量减少。老年人的营养不良容易被忽视，因为在正常衰老的表象往往会掩盖营养不良的表现及其相关的不良后果。老年人的消化吸收功能减退，消化液分泌也减少，导致进食量减少、身体合成蛋白质能力下降、体力下降等。老年患者很难区分是正常的衰老还是营养不良。部分老年人本身可能患有基础疾病，基础疾病的长期消耗也使得老年患者存在营养风险的比率加大，造成身体活动受限，生活质量下降。这时定期的体检就非常重要，现在越来越多的医院会开设专科营养门诊，医生会从近期饮食的情况，体重的改变，身体肌肉成分的占比等来综合评判是否患有营养不良及营养风险。

二　营养不良的治疗

营养不良的治疗对于老年患者来说是一个长期的过程。总体来说就是把各种营养物质输送到人体内以满足身体的需要，常见的输送方式有 3 种。

1. 口服

这种方式最常见、最安全，也最经济实惠，长期使用这种方式也是可行的，口服的营养液目前多种多样，但天然的食物是我们的首选，只有在老年人进食受限，如吃不多、牙口不好等情况才会选用商品制剂。

2. 管饲

通常就是指一根管子通到胃或肠子里，从管子里输送每天所需的营养液。这种方式适用于特殊的患者，但也可以成为一种长期的治疗方式。

3. 静脉输注

只有在严重的营养不良的情况下才会采用的一种治疗方式。通常将氨基酸、葡萄糖、油脂和各种各样的维生素混合在一起，然后通过静脉输注到人的身体中，这种形式的治疗往往是以维持生命作为目的，并不是改善营养状况。

三　营养不良的自我管理

饮食的改善是最安全经济有效的。常有些老年人觉得自己最近精力较差，进卫生院或者医院要求输氨基酸、输白蛋白来改善自己的营养状况。从好的方面来讲，说明现在老年人的经济生活水平较高，营养意识较高，但是也应该提醒老年患者，这种方式不可取。没有专业医生的指导输注单一的营养物质如蛋白质是一件风险性极高的事情，可能会导致输液时的过敏；短时间内输注大量蛋白质导致心脏负荷加大，引发心力衰竭的风险增加等。建议优先从日常饮食改善做起。

老年人应首选优质蛋白。何为优质蛋白？就是指蛋白质中的氨基酸利用率高，各种氨基酸的比率符合人体所需，如家禽、蛋类、鱼类蛋白等，均是老年人优选的优质蛋白来源。而牛羊肉等因能量高，对机体的代谢负担大，所以不建议老年人多吃。大米、豆类等虽然氨基酸含量较少，但是从食物丰富性的角度考虑，老年患者也应适量摄入。简单来说，优质蛋白可适量多吃，食物种类越丰富越好。但是对于肾功能不全的患者而言，蛋白质分解后产生的废料因不能及时有效地排出体外而导致体内堆积引发一系列健康问题，建议在专业医生的指导下改善饮食。

老年人可适当补充益生菌和膳食纤维，以维持肠道微生态平衡，改善肠道功能。对于营养不良风险的老年患者，除了营养治疗外，还应鼓励其进行身体锻炼，以维持和改善肌肉含量和功能。

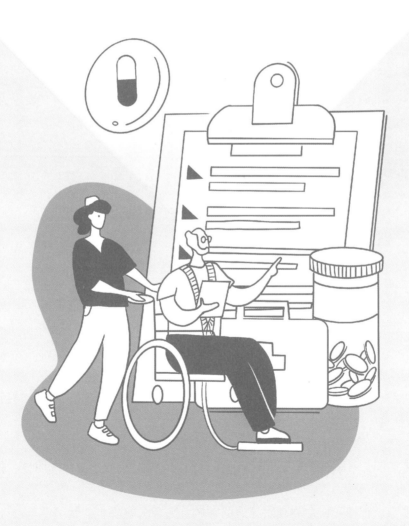

第八章

老年人疾病康复
自我管理

第一节

老年人心血管系统疾病康复的自我管理

在我国，心血管疾病的发生率和死亡率呈逐年上升趋势，严重威胁着民众健康。我们的生活方式，如吸烟、饮食、运动、肥胖、心理社会因素等，都会影响心血管疾病的发生；食物的血糖指数、肉类和乳制品的摄入量、膳食纤维的摄入和咖啡饮用等因素，也被证明与冠心病风险密切相关。运动能带来诸多健康益处，包括血压降低、胰岛素抵抗减少、血清高密度脂蛋白升高和体重减轻等，培养健康的生活方式，坚持科学饮食和身体锻炼，加强自我管理，对于降低心血管疾病的发生风险，促进心血管系统的康复具有非常重要的价值。

一 心血管系统疾病的范围

心血管疾病是一个大的分类，包括很多的疾病，如心脏血管的病变、心脏结构和功能的病变、心脏传导系统的病变等。心脏血管病变常见冠心病和高血压；心脏结构和功能的病变常见有高血压心脏病、扩张型心肌病和心脏瓣膜病变；心脏传导系统病变表现为不同情况的心律失常，如室性早搏（学名"室性期前收缩"）、心动过速、房颤等。

二 心血管系统疾病的临床表现

心血管系统疾病不同症状并不完全一样，以下是常见的临床表现。

1. 心悸

是心脏病开始时常见的症状，为一种心跳不适的感觉。

2. 呼吸困难

初起常为劳力性呼吸困难，劳累后加重，休息后好转。随着病情发展，可出现夜间阵发性呼吸困难，端坐呼吸，不能平卧，且常伴有咳嗽甚至咯血，严重者可发生肺水肿。

3. 胸痛

由心绞痛引起者多位于胸骨后，呈压迫性紧缩感或闷痛，并可能向左上肢或颈部等处放射，多因体力活动、情绪激动或饱餐所诱发。急性心肌梗死引起的胸痛通常持续时间较长，约半小时到数小时，且其发作可与活动无关。

4. 水肿

右心衰竭早期，水肿通常先见于下肢，常在白天活动后傍晚十分更为明显，休息后消失。

5. 咯血

二尖瓣狭窄、肺梗死或左心衰竭导致的肺淤血患者常有咯血症状。左至右分流的先天性心脏病，当肺循环血流量过多和/或肺动脉高压时，亦可咯血。

6. 晕厥

临床表现为短暂的意识丧失及抽搐，亦称"阿-斯综合征（Adams-stokes syndrome）"。

7. 发绀

有右向左分流的先天性心脏病或因肺淤血换气不良的心力衰竭患者均可有中枢性发绀、休克；右心衰竭患者因周围血流缓慢，组织从血液摄取氧过多而引起周围性发绀。

以上是心血管患者需要警惕的症状，如有以上表现要尽快去医院就诊。

三 心血管系统疾病的常见病因

病因一般有动脉粥样硬化、高血压性小动脉硬化、动脉炎等血管性因素，还有高血压等血流动力学因素，以及高脂血症、糖尿病等血液流变学异常，也包括白血病、贫血、血小板增多等血液成分因素。当然，吸烟、酗酒等不良生活习惯也与疾病的发生和进展密切相关。

四 确诊患有心血管疾病后该怎么办

1. 树立信心

心血管疾病是可防可治的疾病，应保持良好的心情，树立战胜疾病的信心和勇气，积极配合治疗；注意自己的情绪，不要过度伤神；遇事要乐观豁达，情绪不要太过激动；选择适合自己的方式，舒缓情绪。

2. 养成良好的生活方式

①完全戒烟，控制饮酒；②避免饮用浓茶与咖啡；③避免过度劳累，睡眠要充足；④冬季注意保暖和防寒，预防感冒的发生；⑤不在餐后或饥饿时洗澡，洗澡不宜超过 20 分钟；⑥避免屏气或过度用力，避免便秘；⑦谨防缺氧，定时适当饮水；⑧肥胖者需减轻体重。

3. 健康饮食

饮食总的原则是"四低二高"，指的是低盐、低糖、低脂、低热量、高维生素、高蛋白。多吃蔬菜、水果，避免暴饮暴食。合理饮食的 8 条建议：①食物新鲜、多样，以谷类为主，粗细搭配；②多吃新鲜蔬果和薯类；③每天吃奶类、豆类或其制品；④常吃适量的鱼、禽、蛋和瘦肉；⑤减少烹调用油量，吃清淡少盐膳食；⑥食不过量，天天运动，保持健康体重；⑦每天足量饮水，合理选择饮料；⑧限制饮酒。

4. 合理运动

生命在于运动。规律的运动对心血管系统具有多种好处，如减轻体重、改善血脂水平、降低血压以及有助于 2 型糖尿病的预防和治疗等。参与中等强度体育活动的男性与活动较少的男性相比，死亡风险可降低 23%。与久坐工作者相比，坚持轻至中度身体活动的人具有更低的心肌梗死风险。

建议根据自身身体状况及适应程度，进行中低强度的运动。有氧运动可选择打羽毛球、乒乓球、慢跑以及游泳等。但运动也别过量，运动的强度以不感觉疲劳为宜，运动后心率 =

170 - 年龄，运动后心率在此范围内就可以。

5. 遵医嘱服药

坚持服用降压、降脂、降糖药物，如果血压降低 10 毫米汞柱，冠心病的风险就会减少 1/6，而卒中的风险会减少 1/3；胆固醇每减少 1%，冠心病危险降低 2% ~ 3%。此外，更重要的是遵从医嘱服用阿司匹林、氯吡格雷等抗血小板药，因为血小板是血栓形成最重要的环节，血栓脱落会"堵塞"血管，引发心脑血管意外。

6. 定期复查

按医嘱定期、定点复查，最好到了解病情的医院和医生那里复查。如果出现胸闷、胸痛、气短等症状，应立即坐下或平躺，含服硝酸甘油，如不能缓解应立即就医。

老年人糖尿病康复的自我管理

糖尿病是由遗传和环境相互作用而引起的一组以慢性高血糖为共同特征的代谢综合征。糖尿病诊断依据：典型糖尿病症状（烦渴多饮、多尿、多食、不明原因体重下降）加上随机血糖 ≥ 11.1mmol/L，或加上空腹血糖 ≥ 7.0mmol/L，或加上口服葡萄糖耐量试验 2 小时血糖 ≥ 11.1mmol/L，或加上糖化血红蛋白 ≥ 6.5%。无典型糖尿病症状者，需改日复查确认（以上所有指标均为静脉血浆葡萄糖检测）。随着糖尿病病程的进展，可出现多系统损害，导致眼、肾、神经、心脏、血管等组织的慢性进行性病变，进而引起功能缺陷及衰竭。在重症或应激情况下，患者可发生糖尿病酮症酸中毒、高渗性高血糖状态等急性代谢紊乱。正常人空腹血糖范围为 3.9 ~ 6.1mmol/L，餐后两小时血糖 < 7.8mmol/L。对于糖尿病患者而言，一般推荐将空腹血糖控制在 4.4 ~ 7.0mmol/L，餐后两小时血糖控制在 < 10.0mmol/L。

一 糖尿病药物疗法自我管理

（一）口服药物

1. 看"筷子"吃药类

（1）拿起筷子之前先吃药：这类药被称为餐时血糖调节剂，如瑞格列奈、那格列奈，因为此类药物降糖作用来得快，去得也快，所以必须在饭前 5 ~ 20 分钟服用。不吃饭就不吃药，以免发生低血糖。

（2）拿起筷子立即吃药：即 α - 糖苷酶抑制剂，如阿卡波糖（拜糖平、卡博平）、伏格列波糖（倍欣），在吃第一口饭时与饭同时嚼碎服用效果较好，这样药物可以在肠道里形成一层薄膜，使肠道吸收血糖的速度减慢，降低餐后血糖。如在饭前或饭后服用，则不能达到效果。

（3）放下筷子就吃药：二甲双胍（格华止、美迪康等）需饭后服用，原因主要是因为它可能引起胃肠道不适，如恶心、呕吐等，在饭后服用，可以明显减轻这种不良反应。

2. 吃药时间自由类

这类药物主要是胰岛素增敏剂，如罗格列酮（文迪雅、太罗）、吡格列酮（瑞彤、艾汀）。此类药物不受吃饭的影响，一天只需服药一次，患者可以根据自己的情况来安排服药时间，不过服药时间最好每天固定在同一时间。

监测空腹、餐前、睡前等血糖，若出现血糖控制不理想时，按医嘱及时调整药物。

（二）胰岛素治疗

1. 胰岛素注射

胰岛素应皮下注射，避免肌内注射。合适的注射部位包括上臂外侧、腹部、大腿外侧、臀部，每天不同时间注射不同部位或左右轮换。注射部位不能按摩，以免加速胰岛素吸收而引起低血糖。注射要定时进行，注射后要按规定时间进餐，避免剧烈运动。不同类型的胰岛素有不同的注射要求，患者应根据医嘱合理安排注射时间。

2. 胰岛素储存

胰岛素开封前应保存在冰箱等冷藏室内（温度为 2～8℃），启用后室温下保存，保存期一般为 28 天或 42 天。过期后不得使用。

胰岛素使用后监测血糖；不可随意停止注射胰岛素；根据胰岛素起效时间，注射后按时进餐；欲进行运动锻炼者，应注射在腹部。

二　糖尿病血糖监测

血糖监测是糖尿病管理中的重要组成部分。血糖水平的监测可通过血和尿来进行，但血浆血糖的检查是最准确的，指尖血糖的检测比较方便。监测频率取决于治疗方法、治疗目标、病情；监测的基本形式是患者的自我血糖监测。

1. 血糖的自我监测　是指由患者在家中采用便携式血糖仪进行自我血糖检测，是防止低血糖的重要措施，使用胰岛素治疗的患者必须自我血糖监测；口服降糖药的患者应该学会自我血糖监测。

2. 血糖自我监测的注意事项　注射胰岛素或使用促胰岛素分泌剂的患者应每日监测血糖 1～4 次。

1 型糖尿病患者应每日至少监测血糖 3～4 次。剧烈运动之前应增加检测次数。血糖 > 20mmol/L 时，应同时测定血酮或尿酮体。

血糖检测时间：每餐前、餐后 2 小时、睡前。如有空腹高血糖，应监测夜间的血糖。血糖控制良好或稳定的患者应每周监测一天或两天。血糖控制良好并稳定者监测的次数可更少。血糖控制差、血糖不稳定或患有其他急性病者应每日监测，直到血糖得到控制。记录每次检测结果及检测时间。

三　糖尿病饮食治疗

国际糖尿病联盟对糖尿病的治疗提出了健康教育、营养治疗、运动治疗、自我监测及降糖药物治疗5大要素的综合治疗模式。其中饮食治疗是糖尿病的首要疗法，也是其他各种治疗的基础。

1. 饮食治疗的原则　饮食治疗是糖尿病患者最基本的治疗措施。饮食应以定时定量、控制总热量、调整血糖和尿糖至正常为原则，实行低糖、低脂、适量蛋白质、高维生素、高纤维素饮食。

2. 饮食治疗的具体措施

（1）开具饮食处方应根据老年人的身高、体重（理想体重和实测体重）、运动量、性别、年龄计算每日总热卡，根据患者是否合并脂肪代谢、嘌呤代谢（血尿酸水平）异常，分配三大供能营养素所占比例，通过等能量（90kcal/份）食物换算表，折算具体谷薯类、蛋白质类和脂肪类食物的实际重量并给出三餐分配建议。推荐健康老年人蛋白质摄入量 1.0～1.3g/（kg·d），有急性或慢性疾病的患者 1.2～1.5g/（kg·d）。有严重疾病或显著营养不良的老年人可能需要 2.0g/（kg·d）蛋白质。具体配置因人而异的适合老年人个体差异大的需求。

（2）供能营养素应以碳水化合物（50%～55%）为主，宜多选择高能量密度且富含膳食纤维、低升糖指数的食物，增加蔬菜和适当比例的低糖水果。可以选用相当于2个拳头大小的淀粉类食物，比如米饭、面条，水果则相当于一个拳头大小的量。食物中要含有丰富的膳食纤维，选择两个手能够抓住的蔬菜量，当然，这些蔬菜都是低碳水化合物蔬菜，如绿豆或黄豆、卷心菜等。

（3）减少脂肪摄入量，可进食大小约拇指尖端的脂肪量，每餐不超过 250 毫升低脂奶。

（4）适当补充维生素和矿物质。

（5）改变进食习惯，先汤菜后主食，有利于减少餐后2小时血糖的波动。

糖尿病是代谢疾病，饮食治疗对维持机体正常生长和协调机体代谢平衡不可缺少，也是糖尿病综合治疗中的基础治疗。合理、均衡、规律地调整饮食，不但能控制糖尿病症状，也能降低血糖，提高患者的自身免疫力，使患者情绪稳定，身体恢复良好。糖尿病患者应严格掌握饮食方法，并终身坚持。

四　糖尿病运动疗法

运动疗法是糖尿病的一种基础治疗方法。根据年龄、病情、兴趣爱好和运动能力选择，如选择步行、慢跑、踢球、跳绳、游泳等均可。开始时运动强度以 50%～60% 最高心率为宜，运动时间从 30 分钟开始，每周运动 3～4 次。随着运动能力的提高，可逐渐增加运动的时间和运动次数。每次运动应适度，不要过度劳累，以免加重病情。

1. 适应证　适用于轻度和中度的2型糖尿病患者；肥胖的2型糖尿病患者为最佳人群。

2. 禁忌证　空腹血糖大于 15mmol/L 或有严重的低血糖倾向者；有急性并发症者，如糖尿病酮症酸中毒及高渗性高葡萄糖状态；感染；心力衰竭或心律失常；严重糖尿病肾病；严重糖尿病视网膜病变；最近发生的血栓。

3. 运动前准备　运动前患者应准备一张医疗卡，标明姓名、住址、电话号码、联系人、生命体征、患病情况等关键信息，并随身携带，以便在发生意外时能够及时发现和处理。

4. 如何运动　合适的运动时间为进餐 60～90 分钟后，此时进行运动能有效预防低血糖的发生。运动前应进行 5～10 分钟的准备活动，运动后至少做 5 分钟的整理活动，使心率恢复到比静息时高 10～15 次 /min。运动应遵循循序渐进的原则，运动量由小到大，运动时间由短到长，动作由易到难，使身体逐步适应，并在运动过程中逐步提高运动能力。运动应遵循长期坚持，持之以恒的原则，运动锻炼越久，其效果越明显，这是运动效应积累的结果。运动时密切观察对运动的反应，密切监测心率、效应、心电图及自我感觉等。运动时应随身带些饼干或糖果，有低血糖先兆时可及时食用。运动后应做好放松活动，以加速代谢产物的消除、加快体力恢复。如果运动后出汗较多，不宜马上洗冷水浴和热水浴。因为此时皮肤血管处于显著扩张状态，血压较低。若用冷水冲浴，可引起皮肤血管收缩，导致血压升高，增加心血管负荷。如用热水冲澡，会对机体产生刺激作用，导致皮肤血管进一步扩张，血压更趋降低，严重时可引起脑缺血。所以应在运动后心率恢复正常，汗已擦干的情况下，再进行温水淋浴。

5. 运动疗法的注意事项

（1）选择合适的运动鞋、棉袜和运动装。寻找合适的运动伙伴，了解你的病情，了解出现意外如何处理。

（2）尽可能在饭后 1～2 小时参加运动，这时血糖较高，不会发生低血糖。

（3）不宜在空腹情况下运动，有晨练习惯的老年人要运动前进点食，如喝一杯牛奶加几块饼干。随身携带糖尿病救助卡，并带一些糖果、饼干等小食品，以预防低血糖的发生。

五　低血糖的预防

低血糖的临床表现与血糖水平以及血糖的下降速度有关，可表现为心悸、焦虑、出汗、头晕、手抖、饥饿感等症状，甚至发生神志改变、认知障碍、抽搐和昏迷。老年患者发生低血糖时常可表现为行为异常或其他非典型症状。有些患者发生低血糖时可无明显的临床症状，称为无症状性低血糖，也称为无感知性低血糖或无意识性低血糖。有些患者屡发低血糖后，可表现为无先兆症状的低血糖昏迷。

低血糖分三级。1 级低血糖：血糖 < 3.9mmol/L 且 ≥ 3.0mmol/L；2 级低血糖：血糖 < 3.0mmol/L；3 级低血糖：需要他人帮助治疗的严重事件，伴有意识和 / 或躯体改变，但没有特定血糖界限。

低血糖在糖尿病患者中较常见，注射胰岛素后进食减少未按时进餐，易导致糖摄入不足、生成减少、消耗过多、转化过多，从而引发低血糖。低血糖早期可能会出现焦虑、乏力出汗、心悸、震颤、饥饿感等症状，严重时可出现神志改变。持续大于 6 小时的严重低血糖

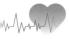

会造成大脑不可逆的损伤，可能出现癫痫、昏迷，甚至死亡。

所以，当你注射胰岛素或服用降糖药后，一定要及时吃适量的食物，千万不要为了降低血糖，大量减少进食量。当你感觉有上述的低血糖症状时一定要及时补充含糖的食物，如糖果、巧克力、含糖饼干、果汁等。平常外出锻炼时携带一些糖果、饼干等小食品，以预防低血糖的发生。

六　糖尿病足的康复管理

糖尿病足是糖尿病的常见并发症，糖尿病足是指与下肢远端神经异常和不同程度的周围血管病变相关的足背（膝关节或膝关节以下的部分）感染、溃疡和 / 或深层组织破坏。由于神经营养不良和外伤的共同作用，糖尿病还可引起关节非感染性破坏，好发于足部和下肢各关节，受累关节有广泛的骨质破坏和畸形。糖尿病足的自我康复管理要注意以下几点。

1. 血糖控制　对糖尿病足要求采取积极控制血糖、改善下肢循环、防治糖尿病的慢性并发症等综合治疗。

2. 运动治疗　对足部保护性感觉丧失的患者推荐的运动是游泳、骑自行车、划船、坐式运动和上肢运动的锻炼。禁忌长时间行走、跑步和爬楼梯。

3. 皮肤护理

（1）注意下肢的保暖，避免潮湿和寒冷，每日用不高于 37℃温水泡脚 20 分钟并按摩，双脚浸泡 5～10 分钟后，用柔软、吸水性强的干毛巾轻轻擦干，特别是脚趾缝间要保持干燥、不要擦破；如果双足干燥应涂抹润肤霜，保持清洁舒适；袜子应每天换洗，保持清洁。

（2）减轻足部的压力，使用治疗性鞋袜，穿着柔软舒适的鞋袜，鞋内避免有粗糙的接线和缝口，鞋尖有足够的空间让足趾活动。每天检查足，穿鞋以前看看鞋内有无异物；买鞋前选好适合自己的鞋，鞋子要宽松，让足有一定的空间。

（3）修剪趾甲，一般在洗脚后修剪，学会正确剪趾甲的方法；每日检查足部，观察皮肤颜色、有无水疱、皮肤破损、甲沟炎、脚癣等，如足部有破损、感染时，切勿自行处理，应及时专科就诊。

（4）冬天不宜用热水袋、电热毯、烤灯、加热器等物品直接进行足部取暖，以防烫伤，使用时移开热源；不要赤足；定期看医生、定期检查；戒除不良的生活习惯如吸烟等。

4. 健康教育　糖尿病健康教育是防治糖尿病的核心。健康教育的目的有两方面：一是提升正常人群对糖尿病防治的认知，减少糖尿病的发病率；二是对已患糖尿病的人群进行教育，通过传授糖尿病知识，充分调动患者及其家属的主观能动性，使他们学会应用这些知识，从而很好地控制血糖，改变生活方式、饮食习惯；三是使患者了解长期高血糖的危害性，要让其了解慢性高血糖与糖尿病慢性并发症的发生、发展有密切联系；四是要让他们认识到糖尿病的可防性和可治性，最大限度地控制高血糖，减少慢性并发症的发生和发展。

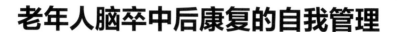

老年人脑卒中后康复的自我管理

脑卒中也称为脑血管意外，俗称"中风"，是危害中老年人生命与健康的常见病，年发病率较高，复发率高，70% 以上脑卒中患者有不同程度的功能障碍，重度残疾率高达 40%。近年来，随着医疗急救的发展，急性期死亡率显著下降，但总患病率和致残率升高。

一 脑卒中高危人群

1. 高血压的老年人易得脑卒中，血压过高容易脑卒中，血压过低容易脑梗死，将血压控制在合理水平对预防中风很重要。

2. 高脂血症的老年人，血液黏稠度高，容易诱发脑卒中。

3. 糖尿病患者容易脂代谢异常，血管硬化发生率高，常伴有高血压容易诱发脑卒中。

4. 心脏病的老年人容易脑卒中，如心瓣膜的血栓脱落容易梗塞脑血管。

5. 长期吸烟、酗酒、肥胖等也是脑卒中的高危因素。

二 脑卒中表现与受损程度区分

由于发生脑卒中时脑损伤的部位、范围和性质不同，患者的表现也不尽相同，但通常都会存在：①感觉功能的异常和一侧肢体的瘫痪；②失语、构音障碍等导致无法沟通交流；③记忆力障碍、注意力障碍、思维能力下降、失认等情况；④焦虑、抑郁等心理功能障碍；⑤其他功能障碍，如吞咽困难、大小便失禁等。

世界卫生组织发布的《国际功能、残疾与健康分类》将脑卒中患者功能受损程度分为三个水平：①器官水平的功能障碍，即身体功能与结构的损害；②个体水平的功能障碍，指患者日常生活活动的受限情况；③社会水平的功能障碍，指患者参与社会生活的受限情况。久而久之，人文环境和社会也会对患者造成影响，与功能及损害交互作用后对功能的康复产生积极或消极的影响。

三 脑卒中恢复过程分七个阶段

虽然每个患者的恢复不尽相同，但脑卒中后肢体偏瘫恢复过程仍然有章可循，国际上一般将其分为七个阶段。

第一阶段：软瘫（发病后立即出现），即瘫痪的一侧肢体没有任何"自主"动作。

第二阶段：瘫痪的肢体只能动一点点，力不从心，而且开始有肌张力。

第三阶段：患者可以比较随意地想做动作就大致能够发起动作，但肢体的肌张力开始加重，容易紧张，例如可以勾手指，但不能伸手指。

第四阶段：开始出现极小的关节自主运动，但仍然比较笨拙；肢体的肌张力也开始减轻。之前第三阶段只能勾不能伸的手指，现在可以小范围的张开。

第五阶段：活动相对随意，且持续改善，可以做一些比较复杂的组合。肢体的肌张力进一步减轻。如手指可以同时张开，也可以抓球或圆柱状物体，但还不能逐一进行张开。

第六阶段：肢体的肌张力开始恢复正常。可以做单个关节的比较精细的、接近正常的活动。例如，手指的抓握动作基本上都可以完成，但速度和准确性比健侧稍差些。

第七阶段：手脚等活动都基本恢复至正常。

注意，第六阶段虽然已经比较接近正常，但仍有一定的差距。

四 如何选择康复形式，住院还是门诊康复

脑卒中患者的瘫痪常会持续很长时间，康复需要长期坚持效果才会更好。患者可以根据自身状况、期望目标及实际条件，选择住院康复、门诊康复或者家庭/社区康复方案。在急性期，患者可以在神经科病房开始床边康复，有住院转康复医学科病房条件的可以直接进入专科康复阶段。患者经系统、规范的康复治疗后，仍遗留功能障碍的，可直接转康复医院或社区康复病房继续康复。肢体功能受累不严重、恢复较好者可以回归家庭，定期门诊康复随诊。

五 运动功能的预后的判断与康复目标确立

康复目标一般分为长期目标（远期目标，功能障碍者的终生目标）、中期目标（不同人生阶段的目标）和短期目标（当前治疗周期内期望实现的具体目标）。个体康复目标确立，除了要考虑影响预后的因素外，还要注意目标确立的 SMART（中文可译为"灵活的"）原则，即具体的（specific）、可衡量的（measurable）、基于活动的（activity based）、可实现的（realistic）和有时效性的（time and resource constrained）。其中，"具体"指应提供足够多的细节以便于完成；"可衡量"，指目标应量化，可以度量；"基于活动"，指应是基于患者期望解决的干预活动或以活动的方式来说明个体将要如何实现目标；"可实现"，指目标应切合实际且有实现的可能；"时效性"，指达到预期结果的时间范围及可能的目标实现成本。

运动功能的恢复是患者及家属最为在意的，但预后受很多因素的影响，主要包括患者疾病的严重程度，如初始的损伤状况，卒中早期抑郁，康复治疗类型、强度和持续时间，社会人口因素（年龄、性别、种族），基因等。遗传、学习和记忆等起着非常重要的作用，也会影响恢复。因此，脑卒中患者的普适性康复目标，就是减少疾病病理生理学影响，减轻损伤的影响，减少与慢性疾病相关的残疾，改善功能，提高健康状态和生活质量，提高患者个体及其家庭的满意度。

1. 脑卒中患者步行运动功能恢复预测

多数的脑卒中患者可以恢复步行能力，但独立的程度或需要帮助的程度各有不同。如果患者在发病1个月内，患侧下肢如果能够完成仰卧位下抬起、弯曲伸展膝关节的，则获得独立步行的机会可达50%以上；若患者只能伸腿抬离床面或者仅能伸腿，则独立步行的概率大为降低，但还是有极大的可能恢复有辅助的步行的。如果以上的动作都无法完成，则恢复独立步行的概率不到30%。

2. 脑卒中患者上肢及手的运动功能恢复预测

发病时，上肢瘫痪严重的患者，上肢及手运动功能预后较差，仅不到10%的患者可以恢复好；但如果1个月内患者就有部分的运动恢复，则半数以上的概率可以恢复得比较好。但是如果瘫痪程度较严重，"软瘫"期较长，或病后1个月握力仍较微弱，或近端肩、肘关节张力高，或关节感觉反应恢复延迟或不能恢复的，提示预后不良，瘫痪恢复的可能性就比较低了。

六 脑卒中发生后康复训练的时间选择

由于我们的大脑具有高度可塑性，而康复治疗又可以影响可塑性，因而患者可以获得一定程度的恢复。但恢复是一个非常复杂的过程，会受到许多因素的影响，因此，需要把握卒中后早期恢复的黄金时间段，以获得更好的恢复程度和更高的恢复机会。一旦患者病情稳定，就应启动康复介入；一旦患者具备条件就应该尽快行走，以更好地促进功能恢复。为最大限度地降低脑卒中患者的致残率，提高生存质量，在及时抢救治疗的同时，即积极开展早期，甚至超早期康复治疗。近年来，正在形成的超早期康复的概念，无严重并发症或脑水肿的脑卒中患者，在发病24小时内即可开始床上活动。超早期康复的患者可以更早出院，在发病后3个月和12个月的功能结局更佳。过去病情不稳定的脑卒中患者并不能像那些稳定的患者一样在发病后24小时内就介入康复，现在也基本上接受并支持超早期康复，而且超早期康复主要内容基本同早期康复治疗。

脑卒中发病后3个月以内是肢体功能康复的"黄金时间"，此时尽快康复介入能够使患者的肢体功能恢复进度加快。发病后3~6个月，也是相当有效的康复期；若病程1年以上，则康复的效果和肢体功能恢复的速度都会降低，一般不超过2年。如果发病之后已经过了比较长的一段时间了，那么误用综合征就是影响康复效果的主要因素之一。此时，就更为需要专业的康复治疗了。此外，体能是所有日常生活活动的基础。脑卒中发病后初步目标就是预防因长时间不活动而引发的并发症。脑卒中患者若长期卧床，心肺功能会明显下降，从而影响主动康复的训练，导致行走耐力降低进而影响步行能力，同时也容易发生心血管事件。2014年发布的卒中后体能活动指南就明确指出，脑卒中患者应该进行低至中等强度的有氧运动、肌力训练，并减少久坐行为，此外还应该为二级预防做好风险管理。

七 中风患者如何做好康复管理

（一）急性期康复自我管理

前面提到过，在发病初期，24 小时内就介入康复的也较为普遍。康复治疗主要是配合神经内科或神经外科的治疗，相辅相成，而非单独起作用或与其并无关联。具体的治疗内容应视患者的临床状况（有无严重并发症或脑水肿）及功能障碍程度而定，主要采取各种积极的手段，预防由于卧床导致的并发症的治疗活动，主要包括良肢位摆放、定时翻身 / 床上活动、肢体主被动活动（防止关节挛缩），利用各种物理因子促进肌肉收缩或关节活动等治疗内容。另外，还要注意维持呼吸道通畅，并给予足够的营养、控制并稳定血压及抗凝药物的使用等。以下内容主要涉及肢体运动内容，其他康复目标内容则需根据个体的特点，遵从临床医师及康复治疗师的指导进行。

1. 正确的卧床、坐位姿势

（1）仰卧：为减少后期产生严重的痉挛，患者可平卧于硬床上，辅以软垫，在患侧肩下置一软枕，使肩部呈略外展外旋位置，并将手及前臂以枕头垫高，促进肢体远端的静脉回流，减轻水肿。手腕以毛巾卷支持，避免屈曲，而手呈自然张开状。下肢可以以"A"字形垫辅助固定，避免大腿内收或外旋；膝部保持伸展，以免大腿后群肌挛缩；足跟予以减压，并避免重物或棉被等压足面以致足下垂和 / 或内翻。

（2）侧卧：患者侧卧时宜卧于健侧，健侧下肢伸直，患侧屈髋屈膝，并置于枕上，使平行于床面，防止髋部外展。上肢以一厚枕置于胸部与患侧手臂之间，避免患侧手臂挛缩，整个身体呈"h"状。

（3）俯卧：患者若无俯卧习惯的，大多不会主动采用，而且体位转换时常需要专业治疗师指导。俯卧位是预防髋部屈曲及膝部屈曲挛缩的最佳卧姿，也有助于预防尾骶部压疮；男性患者选择俯卧姿势可有助排尿，但需注意可将一枕头置于大腿及膝部、另一枕头置于腹下以防压迫阴囊；女性患者可多置几个枕头在肩胸部，以防过度压迫乳房，头宜转往健侧。俯卧时建议家属陪伴在旁，以防窒息。

（4）坐位：若患者平衡及体能较差，可采用长坐位，逐步摇高床头或垫以枕头，屈曲双髋，注意患侧手臂下应以软枕等垫高，双肩对称、水平。当患者体能、平衡进一步改善时，尽量选择端坐位，注意左右肢体对称，桌面上置一枕头，以便搁置双臂，双肩对称、水平。

患者的体位不宜保持同一姿势过久，原则上每 2 小时应翻身一次、更换卧姿，以防压疮形成；坐位时也应经常检查容易受压的位置，尤其要注意骨突位置的减压，必要时候甚至每半小时调整姿势一次。清醒而无特别内科问题需要顾虑的患者，应逐渐抬高床头直至患者可以维持直立长坐位，随着平衡功能的改善进而转为端坐位。尽早离床活动既可以预防并发症的发生，又可以帮助患者改善活动能力。

2. 日常生活活动应对

急性期的康复内容包括良肢位摆放、定时翻身 / 床上活动、肢体主被动活动（防止关节挛缩），鼓励患者及教导家属多使用患侧，必要时候可以暂时用健侧，以实现日常生活活动的独立，增强独立性，在学习中找回自信心。并发失语症的患者鼓励用简单的手势或用健侧手以笔或沟通交流板进行沟通、交流，给出常用的日常生活场景，循序渐进增加对话、交流的机会。合并面瘫及吞咽功能障碍的患者，尤其需要注意面部及口咽肌肉的按摩和感觉刺激，鼓励对着镜子做自主运动，以利于进食、言语表达，并应注意口腔卫生及吞咽情形，防止误吸的发生。

另外，需要注意的是，如果想要改善手的协调性，单侧训练改善单手的协调，双手训练改善双手的协调，双手训练并不比单手训练对单手的效果更好。

（二）恢复期康复自我管理

脑卒中患者恢复期的康复旨在训练患者，使其各方面的功能能够尽量恢复到原有水平，在日常生活中学习独立自理，重返家庭、重返社会。一般脑卒中后受损功能程度越重，持续时间越长，其功能结局也越差。患者经过恢复期的康复训练，在卒中后 3 ~ 6 个月内达到肢体运动功能恢复的平台期，此时再继续常规的康复治疗效果可能不再显著，但并不表示此后运动锻炼就可以结束了。后续的康复又称"维持性治疗"，患者和家属在家中按照其康复小组人员为其所设计的康复计划自行锻炼，并定期门诊复查。一般刚出院的时候，每月 1 ~ 2 次；半年后，可减至 1 ~ 2 月 1 次。鼓励患者适当参加社交活动。

体能目标是患者每周能够进行至少 3 天每次至少 20 分钟的有氧运动。多个短时中等强度的体能运动（如 3 个 10 ~ 15 分钟的运动）有更好的耐受性。进阶时，通常先增加时间，再增加频率，最后再增加强度。通常建议患者每 1 ~ 2 周增加 5 ~ 10 分钟；不规律运动者，有氧运动训练的调整至少需要 4 ~ 6 周；整个调整周期可达 4 ~ 12 个月，以免疲劳、肌肉酸痛、过度训练和 / 或过度使用导致损伤。阻力训练在病情稳定后即可开始，每周练习 2 ~ 3 次。注意，阻力训练可以改善肌力，而有氧训练并不改善肌力。

步行功能障碍是影响脑卒中患者日常生活活动能力的重要因素，70% ~ 90% 的脑卒中患者存在不同程度的步行功能障碍。在成人跌倒事件中，脑卒中偏瘫患者的比例最高，回归社区生活的脑卒中患者发生跌倒概率为 37.5% ~ 73%，不仅影响生活质量，且带来严重的安全隐患。训练坐立，可先由床边开始，当患者能够坐稳时，即可下床在平行杠内进行站立。练习时，将身体重心由患侧移向身体健侧与身体中心之间，循序渐进，由 20 分钟逐渐增至 1 ~ 2 小时。步行训练，包括步态分解及时相训练，再在平地、阶梯及斜坡等不同地形训练，训练时可使用助行器或手杖等辅助。存在足内翻和足下垂的患者，可使用踝足矫形器或使用弹力带辅助固定，以促进步态恢复。

作业治疗主要培养患者的独立性，将功能锻炼融入日常生活，并以此促进功能的恢复。在脑卒中患者的功能恢复过程中，家庭成员的积极配合和社会相关因素的参与，都会对其功能结局产生积极的影响。作业治疗师根据患者日常生活活动能力的评估、训练计划，针对实地情况给予适当的作业治疗，如个人卫生、洗漱、进食、穿脱衣服、书写、家务、园艺等，并给需要辅具的患者设计、选择合适的辅具。

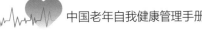

第四节

老年人慢性阻塞性肺疾病康复的自我管理

慢性阻塞性肺疾病是一种慢性的呼吸道疾病，是全世界范围内的呼吸系统高发病，会导致患者出现咳嗽、咳痰、呼吸困难等症状，降低生活质量；再者可能频繁发生急性加重，明显增加入院的次数；甚至会导致患者活动能力下降。

一　认识慢性阻塞性肺疾病

慢性阻塞性肺疾病（简称"慢阻肺"）是一种慢性的呼吸道疾病，主要是以持续的呼吸道症状和气流受限为特征。持续的气流受限主要就是指应用支气管扩张剂之后，肺功能一秒率要小于70%。慢性阻塞性肺疾病是一种破坏性的肺部疾病，其特征为不完全可逆的气流受限，该气流受限通常呈进行性发展，并与肺对有害颗粒或气体的异常炎症反应有关。

二　慢性阻塞性肺疾病的临床表现

慢性阻塞性肺疾病的临床表现主要是慢性支气管炎、肺气肿导致的频繁咳嗽、痰多，久病、反复发作，如果伴有感染，可伴有黄痰，剧烈咳嗽时，痰中可见血丝，此外还有呼吸困难、胸闷和喘息。当病情加重时，在咳嗽和咳痰的基础上，呼吸困难会慢慢出现并逐渐加重。在晚期随着病情的发展，平躺或卧床时也会出现呼吸困难，并有逐渐加重的趋势。

三　慢性阻塞性肺疾病的诊断标准

慢阻肺的诊断主要有以下几点。

1. **症状**　反复咳嗽、咳痰、胸闷、气促。
2. **体征**　桶状胸，双肺可闻及哮鸣音或湿啰音。
3. **影像学检查**　胸部 CT 或 DR 检查有肺气肿的情况。
4. **肺功能检查诊断**　第一秒用力呼气量（FEV_1）/ 肺活量（FVC）< 70% 等。

四　慢性阻塞性肺疾病的自我康复管理

1. **树立信心**　慢阻肺是可防可治的慢性疾病，应保持良好的心情，树立战胜疾病的信心和勇气，积极配合治疗；注意自己的情绪，不要过度伤神；遇事要乐观豁达，情绪不要太过激动；选择适合自己的方式，缓解压力。

2. 戒烟 吸烟是慢阻肺的主要危险因素，戒烟可以防止肺部进一步损伤并使治疗更加有效。

3. 健康饮食

（1）饮食应清淡，多吃时令蔬菜和新鲜水果；戒酒，少吃辛辣煎炸食品。中医认为，煎炸辛辣的食物容易助热生痰，邪热郁内而不达，久之可酿成痰热上犯于肺，加重病情。

（2）尽量选择软烂食物，如稀粥、蒸鱼、蔬菜汤等，这样可以减轻呼吸急迫所引起的咀嚼和吞咽困难，既有利于消化吸收，又可防止食物反流。多饮水，利于气道湿化，痰液容易咳出。

（3）少吃胀气及难以消化的食物，如油炸食品、豆类、碳酸饮料、啤酒、牛奶、洋葱、圆白菜、辣白菜、苹果、红辣椒、玉米、哈密瓜等。避免食用过冷、过热与生硬食物，这些食物容易刺激气管引起阵发性咳嗽。

（4）少吃过甜及腌制食物，如蛋糕、酱菜或者罐头食品，合理地进行忌口，这样可以避免因为饮食不注意导致病情加重的情况。

4. 在医生指导下进行家庭氧疗 大部分慢阻肺患者的气流阻塞性病变在早期是可逆的，故提倡早期治疗。对于已形成的慢性病变，通过积极治疗，可减缓病情进一步加重，故要坚持用药。吸入治疗是慢阻肺治疗的关键。慢阻肺患者需要遵循医嘱进行长期规范治疗，即使没有明显症状，也不能自己进行停药或更改治疗方案，应听取医生建议。长期气流阻塞造成气短、呼吸困难，使患者有不同程度的缺氧。除应用药物治疗外，还需长期家庭氧疗治疗。

鼻导管低流量持续给氧，一般控制在 1～2L/min，每日需要氧疗至少 12～15 小时；如有条件每日氧疗时间达 18 小时以上。对于慢性阻塞性肺疾病患者特别是伴有慢性二氧化碳潴留的患者使用呼吸机配合制氧机，一边吸氧一边排二氧化碳，效果更佳。

5. 咳嗽训练 为及时清除肺内及气管内的痰液，每天起床后、午休时或临睡前，可在空气清新处做深呼吸运动，深吸气时缓缓抬起双臂，然后主动咳嗽，使气流从口、鼻中喷出，同时垂下双臂。如此反复 8～10 次。这时的咳嗽可促使肺部清洁，增强免疫力，保持肺活量。

6. 呼吸训练

（1）缩唇呼吸：指的是吸气时用鼻子，呼气时嘴唇呈缩唇状施加一些抵抗，慢慢呼气的方法，类似于吹口哨的嘴型。该方法适用于中重度慢阻肺患者。

具体方法：用鼻吸气，吸气时默数 1、2、3，缩唇做吹口哨样缓慢呼气，在不感到费力的情况下，自动调节呼吸频率、呼吸深度和缩唇程度，呼气时默数 1、2、3、4、5、6、7、8，呼气时间是吸气时间的 2～4 倍。每天按照此方法练习 3 次，每次 15～20 分钟。适应后，可根据自身情况适当增加 1～2 次练习，时间延长 5～10 分钟。

（2）腹式呼吸：又称"膈式呼吸训练"，指的是呼气过程以膈肌运动上下运动为主，肋间肌肉运动为辅的呼吸方式。吸气时，膈肌收缩下降，腹肌松弛，保证最大吸气量。呼气时，腹肌收缩帮助膈肌松弛，随腹腔内压增加而上抬，增加呼吸潮气量。

具体方法：患者取立位，体弱者也可取坐位或仰卧位，上身肌群放松，做深呼吸，一手放于腹部，一手放于胸前。吸气时尽力挺腹，也可用手加压腹部；呼气时腹部内陷，尽量将气呼出。一般吸气 2 秒，呼气 4 ~ 6 秒，吸气与呼气时间比为 1 ∶ 2 或 1 ∶ 3。用鼻吸气，用口呼气，要求深吸气缓慢呼气，不可用力，每分钟呼吸速度保持在 7 ~ 8 次，开始每日 2 次，每次 10 ~ 15 分钟，熟练后可增加次数和时间，使之成为自然的呼吸习惯。

7. 体育锻炼 经常在空气新鲜的地方做适度运动，可以改善活动能力、提高生活质量、改善呼吸能力，有益于身体的恢复。锻炼方式有散步、太极拳、体操、上下楼、骑自行车等。开始运动 5 ~ 10 分钟，每天 4 ~ 5 次，适应后延长至 20 ~ 30 分钟，每天 3 ~ 4 次。运动量由慢至快，由小至大逐渐增加，以身体耐受情况为度。一般 1 ~ 2 周后可使心肺功能显著改善。

同时注意保暖，预防感冒，做到生活规律、劳逸结合、保证充足的睡眠。充足的睡眠能够提高身体免疫能力。也可以去社区医院（乡镇卫生院）接种流感疫苗等，以减少流感季节呼吸道感染的风险。务必定期呼吸专科门诊复诊，医生将根据你目前情况合理地调整治疗方案及告知相关注意事项。

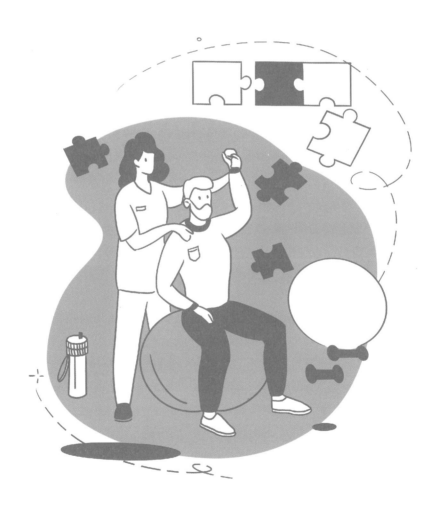

第五节

老年人腰腿痛康复的自我管理

谚语"人老腿先衰，将老腰先病"，指的就是人的衰老常常从腰腿不便开始。"人老腿先衰"，说的就是随着年龄增长，渐渐出现下肢沉重、膝盖僵硬，上下楼困难，步行不了多长距离，甚至无法行走的情况。有人会觉得双腿有发凉、麻木，活动后容易感到疲乏；随着病变加重，症状也随之加重，甚至出现下肢动脉供血不全的特征性症状，如间歇性跛行。老年人腿不适有时并不是局部的问题，也有可能是心肌梗死、脑卒中等较为严重的疾病的后遗症，不过更多时候可能是腰部的问题，"将老腰先病"。腰部疾病，常常表现为腿的问题，如前面提到的跛行步态，又称"减痛步态"，疼痛较重的患者会尽量缩短患肢支撑期，重心迅速从患下肢移向健下肢，并且患腿常以足尖着地，避免足跟着地震动、拉紧坐骨神经，从而达到减痛目的。

一 运动姿势与腰椎间盘承受的压力

有学者对比了各种常见姿势和运动方式时腰椎间盘髓核的体内压力，并以人体直立时腰椎间盘所承受的压力对测量的结果做标准化处理。当受试者身体向前负重时，椎间盘承受的压力较大；双膝屈曲提重物时，腰椎间盘所承受的压力较小；直立坐姿椎间盘所承受的压力较前倾的姿势小。

二 腰痛后的休息与活动管理

腰痛患者多数时候最大困扰是活动受限，但是大多数患者在几周左右会度过急性期，逐渐恢复活动能力。因此，在急性腰痛的初期，可以通过做减痛活动、限制体力活动，适当、及时地卧床休息并使用一些药物来减轻疼痛，减少损伤或腰痛恶性循环的发生，有效地缓解腰痛。现代康复主张缩短卧床期，一般不超过 3 天，除了吃喝拉撒等生活必需活动之外，必须限制体力活动。当患者无手术指征，仅有神经根性疼痛且无进展性神经症状时，就需要持续限制运动强度以减轻疼痛，以缓解症状。

一般而言，腰痛患者卧床休息时宜采用不同卧姿，并根据需要变换姿势。通常可选择侧卧位或者仰卧位。侧卧位时，为使脊柱保持水平直线不弯曲，头下应置合适高度的枕头，腰部垫一折叠的浴巾，双膝之间夹一枕头，或抱一较长的圆柱形软垫，使躯干充分放松。仰卧位时，枕头垫至颈肩部，在膝下垫一枕头使髋膝关节轻度屈曲；如果需要放松腰部更多者，可在腿下垫更多枕头，以使腰部获得最大放松。特别需要注意的是，尚无证据表明"某些"

具有特殊作用的椅子、床垫等有预防腰痛、保护腰部的功效。

三 腰痛后如何选择运动锻炼

只有在明确诊断的情况下，才能进行医师处方规定及治疗师指导下的安全、有效活动。这些活动需注重运动调整及姿势保护，以促进受伤组织的愈合，纠正脊柱的力学关系，改善脊柱伸、屈肌群的生理功能和肌力平衡，从而加强脊柱的稳定性，确保肌肉能够在正确的时候发挥正确的运动功能。运动训练一般包括重点训练屈肌的前曲性运动、伸肌的后仰式运动，以及主张伸肌训练与屈肌训练结合进行的稳定性训练。椎间盘源性疼痛的患者建议做伸展类的运动，在急性期时可以选择一些基础的稳定性练习运动来缓解疼痛；之后接受软组织松动技术治疗，屈曲式运动练习，关节松动治疗；最后，进一步练习稳定性运动、全身性活动及有氧运动等。非椎间盘源性疼痛者通常由缓慢的屈曲练习活动开始，减少腰椎前凸曲度，改善身体姿势，包括骨盆倾斜练习，单膝触胸练习；随着腰痛的缓解逐渐增加活动的次数，之后再增加"抬臀"练习，靠墙半蹲练习等。

以下练习应在医师或治疗师的指导下进行，注意动作应和缓，且不引发或加重疼痛。注意：练习通常保持 4～10 秒，动作重复可由 4～6 次增至 10 次，每天练习 2～4 组。

1. 骨盆倾斜练习 增强腹肌力量，纠正骨盆不良姿势。

动作详解：平卧，屈髋屈膝双足平放于床面（或地面），使背部紧贴床面。交替收紧、松弛腹部肌肉以使骨盆抬起、放下回至平贴、紧压床面。不得使用腿部或臀部的肌肉代偿。

2. 腹肌力量训练 增强腹部肌力，练习时注意呼吸，避免闭气。动作详解如下。

（1）起始姿势：身体平卧，背部贴于床面，屈髋屈膝，双足平放床面。活动时收腹，抬起头颈部，双手向前正中位指向膝，不得抓握膝部，保持数秒后返回起始姿势。

抬起头颈部，双手向前指向左侧膝部，保持数秒，返回起始姿势；再抬起头颈部，双手向前指向右侧膝部，保持数秒，返回起始姿势。交替进行。

（2）达到第一阶段目标之后，双手交叉抱在胸前，抬起头、肩部以加强腹肌收缩的力量练习，练习次数、组数应循序渐进增加。

（3）达到第二阶段目标之后，双手抱头，但不得以双手向前压头助力，抬起头、肩部以加强腹肌收缩的力量练习，练习次数、组数循序渐进增加。

3. 背部牵拉练习 牵拉背部，改善肌肉延展性。练习时请保持动作缓慢，在多数时段均有良好的放松治疗作用。

（1）身体平卧，背部贴床面，屈髋屈膝，双足平放。

1）双手抱左膝向胸前紧贴，维持数秒，返回起始姿势，重复数次。

2）双手抱右膝向胸前紧贴，维持数秒，返回起始姿势，重复数次。

3）双手抱双膝向胸前紧贴，直至感受到腰部有牵拉感，维持数秒，放松、放下双膝至起始姿势，重复数次。

（2）身体平卧，背部贴于床面，屈髋屈膝，双足平放。置双手于头后，保持头部及肩部不动，向右扭转双髋直至感觉明显牵拉，维持数秒。再向左扭转双髋直至感觉明显牵拉。练习次数循序渐进增加。

（3）上肢前伸，身体向后坐牵拉背部肌肉，维持数秒，重复数次。练习次数循序渐进增加。

（4）坐于椅上，慢慢向前低头弯腰，直至背部有缓和牵拉感，维持数秒，重复数次。

四 腰围使用的自我管理

腰围主要起固定并使腰椎保持较好的生理曲线的功能，可增加佩戴者的腰椎稳定性，减轻腰肌痉挛、腰椎周围韧带的张力和椎间的压力。佩戴时上缘需达肋下缘，下缘至臀裂以下，后侧面平坦或略向前凸。在病情较重需要加固或需要支持时佩戴腰围，通常佩戴 3~6 周，最长不超过 3 个月。建议减少佩戴时间，防止加速腰背肌肌力下降。

减少腰痛的发生，预防重于治疗，虽然采用人体工程学设计的生活办公用具对预防腰痛或许有效，但涉及面太广，不同个体之间差异较大，尚需要更多的研究来证实。因此，不推荐常规使用护腰、腰带等辅助设备；也要逐步减少腰带佩戴时间，加强腰背肌锻炼；采用良好的姿势、减少背负重物，不要让腰椎及邻近组织承受过多压力。

1. 保持良好的脊柱对位对线。
2. 请注意避免弯腰动作，多使用提腿屈髋动作。
3. 提拿物品前需集中注意力，动员大肌群完成活动。
4. 维持良好的呼吸控制力，用力时候保持腹肌紧张。
5. 让搬运的物品距离身体更近一些。
6. 避免扭动，保持平衡。
7. 搬取高处物品时请使用扶梯或凳子、勿踮脚。
8. 相比较而言，采用"推"较"拉"更不容易造成损伤。

第六节

老年人膝关节炎康复的自我管理

一 膝关节炎的自我管理目标

膝关节骨关节炎在临床中非常常见，症状轻重不一，严重时可致残。康复治疗采用非药物与药物治疗相结合，必要时进行手术治疗。治疗方案以个体化为原则，其中运动治疗是药物治疗及手术治疗的基础，也是患者可以全程参与的方法，通常在用药前开始，根据个体的期望、功能和活动水平、受累的关节、病情严重程度、生活工作需求以及内科共存疾病情况，进行个体化实施。目标是减轻或消除疼痛、肿胀，矫正畸形，尽可能改善或恢复关节功能，延缓疾病进展，提高日常生活能力、社会参与能力，提高生活质量。心理社会支持与康复及药物治疗同样意义重大，必要时应进行心理咨询和抗抑郁治疗。

患者应深刻理解疾病以及不同治疗方式的风险与获益。关节炎时，由于关节活动减少，肌肉容易萎缩，导致全身无力、疼痛，关节肿胀、不稳，改变关节负重反应，容易造成动力学失衡。因此，主要治疗策略是减少关节负重，采用综合治疗减轻症状并维持关节稳定。通常急性期膝关节积液严重或肿痛症状严重时需要卧床休息，平时不需要完全休息，亦无须卧床，在正常生活工作范围，尽量减少膝关节的负重即可。考虑长时间休息可能导致肌肉萎缩和关节活动度降低，因此推荐只进行短时间休息（急性疼痛和炎症的休息时间通常为 1 天），随后应重新开始主动和被动的关节活动及锻炼，包括肌肉等长收缩练习，或在轻微帮助下主动练习，以缓解疼痛，防止肌肉萎缩及粘连，维持关节活动度。

二 体重管理与活动限制

减肥有助于减少负重关节的载荷并同时提高整体的生理功能。因此，将体重减轻与运动锻炼相结合，能有效改善关节疼痛和功能。通常以合适的训练计划和饮食调整方案开始减肥方案，非药物减肥干预包括限制脂肪和热量摄入、增加体育活动、行为强化和长期的体重控制方案。减肥的实现和效果的维持都需要患者对自我有相当强的约束力，需要严密监控患者的体重和执行全面的减肥计划。由于骨关节炎与关节长时间过度使用后的其他症状和疼痛相关，休息可改善。因此，重点应将身体活动（日常生活活动和休闲娱乐活动）限制在关节能承受的范围内，避免病变关节的过度使用，并每日进行适当的肌肉锻炼以保持膝关节稳定性、减少股四头肌萎缩。

三 膝关节炎的运动锻炼选择

运动锻炼的目标主要包括减轻疼痛和功能受损，保护受累关节和存在风险的关节，以及预防因为活动减少或不活动而导致的失能。需要注意的是，关节炎造成的不活动会令患者罹患心血管疾病的风险升高，久坐的患者需筛查冠状动脉粥样硬化性心脏病。合适的运动锻炼能改善关节疼痛，增加活动度，逆转肌萎缩，不仅能增加骨矿物质密度（降低骨质疏松性骨折的风险），还能改善心血管功能，降低冠状动脉疾病风险，减轻抑郁症状，改善心理社会健康，但骨矿物质密度增加有可能会加大负重关节的负荷。

在开始锻炼前，一般应先由专业人员评估患者的被动和主动的关节活动度，以及步态、上下楼梯和连续坐站试验，评估肌力失衡的严重程度，根据病情选择合适的锻炼方案。增强股四头肌肌力，可对疼痛和关节功能产生有益的影响（不推荐采用靠墙半蹲的姿势来练习）；专门针对关节炎患者设计的太极拳锻炼（有研究推荐水中太极拳或其他适宜的水中运动）也可减少关节疼痛症状并改善身体机能，如改善步态、增强肌力、提高灵活性、提升有氧能力和运动能力。通过改善膝关节软组织柔韧性和活动度的运动技巧，也可以增进肌肉表现和功能控制的运动，恢复肌拉力线、髌骨活动轨迹与肌肉做功效率等，进而提升关节活动、肌肉做功与运动表现。

有氧锻炼、抗阻锻炼（如股四头肌肌力增强训练）和能力锻炼（如做特定活动的能力）在疼痛缓解方面效果相近；单一锻炼类型（股四头肌肌力增强训练、有氧运动）的锻炼方案较与同时期内混合有多种不同类型锻炼的锻炼方案相比，更能有效减少疼痛和失能；无论个体的影像学严重性、基线疼痛和体质指数如何，个体化的锻炼方案疼痛缓解效果类似。负重抗阻训练前应详细咨询医学专家和治疗师或训练师，选择有恰当督导及器械的训练场所，此外还应关注可能影响训练安全和效能的其他健康问题（包括用药、一天中何时进行训练，以及超重和其他医学问题），避免过度爬楼梯以降低膝关节内侧或负重面的负荷。跑步不会增加骨性关节炎的风险，但发作期需要短期关节制动以保护关节，减少疼痛、减轻炎症反应。有效锻炼包括锻炼前热身、锻炼后做放松运动、恰当拉伸、在锻炼中应用适当的技巧，以及在锻炼中坚持使用合适的鞋以及医生开具的护具或矫正器。如果肌肉或关节疼痛或肿胀加剧、弹响、关节交锁、打软腿，或新发肌肉骨骼疼痛、腹痛、腹股沟疼痛、胸痛、呼吸急促，应该立即停止锻炼。

注意，所有的锻炼方案都要包括关节活动度和等长肌力锻炼。通过简化锻炼方案，设置可及目标以及提供定期随访，及时根据反馈结果调整方案等来提高锻炼的依从性。通常避免失能的锻炼并不需要特别高的强度：①病情不太严重或缓解期，可循序渐进进行等张肌力锻炼、较高强度有氧锻炼，以及休闲锻炼；②对于有活动性关节炎症、晚期疾病或严重功能障碍的患者，最高锻炼强度和锻炼形式都需要加以明确并适量控制。中至重度膝关节骨性关节炎患者锻炼获益可能不及轻度的患者，尤其是相对高强度有氧锻炼方案。因此，制订锻炼方案的细节时，要考虑到受累关节类型、是否存在炎症、肌肉无力或平衡状况、是否存在关节受限、锻炼能力和躯体共病等多种因素，进行细致的评估与描述，注意备注所需要的矫形器或辅助装置，每活动半小时，短暂休息并记录有无关节不适、疲劳，及时调整活动以减轻症状。

四　如何实施关节保护计划

所有慢性关节病变的患者都应接受关节保护原则的相关教育。下肢关节保护的目标是避免易损伤关节/组织受到过度负荷，预防反复扭伤及劳损，减少疼痛和炎症，从而减少局部关节应力，保护关节完整性。这包括教育患者、改善行为习惯、节约能量消耗；在特定病例中使用矫形器械、夹板、适应性装置，选择柔软、弹性后跟的运动鞋以减少冲击。一般首选在指导患者进行某种活动时采取相应措施，使关节承受的应力更小，而不是避免这种活动。关节保护的具体原则包括：①重视疼痛；②减轻过重的体重；③正确的姿势及身体力学；④以最低限度的力量节约能量和预防损伤（如手杖和助行器等辅具可以减轻近一半的关节应力，上下楼梯扶扶手，从坐位站起时支撑扶手等）；⑤在能耐受的情况下定期锻炼，维持功能、关节活动度、力量及平衡能力。

日常普遍推荐浅表冷疗，是耐受性较好、镇痛效果也不错的方式。直接冰袋冰敷易造成不适并导致应激反应，建议用冷水袋、局部用喷雾或冰块冷按摩。通常需要在室温条件较好（约25℃，即着单衣舒适的程度）的环境中，持续冷敷约15分钟。对于广大的老百姓而言，需要改变寒湿影响关节的理念。需要注意的是，雷诺病、对冷过敏者、冷沉球蛋白血症和阵发性冷性血红蛋白尿者应禁忌。每次较长时间锻炼或步行后也应冷敷。

总之，肌肉骨骼疾病急性期以消除症状为主要目的。无明显外伤，不存在脊柱或关节不稳的患者明确临床诊断后，自我康复管理卧床休息仅限于必要的时间及活动间隙，通常建议继续必要的日常生活活动以树立康复信心。疼痛严重者可以增加药物来镇痛、抗炎症治疗，也可以短时间用肌松药物或采取手法治疗，但要注意，避免因为想要更好的疗效而过度用药。此外，患者应注意采取正确的姿势、体位，学习控制不良情绪，避免不适当的行为，并确保足够的休息睡眠时间。随着症状的缓解，治疗目的也转向恢复功能，逐渐恢复正常活动、局部和全身性的功能锻炼。有些时候部分患者的预后会比较差些，但是老年人本身肌肉骨骼处于较为明显的退变阶段，因此需要有耐心来进行较长时间的康复治疗。无论采取什么方式的治疗，都需要注意疼痛和功能障碍对日常生活和休闲、娱乐的影响；部分患者对疾病本身和治疗过程中带来的痛苦，以及疾病的反复发作产生了恐惧心理，对能否恢复及生活、工作方面产生了较大的心理障碍。

第七节

老年期痴呆康复的自我管理

你目前是否存在如下的症状：记忆力减退，记不起眼前或短期内发生的事；处理熟悉的事情也开始出现一定的困难；语言表达能力不如以前；时间观念与方向感大不如前，甚至会迷路；判断力与警觉性降低；理解力或安排事务的能力下降；常把东西乱放在不适当的地方；情绪发生变化，容易激动和发怒；个性发生变化。老年人如果出现上述症状，则要担心老年期痴呆。

一 老年期痴呆的患病原因

老年期痴呆的原因有很多，比如老年人自身机体的衰老、脑组织的萎缩。老年期痴呆家族病史、女性、头部外伤史、脑梗死、文化水平较低、甲状腺疾病、病毒感染以及精神刺激等都可能成为老年期痴呆的患病风险因素。此外，家人去世、独自一人居住、家庭生活困难等社会心理因素可成为其发病诱因。

二 老年期痴呆的早期表现

1. 短期记忆力下降，总是丢三落四。
2. 做以前熟悉的事务出现困难，比如做饭经常忘记放盐或多次放盐。
3. 计算能力下降。
4. 言语表达和理解能力下降。
5. 积极性下降，不想出门，不想与人沟通。
6. 出现一些性格情绪的改变，如暴躁、易怒、紧张。
7. 出现时间和方向感的混乱，如不知道自己在哪里，出门后容易迷路。

三 老年期痴呆的临床症状

根据认知能力和身体机能的恶化程度分成三个时期。

1. 轻度痴呆期

主要表现为记忆减退，对近事遗忘突出；判断能力下降，难以处理复杂的问题；工作或家务劳动漫不经心，不能独立进行购物、经济事务等，社交困难；仍能做些已熟悉的日常工作，但对新事物却表现出茫然难解，情感淡漠，偶尔激惹，常有多疑；对所处地理位置定向困难，复杂结构的视空间能力差；言语词汇减少，命名困难。

2. 中度痴呆期

表现为远近记忆严重受损，简单结构的视空间能力下降，时间、地点定向障碍；在处理问题、辨别事物的相似点和差异点方面有严重损害；不能独立进行室外活动，在穿衣、个人卫生以及保持个人仪表方面需要帮助；计算不能；情感由淡漠变为急躁不安，常走动不停，可见尿失禁。

3. 重度痴呆期

患者完全依赖照护者，记忆力严重丧失，仅存片段的记忆；日常生活不能自理，大小便失禁，呈现缄默、肢体僵直，有强握、摸索和吸吮等原始反射。

四 老年期痴呆的日常管理

1. **纠正不良生活习惯** 不吸烟，包括被动吸别人的二手烟；不久坐或者长时间躺着；吃东西时不狼吞虎咽，不吃得过饱；不饮烈性酒，饮酒不过量；不使用铝制的炊具和餐具。

2. **养成阅读和学习习惯** 有研究表明，不识字将使痴呆的患病概率提高 2～3 倍。通过阅读、帮助孩子做家庭作业等方式可以增强大脑的功能，因为在这个过程中，大脑理解文字和寻找问题替代解决方案的能力有助于提高大脑的灵活性，可能会对预防老年期痴呆有所帮助，从而有助于预防或延迟痴呆的发作。观看短视频通常不具备这些益处。目前，我国掀起了一阵短视频热，但对预防老年期痴呆并无帮助，还是鼓励大家，特别是中老年人养成阅读的好习惯。若有余力，可以尝试学习一门自己感兴趣的乐器或者一门外语，或者书写回忆录等。

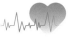

3. 均衡饮食　老年人应特别注意营养均衡：常吃鱼、禽、蛋和瘦肉类等优质蛋白质；保证新鲜蔬菜、水果摄入，常吃菠菜等富含抗氧化剂的新鲜蔬菜可以降低患老年期痴呆的概率；控制好每日糖和盐的摄入量。

4. 参加社交活动　研究发现，70 岁时玩非数字游戏频率高的人在 76 岁和 79 岁时的总体认知功能更好。这些运动不仅能灵活大脑，还能与同伴多交流、减少孤独感，从而预防或延迟老年期痴呆的发生。此外，也可以在家里多挂自己喜欢的相片，多回忆和亲友的快乐时光。

5. 日常活动及安排　老年人可尝试的日常活动有很多种，具体如下。

（1）参与家务活动：如洗碗筷、擦桌子、清洁地板。

（2）适当锻炼：如抛皮球，每天散步 20 分钟，观看老年体育节目。还可以准备两个核桃，放在手里单手转动，可以刺激手部的感觉，增进手的灵活性。

（3）学习乐器：如谈论或唱熟悉的歌曲，也可以尝试去学习一门自己喜爱的乐器。

（4）备忘小桌：在家里准备一个橱柜或小桌子，上面放置常用或重要的东西，比如钥匙、门禁卡、病历、药物等，巩固记忆，减少健忘。

（5）洗浴：泡澡或者淋浴时家里应有照料的人；洗澡前测试水温是否合适，并使用手持式沐浴头；浴室应安装有安全设备，如安装安全把手、防滑地垫；在浴缸中或者淋浴时可使用沐浴椅提供支持，防止跌倒。

6. 监测和控制血压　约 30% 的痴呆发病有可能被预防。痴呆的首要危险因素是年龄，有相关研究表明，随着年龄的增长，痴呆的风险每五年便会翻番。但年龄、遗传是不可控制因素，而血管性因素，尤其高血压是可防可控的重要因素。中年时期的高血压，会改变晚年时期大脑的脑白质高信号体积和脑容量，从而影响了认知功能。对于高血压患者，通过服用降血压药物和改变生活方式，可以将老年期痴呆或认知障碍的风险降低 7%。血压监测应当从 40 岁就开始，对高血压的关注，也应当在更早更年轻的时候就开始。

7. 药品管理

了解自己服用的每种药物，必要时咨询医生或药师；记录所有服用药物的条目，包括剂量和服用方法；当开始服用新的药品时，注意观察药物反应，有异常反应及时咨询医生；确保每种药物的药盒 / 瓶上标识有药物的名称、剂量、服用说明及过期日期；在调整服用药物之前，一定要咨询医生；需要服用抗精神类药物的，务必按照医生的要求服用，并仔细观察是否有不良反应。

第八节

老年人尿失禁康复的自我管理

随着年龄的增长，人体各项机能就会逐渐下降，身体也容易出现各种各样的疾病，而在这些疾病中最常见的就是尿失禁和便秘，并且年龄越大，患尿失禁、便秘的概率越高。

尿失禁有多痛苦？举个例子，打喷嚏、咳嗽、走路快时，突然间裤子湿了，这会给生活带来非常大的不便。

一 老年人尿失禁的病因

影响尿失禁的因素有很多，包括泌尿系统先天性畸形、泌尿系统与盆底肌肉损伤、膀胱炎、下尿路梗阻、神经系统病变、药物作用等。其中，许多原因是可以控制或避免的。老年人的体质较弱，特别是神经系统和内分泌功能下降，使控制尿液排泄的能力减弱。这种情况在老年女性中更为常见，一旦精神紧张或腹部压力骤然增加，如用力咳嗽、打喷嚏、大笑、提重物等，加之尿道括约肌松弛，尿液可能会不自觉地从尿道流出。

二 尿失禁的危害

老年性尿失禁虽对生命安全无直接影响，但可能造成局部皮肤红肿痒痛、感染、溃烂。尿失禁还会导致身体异味，导致老年人孤僻、抑郁，影响其社交、睡眠、性生活等生活质量，应该引起大家的足够重视。

三 尿失禁的自我康复管理

老年性尿失禁的患者，平时应注意减少不必要的卧床时间，适量限制液体的摄入（尤其夜间），白天定时排尿，限制咖啡、浓茶、酒精、巧克力、紫菜、西瓜的摄入，保持会阴部清洁卫生，防止尿路感染。有些患者可进行盆底肌群锻炼来缓解尿失禁症状。

盆底肌群锻炼：知名的有凯格尔运动，这是有意识地对以肛提肌为主的盆底肌肉进行自主性收缩训练，也就是做收缩肛门及阴道的动作。需要强调以下几点。

1. **正确找到盆底肌** 简单的方法就是排尿中断法。解小便时，突然停止，此时你感受到尿道周围有力量在憋尿，那股力量就是盆底肌在收缩。但注意，进行凯格尔运动前需要排空膀胱再开始。

2. **腹肌臀肌别参与** 可以把手放在肚子上，感受腹肌的运动，如果凯格尔运动时感觉到腹部明显发紧，说明腹肌过多参与。臀部肌肉用力影响盆底肌锻炼的原理与腹肌相同，在进行凯格尔运动时，臀大肌和身体的其他肌群都应保持放松状态。

3. **收缩放松都重要** 每次收紧应持续不少于 3 秒后再慢慢放松，而不是一下子就松下来。收缩 / 放松比可以控制在 1 ∶ 2 ～ 1 ∶ 1。如果收缩之后不懂得如何完全放松，盆底肌可能长时间处于过度紧张的状态，导致肌肉疲劳甚至痉挛，损伤盆底肌，还可能会出现尿频、尿急等问题。

4. **持之以恒才有效** 每天坚持做凯格尔运动，可连续做 15 ～ 30 分钟，每天进行 2 ～ 3 次，或每天做 150 ～ 200 次，6 ～ 8 周为 1 个疗程，一般经过 4 ～ 6 周，尿失禁症状会改善。

第九节

老年人便秘康复的自我管理

便秘有多痛苦？三四天大便解不出来，肚子憋得硬鼓鼓，吃什么都没胃口，去卫生间使出吃奶的力气，肛门胀得生疼，还是拉不出。对于老年人而言，便秘还可能会诱发心梗、脑血管意外等严重疾病的发生。

一 老年人为什么会容易便秘

大于 60 岁的中老年人往往会有或有过便秘的苦恼。便秘指每周排便少于 3 次，粪便干硬，排便困难。一般便秘可分为结肠便秘和直肠便秘。老年人便秘由多种因素造成，其一是部分老年人牙齿不健全，喜吃低渣精细的食品，因而缺少纤维素对肠壁的刺激，使结肠运转粪便的时间延长，加之老年人运动少，肠壁肌肉收缩力普遍下降，均易促成结肠便秘。第二是老年人提肛肌和肛门括约肌松弛无力，造成粪便嵌塞在直肠窝内而造成直肠便秘。第三，部分老人是药物因素所致，如长期服用一些抗高血压药物及利尿药等都可引起便秘；再如，有的老年人患有一种或数种疾病，长期或经常服用安定、抗抑郁之类的药物，也会抑制肠道的蠕动，引起老年人的便秘。

二 老年人便秘常用的治疗方法

可以服用泻药、灌肠、润滑剂等来解除便秘吗？老年人长期服用泻药可导致肠胀气而引发肠梗阻，灌肠可引起老人不适，且效果有限。润滑剂如开塞露等，也不是长久之计。除了器质性原因引起的便秘，老年人便秘大多数是功能性的。由于胃肠道是食物消化的主要场所，因此从饮食入手来进行调理是比较合理的。这里给大家支儿招用于防治老年便秘，供大家参考。

1. **多食含植物纤维素的食品** 如青菜、水果、粗粮、豆制品等，从而促进肠蠕动，有利于排便。少吃辛辣、干炒、油炸、烧烤以及热性食物，比如羊肉、狗肉等；还要忌饮酒和喝浓茶。限量食用高蛋白高脂肪饮食，主要是肉类。

2. **纠正不良饮食习惯** 多食用含 B 族维生素的食品，如粗粮、豆类，必要时可补充片剂维生素 B_1。如果体内维生素 B_1 不足，可影响神经传导，减缓胃肠蠕动，不利于食物的消化吸收和排泄。

3. **多补充水分** 有一部分便秘是由于粪便质地太干而不容易排出，因此补水至关重要。建议每日饮水量保持在 1 500 ~ 2 000 毫升。

4. 运动也能改善便秘 可以做比较缓和的有氧运动，如散步、慢跑。但不要做剧烈运动，因为剧烈运动反而会抑制胃肠道的蠕动，加重便秘。

5. 手法治疗 包括推拿、按摩腹部法等。推拿是用于治疗便秘较好的手段，通过推拿相关部位促进消化道蠕动，协调盆底肌功能，保持肠道通畅。还有电针、耳穴、艾灸等新的外治疗法不断应用于便秘的治疗，通过刺激穴位激发机体生理调节机制，调和体内阴阳平衡，改善中医症状，有效缓解便秘，并减少便秘带来的危害。

6. 养成非常好的排便习惯 每天定时去排便，形成条件反射，到了时间就会产生便意，胃肠道也会出现推进性的蠕动，对于排便也会有帮助。

在日常生活中，家属宜多与老年人沟通，理解和尊重他们，关注其情绪变化，及时给予安慰、开导和鼓励，使其树立正常生活和恢复健康的信心，减轻其心理负担。中重度的尿失禁、便秘老年人应及时就医。

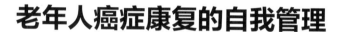

第十节
老年人癌症康复的自我管理

老年人是癌症的高发群体，老年癌症患者的多数躯体损伤都与癌症及针对癌症的治疗直接相关，部分损伤如局部缺血及关节炎也多为共存疾病发展所致。这些损伤不论是否直接归因于癌症，都会对疾病的治疗管理产生影响。

一 患癌后是否需要康复治疗

癌症患者过于担忧或者术后长期不活动会降低身体素质、加重病情，不利于临床治疗。虽然康复治疗相当安全，但预防癌症患者受伤或癌细胞扩散等谨慎治疗氛围，严重限制了患癌后的康复治疗。原则上，癌症康复强调个体化和循序渐进，在患者病情稳定、保证临床治疗顺利进行的前提下，只要判明存在或预示患者会有功能障碍，就应积极介入，不必等到临床治疗结束之后再进行，以最大限度恢复其身体功能、改善生活质量。

二 癌症康复主要关注内容

癌症康复治疗与临床治疗的关系极为密切。癌症所造成的功能障碍也是残疾的重要原因。因此，癌症康复的总体目标与其他疾病引起残疾的总体目标相似，康复癌症康复主要关注癌症所导致的原发性或继发性残疾，康复要考虑到有限预后、动态病损、症状负担、治疗相关毒副作用等癌症相关特殊性的影响。其中，预后是最为关键的要素，它决定了癌症治疗

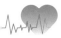

的重点是针对症状还是针对疾病本身，并有助于评估癌症康复目标预期是否合理。另外，癌症康复治疗强调个体化和循序渐进的基本原则，并且把保证临床治疗顺利进行作为康复治疗的一部分。

癌症患者最常见的康复问题主要为全身无力、日常生活活动受限、疼痛、步行困难、营养不良和心理障碍等。相关并发症继发于癌症患者长期患病、治疗和恢复过程。如制动（或为不活动）可导致患者发生肌肉萎缩、耐力下降、关节挛缩、不能耐受直立站位、蛋白质消耗、深静脉血栓、肺栓塞、糖耐量异常、压疮、排尿困难、便秘、压迫性神经病、睡眠障碍、抑郁、吞咽障碍、高钙血症等。

三 癌症康复治疗在疾病不同阶段的作用

虽然癌症疾病部分的变化各不相同，但都适用于从原发部位转移的分期方式，而这也决定了抗癌治疗的类型、持续时间及强度，并为设计合理的癌症康复方案、预测复发风险、推测疾病发展进程提供了重要信息，因此，癌症各阶段的康复重点不同。多数癌症康复原理主要是针对性处理癌症及其治疗导致的特定身体损伤，对功能障碍的代偿性或适应性治疗，以及功能改善性训练。涉及康复医学临床处理、物理治疗、作业治疗、言语和语言治疗、心理干预，以及淋巴水肿治疗等。

根据康复目的的不同，在癌症初始诊断治疗期，主要是评估治疗对功能的影响，结合锻炼、水肿处理和增加活动来保持和恢复功能，控制疼痛；初期治疗结束后，协助患者恢复日常生活、促进健康的生活方式，教育患者自我监控迟发的癌症治疗毒副反应，监督锻炼、水肿管理和活动能力的维持；复发期则是缓解症状、预防并提前关注失能，对患者及家属进行活动锻炼、适当的身体力学和辅助设备等教育，最大限度提高生活质量；癌症晚期，主要为给患者提供疼痛管理（非药物治疗）和症状控制，尽可能维持其功能自主性（活动自如、生活自理）和生活质量，保持融入社会。

四 癌性疲劳的康复管理

癌性疲劳，定义为一种不正常的、持续的、与癌症或其治疗相关的、影响正常功能性活动的主观疲乏感。癌症患者中，其发生率可达 70% 以上。主观疲劳程度较高者，其精气神和功能状态会下降，这不仅会影响治疗效果，也会导致症状恶化。癌症后疲劳的原因往往是多种因素混杂的结果，包括恶病质、感染、贫血、代谢及内分泌紊乱等。

一般的体育锻炼对癌症康复有益。它不仅可以改善乏力、提高体能、改善情绪状态，还可以减少癌症复发风险以及提高生活质量。在能耐受的情况下，患者应定期进行适当的肌肉锻炼活动，并根据疾病的不同时期和活动耐受情况平衡运动和休息时间，控制疲劳程度。运动训练的基本原则是较小强度、较短时间、多次重复，以不产生明显疲劳和症状加重为度。选择小强度耐力训练、力量训练、牵拉训练、关节活动训练、步行、医疗体操和中国传统形式的拳操（如太极拳、八段锦）等。运动时要充分考虑准备活动，基本训练和结束活动三个基本过程。在选择具体的运动锻炼方式时，主要考虑患者癌症的脏器或器官损害以及患者的体质情况，活动时一般要避免涉及肿瘤侵犯的部位以及手术切口。有关节活动障碍者，应重点进行关节活动训练，可进行必要的手法治疗，例如推拿、按摩和关节松动术，并注意避免暴力。其他较有针对性的措施包括能量节省技术，即使用正确的姿势及身体力学并使用最低限度的力量，每活动或工作 30 分钟左右应短暂休息，并记录有无关节不适、疲劳等；简化工作，减少上肢活动，可使用辅具或通过环境改造以使物品易取等，此外呼吸功能锻炼等也会有所助益。

五　老年癌症患者的营养管理

癌症患者的营养不良发生率较一般患者高。大部分的营养不良与摄入不足及营养代谢异常有关，后者主要表现为机体能量消耗异常，骨骼肌及内脏蛋白消耗，脂肪动员增加，碳水化合物代谢异常，水、电解质失衡等，出现典型的恶病质症状。营养需求应根据疾病发展的程度、肿瘤类型、肿瘤部位及患者全身情况通盘考虑。营养管理的目的是补足实际摄入与预计摄入的差距，维持或改善营养状况。

目前，尚无临床实践证据显示营养支持会促进肿瘤生长。然而，有证据表明，对营养不良肿瘤患者积极开展营养支持，可减少并发症，并改善其生活质量。在临床上，许多癌症患者在确诊时已是晚期，失去了手术的机会，如果体质较弱，很难耐受全面的放化疗治疗。目前主要遵循一般患者或危重患者的营养支持的普遍原则，即有功能首选肠内营养，胃肠道功能不全或障碍时使用肠外营养治疗，营养良好的肿瘤患者不需要常规使用营养支持，肠外或肠内营养支持都未显示比口服进食更好的优越性。为减轻消化道负担，采用少量多次进食的方法。

由于癌细胞本身需要消耗大量的营养物质，同时由于癌症及其治疗的影响，患者往往食欲减退，营养补充不足，造成营养不良、体质虚弱、抵抗力下降。因此，增加能量摄入、促进食欲和改善营养状态，有助于提高患者的免疫力和抵抗力，从而提升患者的治疗依从性、耐受性，提高生存质量。癌症患者的营养首先是要保证足够的热量摄入，同时要考虑到患者的进食能力，以维持理想体重为宜。恶性肿瘤患者的基础代谢率修正系数为 1.1～1.45，另外体温每升高 1℃，基础代谢率约上升 12%。基础比例碳水化合物占 55%～60%，脂肪占 20%～25%，蛋白质占 15%～20%。其中蛋白质要充足，高生物效价蛋白应占总供给量半数以上，脂肪要较青年人严格限制，单糖比例应限制在 10% 以内。

六　癌症疼痛的自我管理

疼痛是一种不愉快的感觉，涉及心理、生理、认识、行为和社会诸方面，具有强烈的主观性。目前，随着对疼痛的理解的不断进展，2020 年国际疼痛学会（IASP）将疼痛定义修改为"与实际或潜在的组织损伤相关或类似的令人不愉快的感觉和情感体验"。2019 年世界卫生组织首次将慢性疼痛分类纳入新版的《国际疾病分类第十一次修订本》（ICD-11）之中。癌症疼痛是癌症和癌症治疗中最严重的并发症之一，可分为躯体性、内脏性和传入神经阻滞性三种主要类型。躯体性疼痛是指通过皮肤或深层组织的疼痛感受器所产生的感觉，通常是定位明确、呈持续性的疼痛。内脏痛是指内脏刺激所产生的钝痛，往往比较模糊，难以定位。传入神经阻滞性疼痛是指刺激了神经末梢或脊髓所产生的疼痛，往往很剧烈，表现为持续性、烧灼性感觉。原则上对于病因清楚、定位明确者，可以选择神经阻滞治疗。对于病因不十分清楚，或定位不十分明确者以及不可以进行神经阻滞治疗者，可以选择药物及其他治疗方法。

　　癌症住院患者中疼痛患病率高达 62% ~ 86%，如果遵循公认的癌症疼痛指南治疗，70% ~ 90% 的患者能获得充分疼痛缓解。所以，首要任务是鉴别癌症患者疼痛的原因，疼痛既可以是肿瘤本身所致，也可以是继发性的功能障碍引起的，继发性疼痛除了一般性治疗止痛干预外，还应该针对其功能障碍进行处理。因此，康复干预的主要目标可能是改善功能和 / 或控制症状。癌症疼痛康复干预措施包括：治疗性锻炼（有氧运动、力量训练、体能恢复锻炼、治疗性瑜伽、"普拉提"等），水疗，矫形器、助步器和其他工具，物理因子治疗（如热疗、冷疗、振动、超声治疗、经皮神经电刺激治疗），淋巴水肿的康复治疗，以及替代治疗（如按摩、音乐疗法、瑜伽、冥想和放松等）。其中，中等强度的耐力性锻炼有助于增加体内内啡肽的含量，改善情绪，从而缓解疼痛，并增加身体活动能力。骨关节和脊柱肿瘤所产生的疼痛往往和局部活动有关，使用支具进行局部制动可有效止痛，并允许进行适度的运动锻炼；长期制动所致的关节活动障碍，往往也会伴有关节疼痛，积极主动的关节活动度训练对缓解此类关节疼痛也非常关键。

第九章
老年人的中医养生技巧

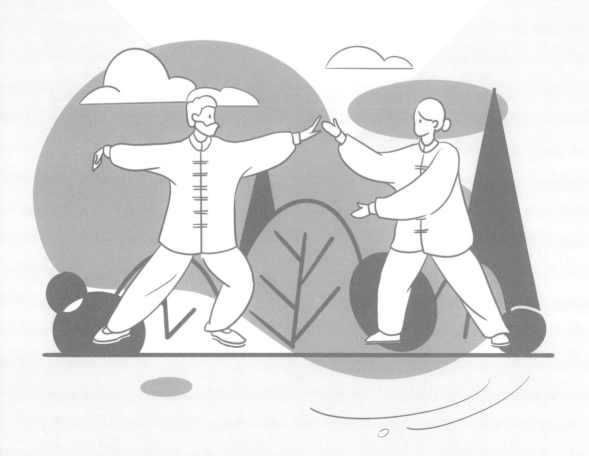

第一节

从中医视角看老年人的生理功能及病理特征

随着年龄的不断增长，尤其是步入老年时期，人体各个脏器的功能和形态都会发生相应改变，老年人的生理功能也相应发生变化，出现不同于年轻人的特征。中医传统理论认为，生、长、壮、老、已的生命发展规律，主要与"肾"和"脾"有关。肾藏先天之精，是人体"先天之本"，刚出生的婴儿身体是否强壮，有无长寿的体质基础，是由肾决定的；脾化生水谷精气，是人的"后天之本"，即便先天有所不足，也可以通过后天的调养延年益寿，这是由脾发挥作用。

老年人身体功能衰退是自然规律的体现。虽然衰老并不是病，但是老年人却容易生病。这是因为除了生理上的功能衰退，老年人还要适应社会角色的"老龄化"以及心理上接受这种"老龄化"。若遇不良环境和刺激因素，易于诱发多种疾病，而且较难恢复。

老年患者往往稍微受凉就容易感冒、一摔倒就容易骨折、吃的东西有些油腻就容易拉肚子，因此老年病的病理特点是"本虚标实，因虚致实"，本身阴阳气血不足、脏腑功能衰退，又受到一些致病因素的侵袭，如积滞、痰饮、瘀血等，虚实变化到一定程度时，老年人低水平的阴阳平衡失衡而引发疾病。若有致病因素作用，则虚实之间迅速转化，呈现易虚易实的特点。因此老年人的中医病理特点包括脏腑功能渐衰、气血渐亏、形体失养以及心理衰老。

一 脏腑功能渐衰

人进入老年后，机体元阴元阳会有一定虚损，不能滋润推动五脏（心、肺、脾、肝、肾）和六腑（小肠、大肠、胃、胆、膀胱、三焦），引起脏腑及其所属器官功能出现不同程度的减退，不同的脏腑会有不同的表现。正如《寿亲养老新书·饮食调节》中记载："高年之人，真气耗竭，五脏衰弱，全抑饮食以资气血"。老年人的五脏功能主要有以下变化。

1. 心　中医学认为，心的主要生理功能是主血脉和藏神。就是说运行在脉中的血液，要依赖心气的推动，循环于全身，发挥濡养作用；心还是整个人体生命外在活动的主宰。在临床中，老年人常感心慌、胸闷、气短、疲乏无力、睡觉不安、容易惊醒、眩晕等症状，但做心电图等检查往往正常，这其实是老年人心功能衰退的表现。

2. 肺　从中医角度讲，肺主要发挥对呼吸的深度、频率和节律的调节，随着一呼一吸的节律运动，调节着气的升降出入运动，并辅助心推动和调节血液的运行，治理和调节全身水液的输布、运行和排泄。所以说，肺主要涉及人的呼吸功能，并与人体的水液代谢相关。由于老年人肺的功能减退，耐缺氧能力较差，于是多会出现对季节、气候交替变化的适应性差，易发生咳嗽、气喘、肺部感染等病症。

3. **脾** 脾的中医生理功能主要是运化水谷和水湿，向脏腑布散精微物质维持各自的正常生理活动；同时统摄、控制血液在脉内正常循行而不溢出脉外。另外，四肢也需要脾气输送水谷精微，以维持其正常生理活动。因此，脾是人出生以后人体各项功能活动所需营养物质的直接来源，参与人体的水液代谢，有"脾为后天之本"的说法。人进入老年后，脾的功能出现不同程度的衰减，主要表现为食欲减退、饮食无味、口味异常、腹胀、消化不良、便秘或大便稀，有些老年人会有出现肌肉弹性下降、肢体乏力、浮肿等。

4. **肝** 中医理论中肝的主要生理功能为调节精神情志，维持气血、津液的运行，调节月经。肝还有贮藏血液和调节血量的功能，眼睛的视觉功能也依赖肝之阴血的濡养。可见肝与人体许多功能有关，如人的精神情志活动、饮食的消化吸收、气血的运行、运动平衡、月经生育以及眼睛等。老年人普遍存在着肝脏功能活动的衰减和异常，一是肝藏血的功能失常，即物质不足，会出现胁肋隐痛、目涩模糊、夜间抽筋、爪甲失去血色；二是肝的疏泄功能衰退和失常，影响饮食的消化吸收，则出现食欲缺乏，进食后腹胀、嗳气、呃逆、大便失调、情绪异常等。

5. **肾** 中医学中肾的生理功能不仅包括西医学肾的大部分功能，也包括其他器官的部分功能，在人体生理功能中占有十分重要的位置。肾的主要功能与人的生长、发育、生殖等密切相关，故称肾为"先天之本"，基本涵盖了西医学中的泌尿生殖系统和部分造血、内分泌、神经系统的功能。肾与人体的许多功能和生命活动有关，进入老年期，往往会出现腰膝酸软、体力下降、毛发稀疏花白、牙齿松动脱落、听力下降、耳鸣耳聋、夜尿多、健忘失眠、思维活动减慢、性欲减退、变矮或弯腰驼背等。

二 气、血、精、津液不足

在中医学中，气、血、精、津液既是构成人体又是维持人体生命活动的基本物质。进入老年期后，脏腑功能日渐衰退，这些基本物质的产生和代谢功能也逐步降低，气血化生日趋减少，也就是物质缺损，代谢减慢，而机体依旧对这些物质有需求。因此，对老年人而言，各种物质的减少会引起人体众多的生理和病理性改变。

气血不足：气虚主要表现为平素易感冒、神疲乏力、少气懒言、动辄汗出、眩晕、气短等；血虚则表现为心慌、面色无华、失眠、健忘、头晕、目眩、神疲乏力、视物昏花、毛发干枯、肌肤粗糙，指甲枯萎等；如果这些现象同时发生，就要考虑是气血两虚了。

津亏液少：津液不足则无以润泽皮肤毛发，就会出现口干、口渴、舌燥多饮、皮肤瘙痒、皮肤弹性下降、毛发干枯、便秘等症状。

精血不足：精血不足普遍存在于老年人，其程度则决定了老年人衰老进程的快慢和程度的轻重。常见症状有乏力疲劳、腰膝酸软、生殖功能和性欲减退甚至丧失、两鬓斑白、头发稀疏甚至脱发、牙齿松动甚至脱落、记忆力减退等。

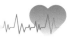
三　形体渐弱

《黄帝内经素问·阴阳应象大论》中就记载了老年人的形体变化："年五十，体重，耳目不聪明矣；年六十，阴痿，气大衰，九窍不利，下虚上实，涕泣俱出矣。"说明老年人因其脏腑功能减退，常会有齿、发、筋骨、皮毛、爪甲等多种组织器官的形质衰败，如形体消瘦，毛发稀疏枯槁，皮肤干燥皱褶，关节屈伸不利，五官九窍干涩，涕、泪、唾、尿等代谢产物不减反增等。并且老年人适应环境及自我调控能力低下，若遇环境突变或精神刺激，易诱发产生多种疾病，且恢复缓慢。

四　心理衰老

老年人由于其社会角色和社会地位的改变，受家庭、社会、个人等因素的影响，均能使其心理活动出现各种变化。同时老年人由于脏腑功能衰减，机体的各种生理功能也明显下降，如听觉、嗅觉、视觉、触觉等，致使精神、心理活动出现不同程度的异常变化。

唐代孙思邈所著的《千金翼方》中载："论曰：人年五十以上，阳气日衰，损与日至，心力渐退，忘前失后，兴居怠惰，计授皆不称心，视听不稳，多退少进，日月不等，万事零落，心无聊赖，健忘嗔怒，情性变异，食饮无妙，寝处不安……"论述了人在年老过程中的记忆、视觉、听觉、味觉以及性格、情绪状态等的一系列变化。

清代养生家曹慈山认为"老年肝血渐衰，未免性生急躁，旁人不及应，每至急躁益甚，究无济于事也"。

许多老年人会表现出不同程度的心情变化，即心理衰老，表现形式多种多样，如性格改变、喜怒无常、自负孤独、喜谈往事、自私多疑、睡眠障碍、记忆力下降、抑郁焦虑、注意力难以集中，甚至有些易苦悲忧，容易伤感、悲观等。因此，经常有人会说，年纪越大的人越像小孩，越需要大家的理解和耐心。

第二节

中医养生学概述

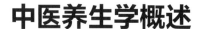

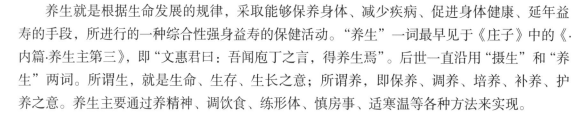

养生就是根据生命发展的规律，采取能够保养身体、减少疾病、促进身体健康、延年益寿的手段，所进行的一种综合性强身益寿的保健活动。"养生"一词最早见于《庄子》中的《·内篇·养生主第三》，即"文惠君曰：吾闻庖丁之言，得养生焉"。后世一直沿用"摄生"和"养生"两词。所谓生，就是生命、生存、生长之意；所谓养，即保养、调养、培养、补养、护养之意。养生主要通过养精神、调饮食、练形体、慎房事、适寒温等各种方法来实现。

中医养生学源远流长，养生思想植根于中国传统文化的土壤。其萌芽于先秦时期，到春秋战国初步形成了以道家、儒家为特色的养生理论。中医典籍《黄帝内经》的问世奠定了中医养生学的基础，并形成了较为系统的理论。在秦汉到晋唐时期，养生流派已经形成，宋元至明清是中医养生学的黄金期，各种养生方法研究达到一定深度和广度，对当今养生学影响较大。中医养生思想内容丰富而备受世界瞩目，在其形成与发展中，深受中国传统文化的熏陶和深刻影响。中国传统文化中儒、道、佛三家都重视养生，各家思想都反映了对中医养生学的理性认识，各具特色，并相互补充。现代养生学集道、儒、佛家思想的精髓，博采众家之精华，兼收并蓄并相得益彰，再与医家丰富的医疗卫生经验结合，构成了具有中国特色的养生思想体系，堪称中华民族灿烂文化瑰宝的重要组成部分。中医养生在总结和兼容各家文化的基础上发展，以其独特的理论体系和丰富的实践经验，形成了自身特色，是中国博大精深的传统文化的精髓之一。

中医养生学以其博大精深的理论和丰富多彩的方法而闻名于世，它的形成和发展与数千年光辉灿烂的传统文化密切相关。

一　整体观念

中医养生学以中医理论为指导，以"天人相应""形神合一"的整体观念为出发点，特别强调人与自然环境及社会环境的协调适应。中医养生学认为，人体的四肢百骸、脏腑经络共同组成一个整体，各局部与整体紧密相连，每一个局部保健都包含着灌溉全身、补益性命的深刻含义，如保护牙齿、按摩脚掌、保持心情舒畅等。通过养生达到人与自然气候相适应，可以少生病，如冬季注意保暖、早睡晚起以保持充足的睡眠。

精、气、神是养生保健的核心，因此，养生之道必须"法于阴阳，和于术数""起居有常"。即顺应自然，保护生机，遵循自然变化的规律，使生命过程的节奏，随着时间、空间的移易和四时气候的改变而进行调整。

二　预防为主

养生保健对老年人尤为重要，应包括未病先防、既病防变、瘥后防复。未病先防是中医药的优势。人在没有疾病，相对健康的时候，应用适当的方法和药物调补身体，增强和改善体质，提高机体防御能力，以延缓人体的生理性衰老，对抗病理性衰老。

健康人的生理性衰老进程缓慢，而病理性的改变则对人体伤害极大，会大大加速衰老的进程。老年人患病以后极易变化，因此需及时发现、诊断和治疗疾病，这对养生保健、延缓衰老具有重要的意义。

三　和谐适度

养生保健必须整体协调，寓养生于日常生活之中，贯穿在衣、食、住、行、坐、卧之间，事事处处都有讲究。其中一个突出特点，就是和谐适度。使体内阴阳平衡，守其中正，保其冲和，则可健康长寿。晋代养生家葛洪提出"养生以不伤为本"的观点，不伤的关键即在于遵循自然及生命过程的变化规律，掌握适度，注意调节。

四　综合调摄

人类健康长寿并非靠一朝一夕、一功一法的摄养就能实现的，而是要针对人体的各个方面，采取多种调养方法，持之以恒地进行审因施养，才能达到目的。中医养生学一方面强调从自然环境到衣食住行，从生活爱好到精神卫生，从药食强身到运动保健等，进行较为全面的、综合的防病保健；另一方面又十分重视按照不同情况区别对待，反对千篇一律、一个模式，而是针对各自的不同特点有的放矢，体现中医养生的动态整体平衡和审因施养的思想。历代养生家都主张养生要因人、因时、因地制宜，全面配合。

五　范围广泛

养生保健可与每个人终身相伴。人生自妊娠于母体之始，直至耄耋老年，每个年龄阶段都存在着养生的内容。人在未病之时，患病之际，病愈之后，都有养生的必要。不仅如此，对不同体质、不同性别、不同地区的人也都有相应的养生措施。因此，养生学的适应范围是非常广泛的，应引起人们的高度重视，进行全面普及，提高养生保健的自觉性，把养生保健活动看作是人生活动的一个重要组成部分。不论男女老幼均适宜，且方法简单易行。

第三节

老年人起居养生

"起居有常"是中国古代养生学的重要内容，是强身延年的重要途径。《春秋左氏传》说："起居时，饮食节，寒暑适，则身利而寿命益；起居不时，饮食不节，寒暑不适，则形累而寿命损。"《黄帝内经》指出"上古之人，其知道者，法于阴阳，和于数术，起居有常，饮食有节，不妄作劳，故能形与神俱，而尽终其天年，度百岁乃去"。什么是起居有常？起居，就是作息；有常，是指具有一定的规律。起居有常，就是生活作息规律化。古人提出的"日出而作，日落而息"，是人类在漫长进化过程中形成的，是为了适应自然环境而建立的作息制度，这就是最早提出的起居有常。

老年人退休后，可以得到更多的休息时间，身体本应更加健康，但是有些老年人退休以后生活失去了规律，健康倒不如以前了。老年人要想少生病，多添寿，就必须做到起居有常。其具体内容主要包括如下。

一　作息合理

在日常生活中，老年人应保持一定的节奏和规律。作息节奏应该和自然规律相适应，其中最重要的是昼夜节律。作息规律应该因人而异，符合个人的生活习惯。

有规律的睡眠习惯有利于提高睡眠质量。应早睡早起，最好定时，形成条件反射，到时候就能入睡，不致失眠。古代医家认为，春季应"夜卧早起，广步于庭"；夏季应"夜卧早起，无厌于日"；秋季应"早卧早起，与鸡俱兴"；冬季应"早卧晚起，必待日光"。这就是说人们的作息生活规律是要在不同季节，随着太阳起落而相适应。对于老年人来讲，特别注意避免两个不良的睡眠习惯：一是睡得太多，二是经常熬夜。经常熬夜就容易出现口干舌燥、大便干、小便黄，甚至出现心慌气短等伤阴症状。

合理的睡眠时间、良好的睡眠状态能够修复机体并延缓衰老的速度。中医学认为，11:00—13:00 是心经经气最旺盛的时候，老年人此时适当午休 0.5～1 小时，可养心安神，预防心脑血管疾病。晚餐后应避免饮茶，少喝水，以免兴奋或夜尿过多而干扰睡眠，睡前用热水泡脚有利于睡眠。睡眠的时间则因人而异，每日 5～8 小时不等，以睡醒后不感疲劳、精神饱满为宜。睡眠姿势因人而异，但不宜俯卧，以舒适为宜，床软硬适中、不宜过高，枕头高低合适，软硬适中，被子软而够暖，节制性生活，起夜小心，莫受凉。

二　起居适宜

老年人的居室应尽量安排在向阳的房间，室内家具要简单，方便行走。早晚要开窗通风换气，保持室内空气新鲜，使头脑清醒，身体舒适。在现代社会，居家或工作单位室内使用空调很普遍，这在一定程度上确实改变了我们生活、工作的小环境，使得温度适宜。天气炎热或寒冷时，如果频繁使用空调，依赖空调调节室温，人体的这种随着季节变化而调节自体的能力就会被削弱，自我调节的节奏就会被打乱，也违背中医学提倡的尊重自然、顺时而养的养生基本原则。

老年人一定要注意保持正确的坐姿，太随意、扭曲的姿势都会加重腰痛。坐沙发时要尽量靠后坐，背部紧靠沙发背。从人体的生理结构来看，席梦思床、钢丝床等都不是理想的睡床。过于柔软的床会使椎间盘向后滑出，进而影响腰椎的生理曲度，造成腰部肌肉、韧带的紧张及痉挛。有一定硬度的床，可消除体重对椎间盘的压力。但也要适度，不能过硬，以仰卧时将手掌伸入腰下刚好不费劲儿为宜。

即使不做重体力活，普通的站立和行走也会给老年人的腰椎带来巨大压力，平时可以在沙发、椅子上放一个靠枕，能使腰部得到有效承托，维持腰椎生理前屈，均衡腰部肌肉压力，从而减轻劳损，预防和改善腰椎不适。靠枕不宜过厚，以 10 厘米左右为宜，人体向后压缩 5～8 厘米，符合腰椎的生理前凸。

良好的清洁卫生习惯和生活习惯是增进身心健康和延年益寿的重要因素。注意把好"病

"从口入"这一关，勤洗手、注意进餐卫生、睡前刷牙、饭后漱口。此外，还需科学洗澡、勤换内衣、睡前热水洗脚、戒烟酒。

老年人御寒力差，应根据季节和气候的变化随时加减衣服，防止受凉感冒。衣服宜宽大、轻软，穿起来合体舒适，式样要简单，穿脱方便，贴身的内衣以棉织品为好，因化纤织物带静电易刺激皮肤而引起瘙痒，甚或诱发心律失常。鞋以布底为宜，既轻便又防滑，切忌穿硬塑料底的鞋。如果选择硬底鞋，鞋跟敲打路面引起的冲击波会传递到骨骼，使腰痛老年人的病情加重。因此，老年朋友适宜选择松软、弹力好的软底鞋，呵护腰部免受震动。需要注意的是，老年人脚后跟脂肪减少，脚部重心后移，无跟软鞋会引起足踝损伤和慢性劳损，因此，软底鞋最好带一点儿跟。腰部保暖对老年人也十分重要，很多老年人在受凉后会出现腰痛、腰部发沉的症状，因此天冷时备件棉坎肩，夏天可多穿件背心，如果觉得热，也可以用护腰取代，材质要通气透汗。老年人的衣服最好是长款的，以免弯腰的时候把腰露出来；洗澡后要及时把腰部擦干，避免受凉；此外，闲暇时搓热手掌、揉搓耳朵、摩擦腰部，也能缓解腰痛。

三 活动适度

老年人视觉、听觉减退，肌力弱，关节活动欠灵活，动作缓慢，各种活动协调和平衡功能差，脑血管调节功能也较差，过猛地站立会因一时性脑供血不足而头昏，站立不稳，进而发生碰伤、跌伤。又因老年人骨钙流失导致骨质疏松，跌倒后易发生骨折。所以，老年人行走、起坐等要慢，尤其夜间起床要多加小心，老年人跌倒常发生在这个时候。起床时宜先由卧而坐，停一会儿再由坐而立，站一会儿再行走，高龄老年人则宜备便壶，在床旁坐着小便。

一些老年人每天户外活动极少，喜欢坐卧在家，或睡得太多，"久卧伤气"，易导致机体抵抗力下降，更易患病。人体在长期卧床、活动减少的情况下，容易导致骨骼中的钙丢失，尿液中钙增多，易发生骨折、肾结石、脑血栓、脑卒中等疾病，所以，老人应避免长期卧床。因此，时常参加体育运动，能加强气血运行，这样可减少或避免疼痛。但运动量不宜太大，运动项目的选择也应以传统的健身运动为佳，如太极拳、八段锦等，还可进行散步、郊游、踏青，这样既能呼吸新鲜空气，又能活动筋骨。

四 娱乐适度

常看电视和手机是当代人的习惯，但日久会对身体带来不良影响，老年人也不例外。如果老年人每天长时间看电视，容易发生老年性白内障和老年性黄斑变性。此外，长期看电视的老人还有听力下降的风险。由于看电视时颈部经常维持在过屈或过伸的姿势，容易引发或加重颈椎病。一般老年人情感波动较大，易随着电视节目的情节过于兴奋、紧张或悲伤，极易诱发心脑血管疾病。长时间坐着不动，肠胃蠕动减慢，会造成肠胃功能紊乱。

因此，老年人看电视要有时有节，连续看电视一般不要超过 1.5 小时。中医认为"目得血而能视"，长时间看书、看报、看电视等，不仅会损伤眼睛的视物功能，还会使本来就不足的血更虚。一般目视 1 小时左右，应适当活动一下，使眼部肌肉得到放松，以改善眼睛疲劳。

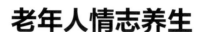

第四节

老年人情志养生

　　情志，是人的心理活动，指人对外界客观事物的刺激所做出的情绪方面的本能的综合反应，中医将其概括为七情，即喜、怒、忧、思、悲、恐、惊。情志养生，主要是通过自己对外界客观环境或事物情绪反应的自我调节和转变自己错误的思维方式，防止七情太过或不及，将心情调节到最佳状态，使人健康长寿的方法。任何事物的变化，都有两重性，既能有利于人，也能有害于人。七情六欲，人皆有之，情志活动属于人类正常生理现象，是对外界刺激和体内刺激的保护性反应，有益于身心健康。在正常情况下，七情活动对机体生理功能起着协调作用，不会致病。然而，人的情绪、情感的变化，亦有利有弊。正常的精神活动，有益于身心健康，但异常的情志活动，可使情绪失控而引起体内阴阳紊乱，功能失调，进而累及五脏。研究证明，现有 50%～80% 的疾病与精神因素有关。

　　情志活动与脏腑关系十分密切，如中医理论有"喜则气缓"，意思是说喜悦可使气血流通、肌肉放松，有益于恢复机体疲劳。但欢喜太过，则伤心气，出现心悸、失眠、健忘等症状；"思则气结"，是指由于思虑过度，使神经系统功能失调，消化液分泌减少，出现食欲缺乏、纳呆食少、面容憔悴、气短、神疲乏力、郁闷不舒等；"悲则气消"与肺有密切关系，人在极度悲哀时，可伤及肺，表现为干咳、气短、咳血、音哑、呼吸频率改变、消化功能异常等。

　　老年人随着脏腑功能减退，调节适应能力较弱，难以承受过激的情绪变化，而易引起疾病，故善养生者，宜注意情志调适。老年人要学会情志养生，避免情志过激。遇事要镇定自如，冷静地对待目前的复杂事情。事情过后，不要长时间耿耿于怀，避免自寻苦恼。培养乐观的人生态度，提高心理上的抗逆能力，胸怀要宽阔，情绪宜乐观。要淡泊宁静，知足常乐，把人生忧喜、荣辱、劳苦、得失等视为过眼烟云。万事只求安心，保持精神内守，人则长寿。另外，平日增加各种有益心身健康的兴趣，寻找精神寄托，这样对预防情志过度，保证脏腑安泰，能起到积极的作用。

一　情绪乐观

　　人体的血液循环与心有关，大脑的血液靠心脏源源不断供给，若思虑过度，就会耗伤心血。因此，老年人（尤其是血虚体质的老年人）不可用脑过度。一旦感到大脑疲劳时，就要放松调节一下，观赏一下风景，使心情愉快起来，就能很快消除脑的疲劳。当感到烦闷不安、情绪不佳时，可以找家人、朋友谈谈心，或听听音乐，或看看幽默剧等，争取主动排解忧愁，使精神尽快振奋起来。

忧思是指忧愁深沉、思虑过度，深陷苦闷不能自拔。情绪上表现为忧郁寡欢，悲伤恸哭，神弱气怯。轻者，愁眉苦脸，闷闷不乐，少言少语，意志消沉，独坐叹息；重者辗转难眠、精神恍惚，心中烦躁，惶惶不可终日。由于忧思过度可导致脏腑功能失调，气机逆乱，继而会发生咳喘、呃逆、呕吐、纳差（食欲缺乏）、失眠、便秘、阳痿、癫痫等症，甚至诱发癌症或其他疑难重症。俗话说，"忧愁烦恼，使人易老""愁一愁，白了头"。在现代社会中，竞争激烈、生活工作压力巨大，人们常常忧思沉重，导致抑郁症频发，甚至轻生自残。

中医有"思虑伤脾"之说。思维善钻牛角尖的人思虑缠绵，易导致气机壅滞，脾胃运化失职，则食欲大减，勉强进食则饮食不化而积食内停，日久则神疲乏力、形体消瘦、精神萎靡、脘腹痞胀或疼痛。现代医学研究证实，长期从事脑力劳动，大脑高度紧张的知识分子，更易患心脑血管疾病和消化性溃疡。这和中医学的"思虑损伤心脾"的理论是一致的。

二 清净淡泊

现实生活中，高寿的人多性格开朗，情绪乐观，其中有许多人情操高尚。相反，急躁、焦虑、忧郁和愤怒的性格，常常使人疾病丛生或痛苦不堪。有些老人身居高位，退休后易出现心理不平衡，郁郁寡欢，对身心健康不利，此时应注意保持平和的心态，随遇而安。讲究养生之道，必须注重道德修养，养生贵在养心，而养心首重养德。生活中有许多活动，如阅读、绘画、书法、雕刻、音乐、下棋、种花、钓鱼等均能赏心悦目、怡情养性、陶冶情操、调神养身。淡泊，即恬淡寡欲，不追求名利。清末张之洞的养生名联是"无求便是安心法"，当代著名作家冰心也认为"人到无求品自高"，这说明淡泊是一种崇高的境界和心态，是情志养生的一种境界。有了淡泊的心态，就不会在世俗中随波逐流，追逐名利；就不会对身外之物得而大喜，失而大悲；就不会对世事他人牢骚满腹，攀比嫉妒。淡泊的心态使人始终处于平和的状态，保持一颗平常心。老年人应该活得更轻松一些、宽容一些。潇洒者，自然大方，轻松自如，不拘束；糊涂者，大彻大悟，淡泊宁心，不为琐事所扰。心胸宽广，心态平衡乃养生之首。

快乐是健康的良药，乐观豁达，开朗豪放，知足常乐，遇事多思其有利一端，对人多念其友好一面，多闻乐事，多交性格开朗之人，可消除不良情绪。宽容是一种良好的心理品质，不仅包含着理解和原谅，更显示着气度和胸襟、坚强和力量。一个不会宽容、只知苛求别人的人，其心理往往处于紧张状态，从而导致神经兴奋、血管收缩、血压升高，使心理、生理进入恶性循环。学会宽容就需要严于律己，宽以待人。乐观是情志养生的不老丹。乐观是一种积极向上的性格和心境，可以激发人的活力和潜力，是心理养生的积极情绪；而悲观则是一种消极颓废的性格和心境，使人悲伤、烦恼、痛苦，影响身心健康。对事、对人都应保持豁达的胸怀，即使对自己不友好的人，也应该一笑置之。老年人不要总担心自己年事已高，疾病缠身，也不要总回忆过去的恩恩怨怨。生老病死是人生的自然规律，没有人能够摆脱这个过程，所以没有必要对必然要发生的事情过分担忧。老年人应该放松心态，乐观地生活，这才是最重要的。

三 遇事不急

老年人因行动受限，在遇到突发情况时易出现心理不平衡或焦躁情绪。例如，当亲人发生意外后，老年人更易发生心脑血管意外。因此，心性养生对于老年人的保健非常重要，不仅有助于保持家庭的和睦、社会关系的协调，还有益于身心健康。老年人应避免骄傲与急躁情绪，保持心态平和。骄傲者常常对自己的能力评价过高，无法听取别人的意见，好大喜功，做自己力所不能及之事。急躁者常常不顾及客观现实而急于求成，易于草率从事。如果能够悟透自己，了解自己的优势与不足，正确地认识和评估自己的能力与现实情况，克服骄躁情绪，顺应自然环境，保持心态平和，有利于健康长寿。

人们由外界客观事物引起的内心相应的情绪反应，是情绪健康的标志之一。换言之，遇到令人高兴的事就应该高兴，遇到沮丧的事就应该忧伤，这是正常的情绪反应，是代表人情绪健康的标志之一。但是若对事情的反应太过激烈或者反常，就容易对身心造成伤害。所以人们在日常生活中，应该注意修身养性，舒畅情志，以保持稳定的情绪。老年人要善于化解不良情绪，使自己的心态达到大气豁达的状态。

暴怒是指情绪骤然激愤或久怨怒气太盛。它通常源于某种目的和愿望不能达到，心生不满累积而爆发。暴怒后，轻者可能出现肝气郁滞、头晕头痛、胸胁胀满、心中闷疼；重者则可能立即出现面色青紫、四肢发抖，甚至昏厥死亡。尤其是老年人在患有高血压、冠心病时，更易诱发脑卒中或心肌梗死。

七情过激、过极皆可致病。情志致病的机理主要是影响人体内环境的稳定，如气机运行障碍、脏腑功能失常，以及损伤机体阴阳、精血等。情志养生，除适当调控自己的情志适应环境变化之外，还需及时投医问药，综合调理，以促进心身健康。

第五节

老年人饮食养生

随着人们对身心疾病的深入研究发现，愈来愈多疾病的发生与饮食密切相关，对"病从口入"也应该有新的认识，否则饮食导致的疾病会愈来愈多。因此，对饮食养生应该引起足够的重视。

一 老年人如何做到饮食养生

（一）食宜多样

年高之人，精气渐衰，应摄食多样饮食，使五谷、水果、肉类、蔬菜等适当搭配，合理安排三餐，做到营养丰富全面，使自己获得均衡的营养，以补益精气，延缓衰退。老年人不应偏食，不要过分限制或过量食用某些食品，更应适当补充一些机体缺乏的营养物质。

（二）食宜清淡

现代营养学为老年人推荐的饮食是"三多三少"，即蛋白质多、维生素多、纤维素多；糖类少、脂肪少、盐少。老年人应注意清淡饮食，不宜过饱，不宜过冷。老年人脾胃功能较弱，消化能力较差，应当注意避免增加胃肠道负担。

（三）少食生冷

老年人阳气日衰，而脾又喜暖恶冷，故宜食用温热之品护持脾肾。应勿食或少食生冷、寒凉之品，如冷饮或凉茶，以免损伤脾胃，可能会造成胃痛、腹泻等，亦不宜温热过甚。老年人牙齿脱落，咀嚼和肠胃功能较差，因此宜食用柔软易消化的食物，忌食黏硬不易消化之品，比如粥类不但容易消化，而且益胃生津，对老年人的脏腑特别适宜。

（四）食宜少缓

老年人宜谨记"食饮有节"，不宜过饱。《寿亲养老新书》强调"尊年之人，不可顿饱，但频频与食，使脾胃易化，谷气长存"，主张老人应该少量多餐，既保证营养供足，又不伤及肠胃。将食物做得细碎软烂，瘦肉应捣碎成肉末，蔬菜尽可能采用细嫩绿叶部分制成菜末、菜泥或汤菜等易嚼食物；不宜采用油煎、炸、爆炒及大块食物。进食不可过急过快，宜细嚼慢咽。这不但有助于食物的消化吸收，而且可避免"吞、呛、噎、咳"的发生。

（五）寓补于食

老年人容易骨质疏松，发生骨折，故应积极防治，多吃钙含量丰富的食物如奶制品、豆制品，多晒太阳，补充维生素 D，促进钙、磷的吸收。可常食桑葚、荔枝、松子、黑木耳、菠菜、胡萝卜、猪肉、羊肉、牛肝、羊肝、甲鱼、海参、平鱼等药食同源的食物，以增强抵抗力。

（六）固护脾胃

中医认为，脾为后天之本，只有节制饮食，爱护脾胃，脾胃才能不生病，从而吸收足够的营养来补充元气，维护人体的健康。要注意饮食禁忌，即不要吃太多高脂肪、高热量的食物；不要吃得太甜，不要吃得太辣，不要吃得太咸；不要吃得太烫、太凉。

（七）药膳调补

药膳是养生的一种方式，特别是对于体质虚弱的老年人，选择适当的药膳进补、膏方调补等措施可以起到有病早治、调补防病的作用。老年人体质虚弱，脏腑功能渐衰，适时、适当地服用一些补益药物，如人参、黄芪、枸杞子、麦冬、阿胶等，能达到延缓衰老、强身健体的作用。应当避免胡乱进补，要在专业人员的指导下，根据体质，尽量选择适宜的食补方法。

二　老年人如何选择适合自己的日常饮食

（一）根据体质选择合适的食物

根据中医体质分类，不同体质的人适合的食物也有所不同。以下是根据九种体质（平和质、气虚质、阳虚质、阴虚质、痰湿质、湿热质、血瘀质、气郁质、特禀质）选择适合的食物的建议。

1. 平和质

特点：体质平衡，无明显偏颇。

适合食物：均衡饮食，多样化食物，如新鲜蔬菜、水果、全谷物、瘦肉、豆类、坚果等。

2. 气虚质

特点：易疲乏，气短懒言，易出汗。

适合食物：补气食物，如黄芪、党参、山药、大枣、鸡肉、猪肉、糯米、莲子、蜂蜜等。

推荐食谱：黄芪炖鸡汤、山药粥、大枣茶、党参炖肉。

3. 阳虚质

特点：畏寒怕冷，手脚冰凉，喜热饮。

适合食物：温热食物，如姜、葱、羊肉、韭菜、核桃、黑豆、桂圆、红枣等。

推荐食谱：姜汤、羊肉煲、核桃炖猪蹄、红枣炖鸡。

4. 阴虚质

特点：口干舌燥，手足心热，易烦躁。

适合食物：滋阴润燥食物，如梨、百合、银耳、枸杞子、桑葚、蜂蜜、鸭肉、甲鱼等。

推荐食谱：百合莲子汤、银耳羹、枸杞炖鸽子、雪梨炖冰糖。

5. 痰湿质

特点：形体肥胖，痰多，易困倦。

适合食物：健脾化痰食物，如薏苡仁、赤小豆、冬瓜、白萝卜、扁豆、山药、陈皮等。

推荐食谱：薏苡仁粥、赤小豆汤、冬瓜排骨汤、白萝卜炖肉。

6. 湿热质

特点：面垢油光，易生痤疮，口苦口干。

适合食物：清热利湿食物，如绿豆、苦瓜、冬瓜、西瓜、薏苡仁、芹菜、黄瓜、菊花等。

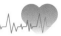

推荐食谱：绿豆汤、苦瓜炒蛋、冬瓜汤、薏苡仁炖鸭肉。

7. 血瘀质

特点：面色晦暗，易出现瘀斑，易疼痛。

适合食物：活血化瘀食物，如山楂、桃仁、红花、黑木耳、洋葱、红糖等。

推荐食谱：山楂茶、桃仁粥、红糖姜茶、黑木耳炖猪蹄。

8. 气郁质

特点：情绪抑郁，胸闷胁痛，易叹息。

适合食物：疏肝解郁食物，如玫瑰花、佛手、陈皮、橘子皮、山楂、香橼等。

推荐食谱：玫瑰花茶、佛手茶、陈皮炖鸡、橘子皮炖排骨。

9. 特禀质

特点：易过敏，皮肤敏感。

适合食物：温和食物，避免过敏源，如薏苡仁、山药、小米、南瓜、苹果、梨等。

推荐食物：薏苡仁粥、山药炖排骨、小米粥、南瓜汤、苹果、梨。

（二）根据四季变化选择食物

人的生理活动应顺应自然四季的变化，老年人的饮食也要根据四季气候变化而选择。

春在五行中属木，而人体的五脏之中肝也属木性，因而春气通肝。在春天，肝气旺盛而升发，人的精神焕发，一定要注意养肝、护肝。在饮食上，要选甘、辛、温之品，清淡可口，尽量不要吃油腻、生冷、黏硬食物。由于春季人体新陈代谢加快，因此应多选用既升发又富营养的食品，如黄豆芽、绿豆芽、豆腐、小麦、大枣、瘦肉、鱼类、蛋类、花生、黑芝麻、蜂蜜之类；由于冬季时新鲜蔬菜较少，摄入维生素不足，聚积一冬的内热要散发出去，所以春天还要多吃些新鲜蔬菜，如油菜、菠菜、芹菜、荠菜、马兰菜、香椿头等，这对于因冬季过食膏粱厚味导致内热偏胜者，还可起到清热泻火、凉血明目、消肿利尿、增进食欲的作用。对于过敏体质，易患花粉过敏、荨麻疹、皮肤病等，应禁食含异性蛋白等过敏原的食物，如羊肉、狗肉、猪头、鸡头、海鱼、虾、蟹之类。

夏季与五脏的心相应，气候炎热，汗液外泄，易耗伤心气，所以夏季要重视养心、养阳。夏季炎热，防止暑热之邪太过，要多喝清凉解暑的饮品，如淡盐水、绿豆水、酸梅汤、菊花茶等，以补充因身体出汗造成的消耗，但不要贪食冷饮。宜常吃凉性蔬菜瓜果，如苦瓜、冬瓜、西瓜、豆芽、银耳、香蕉等，以增强抗热能力，减少暑气及热毒对人体的伤害。夏季老年人需多吃富含蛋白质、维生素、无机盐和粗纤维的食物，如瘦肉、牛奶、豆浆、蛋品、豆腐等，以补充人体的营养消耗。夏季湿热的环境为各种细菌生长繁殖提供了好的条件，老年人胃肠功能弱，夏季饮食一定要讲究卫生，不可吃腐烂变质食品，冰箱内食物须经高温加热后方可食用。食物宜温、软、清淡，不可过多地吃冷、肥、腻的食品，不可饮食过量。若出现由于饮食不当引起的呕吐、腹泻，应及时就医。

秋季的特点是由热转寒，阳消阴长。所以，秋季养生保健必须遵循"养收"的原则，其中饮食保健当以润燥益气为中心，以健脾、补肝、清肺为主要内容。要尽可能少食葱、姜等辛味之品，适当多食一些酸味甘润的果蔬。秋季天气干燥转凉，可以吃些甘凉清润的食物，如雪梨、荸荠、鲜藕、银耳、百合等。

冬季天气寒冷，万物封藏，为了御寒保暖，人体耗散的热量也多，应该多食用温热性质的食物，而少食用寒凉生冷食物。温热性质的食物包含糯米、大枣、核桃仁、韭菜、小茴香、香菜、南瓜、生姜、葱、大蒜、桂圆、荔枝、木瓜、石榴、乌梅、鳝鱼、鲢鱼、虾、海参、鸡肉、羊肉、狗肉、肉桂、辣椒、花椒等。除此之外，要格外重视选用具有补肾助阳功能的饮食，以提高机体的御寒能力，多吃高蛋白和维生素含量丰富的食物，并适时进补。药补不如食补，阳虚之人可适当多吃羊肉、鸡肉、牛骨髓；阴虚之人多吃鸭、鹅肉，以补虚益气，养胃生津。

三 老年人日常饮食"十不贪"

（一）不贪肉

老年人饮食中肉类脂肪过多，会引起营养平衡失调和新陈代谢紊乱，易患高脂血症，不利于心脑血管病的防治。

（二）不贪精

老年人长期食用精白的米面，摄入的粗纤维素少了，就会使胃肠蠕动减弱，易患便秘。

（三）不贪硬

老年人的胃肠消化吸收功能减弱，如果吃坚硬或煮得不熟烂的食物，久而久之易得消化不良或胃病。

（四）不贪快

老年人牙齿脱落不全，进食若贪快，咀嚼不烂，就会增加胃的消化负担。同时，还易发生鱼刺或肉骨头卡喉的意外事故。

（五）不贪饱

老年人饮食宜七八分饱，如果长期贪多求饱，不仅会增加胃肠的消化吸收负担，还可能诱发或加重心脑血管疾病，甚至发生猝死。

（六）不贪酒

老年人长期贪杯饮酒，会使心肌细胞变性，失去正常的弹力，加重心脏的负担。同时，老人多饮酒，还易导致动脉硬化。

（七）不贪咸

老年人摄入的钠盐量太多，容易引发高血压、脑卒中（中风）、心脏病及肾脏衰弱。

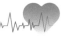

（八）不贪甜

老年人过多地吃甜食，会造成内分泌功能紊乱，引起肥胖症、糖尿病、脱发等，不利于身心保健。

（九）不贪迟

三餐进食时间宜早不宜迟，有利于食物消化与饭后休息，避免积食或低血糖。

（十）不贪热

老年人饮食宜温不宜热，因热食易损害口腔、食管和胃。老年人如果长期食用过热食物，还易罹患胃癌、食管癌。

老年人的四季养生

中医学历来十分重视健康长寿与自然界的关系，认为气温、湿度、风力和日照时间与外感疾病有重要关系。现代医学也证明，不同季节的气候变化对人体的生理功能及疾病的性质、发展和转归均可产生一定影响。因时养生是中医养生学的一条重要原则。《黄帝内经》中说："故智者之生也，必顺四时而避寒暑。"中医学中也有"春夏养阳，秋冬养阴"之说。这些都说明人体必须顺应四时自然变化而养生，从而加强人体适应季节与气候变化的能力，以保证身体健康，减少疾病的发生。

一年四季，春温，夏热，秋凉，冬寒。气候的变化，会给人体带来不同程度的影响。因此，机体的营养结构要随季节的变化予以协调，注意各个季节的科学饮食及食补方式，合理安排饮食。春季宜食清淡；夏季宜食甘凉；秋季燥热，宜食生津食品；冬季寒冷，宜食温热。饮食上顺应四时，可保养体内阴阳气血，使正气存内，邪不可侵。

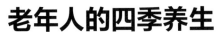 春季

春季乍暖还寒，气候多变，忽冷忽热，俗有"春天猴儿面，一日变三变"之说，时而风和日丽，春光明媚，时而冷风阵阵，寒气袭人，故春风、春雨与健康有关。

（一）穿着"宜春捂"

早春宜保暖，防风御寒，衣服要慢慢地减，不要一下子就换上薄衣服。初春阴寒未尽，

阳气渐升，穿衣宜"下厚上薄"。"下厚"以利于春阳之气升发，"上薄"以防阳气升发太过。比如棉鞋最好不要急着换，要保持脚部温暖，帽子可以不用再戴了。晨练时不宜出大汗，因为春季人体经脉舒畅，肌肤松弛，阳气易发泄，所以要保护阳气，适宜减小运动量，出汗多会耗心血，损阳气，对身体健康不利。

（二）作息"宜早起"

气温逐渐回升，宜"夜卧早起，广步于庭"。早晨起得稍早一些，呼吸新鲜空气，配合适度的晨练，有助于抒发情志，保持愉悦的心情。在春光明媚、风和日丽、鸟语花香的时刻，老年人更应该在户外晒太阳、散步、赏花、打太极拳等活动，以利于春阳萌生勃发。同时也要注意春季风大，气候干燥，水分缺乏，应适量多喝白开水补充体液，增强血液循环，促进新陈代谢。

（三）防病"宜紧弦"

俗话说，"百草回芽，百病发作"，春天容易旧病复发。春天是万物复苏，生长萌发的季节，但是这种适宜的气候也利于细菌、病毒等微生物的繁殖和传播。同时春天气候多变，时寒时暖，人体皮表疏松，对外邪抵抗能力减弱。因此，春天外感较多，对身体虚弱的老年人来说，更应引起重视。

二 夏季

夏季人体阳气旺盛，暑气灼人，阴气不足，老年人耐受力弱，适应性差，生活活动与外界环境的平衡容易遭到破坏，是中暑、脑卒中（中风）、胃肠道疾病的高发季节，特别是老年人因机体的冷热调节能力下降，如不能保证充足的睡眠、合理膳食并及时补充体液，容易诱发多种疾病。所以，老年人更要注重养生与保健，安全度夏。

（一）着装"宜宽松舒爽"

夏季是"天地气交，万物华实"的季节，《黄帝内经》提出了"春夏养阳，秋冬养阴"的观点，夏季天气炎热、酷暑难耐，因此，夏日服装为求简单、单薄、透气性好，款式上应宽松舒适，色彩要素雅大方，质地上能吸汗透气，内衣裤要一天一换。

（二）情绪"宜防躁戒怒"

盛夏阳光强烈、天气酷热，加上人体阳气旺盛，容易使人心烦急躁，老年人在酷热的天气里，一定要让情绪处于平静状态，不可过度劳累、激动。良好的心态是身体最好的调节剂，可防止"五脏内火"的滋生。

（三）生活"宜有序"

应夜卧早起，参加晨练，不可贪凉。夏季是人体心火旺、肺气衰的季节，起居方面要适当地晚些睡觉、早些起床。清晨空气新鲜，起床后可到户外参加适当的体育活动，对增强体

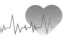

质颇有益处。中午要适当睡眠,保持精力,但由于天热出汗毛孔扩张,机体易受风寒侵袭,所以不可露天或在树下睡眠。夏季昼长夜短,且因燥热,一般人睡得晚,因而要用午睡来补充,但不可在凉风处和堂风口处及电扇旁午睡。患有冠心病、高血压、动脉硬化等慢性疾病的患者,尤其是老年人,不要长期待在空调冷气环境中,患有关节痛的人更应避免。

三 秋季

秋季的气候处于"阳消阴长"的过渡阶段,先是秋阳肆虐,温度较高,到"白露"过后,雨水渐少,天气干燥,昼热夜凉,气候寒热多变。因此,老年人如想在秋季保持健康、延缓衰老,在秋季的生活、行为就应与气候变化相适应,以免秋天肃杀之气对人体产生不良影响。

(一)精神"宜安定"

减少思虑情绪。降低秋季的肃杀之气对人体的不良影响,维持心理平衡,注意解郁散结,保持欢乐情绪。饮食"宜清润",饮食调理以防燥护阴、滋肾润肺为准,少用椒、葱、韭、蒜等辛燥食品。多用芝麻、糯米、粳米、蜂蜜、甘蔗、乳品等柔润食物,强调暖食,禁忌生冷。睡觉"宜早卧早起",早卧以顺应阳气之收,防止阴精外泄,早起使肺气得以舒展,睡眠时间稍延长,免受凋零冷落之象的影响,也可减少血栓的形成风险。另外,为增强体质,耐寒锻炼从秋天就可以开始。秋天宜登高远足,是登山活动的黄金季节,老年人可在户外游玩中饱览景色,修身养性。

(二)衣着"宜秋冻"

秋天是寒暑交替的季节,秋季是一年中由热转冷的过渡季节,由于气温变化较大,空气湿度偏小,气候干燥,"肃杀之气"易侵入机体,所以,古人称秋季是个"多病"的时节。研究表明,冠心病、脑卒中的发作以秋、冬季多见;支气管哮喘最易在秋、冬交替时节发作;溃疡病、老寒腿也多发于秋季。对于中老年人来说,在"多病"的秋季里更要注意保健和养生,以防疾病,安然度秋。

在秋季,冷空气势力将逐渐加强,气温明显下降,昼夜温差增大,且"一场秋雨一场寒"。从防病保健的角度出发,应加强御寒锻炼,提高抗寒能力,以适应即将到来的强冷空气和寒冬季节,避免由于气象原因诱发或加重病症。谚语云:"春捂秋冻,不生杂病"。立秋之后,不要因气温稍有下降就添衣加裤,而应该尽可能晚一些增衣,使机体逐渐适应寒冷气候,增强抗病能力。秋季天气干燥,应多吃水果、蔬菜。

四 冬季

冬三月是闭藏的季节。天气寒冷,气候干燥,河水结冰,田地冻裂,是阴盛阳衰的现象。冬季养生要顺应体内阳气的潜藏,以敛阴护阳为原则。老年人易受风寒,要避寒就暖,应以养精蓄锐为主,内心有什么事也要往好处想,冬天养生以养"藏"气为主。

（一）着装"宜防寒保暖"

老年人血液循环功能较差，室温过低易致手脚冻伤；室温过高，内外温差过大，又很容易感冒。因此，老年人要随时注意保暖防病。衣服尽量穿得宽暖，棉鞋要稍稍大一点儿。早睡是为了养人体阳气，保持温热身体，迟起是为了养阴气。

（二）天气晴朗"宜锻炼"

冬季遇到好天气时可适当进行户外锻炼，以补阳光照射不足，增强体质；在冷空气中锻炼，可增加神经调节功能，提高抵抗力，但不宜出大汗，以防感冒，大风、大雾、雨雪恶劣天气，不可去户外。初冬时节，一些传染病很容易流行，其中对老年人威胁最大的莫过于流行性感冒（简称流感）。为了有效地预防流感，在流感流行期间尽量避免去影剧院、商场等公共场所，居室内部要常通风。

（三）心理卫生"宜讲究"

冬季许多疾病发生发展或恶化都与人的心理状态息息相关，因此应避免忧伤、焦虑、紧张等不良因素刺激，老年人应保持乐观、愉快情绪。

（四）作息"宜早睡晚起"

冬季因天气寒冷，天黑早而天亮晚，应提倡早睡晚起，以保证充足睡眠，起床的时间最好在太阳出来之后。早睡是为了养人体阳气，保持身体温热，迟起是为了养阴气。临睡前最好用热水洗脚，使脚部血管舒张，血液循环通畅，利于入睡。衣服要暖和贴身，以防寒气袭人，损伤阳气，避免引起腰背疼痛。

第七节

老年人传统中医运动养生方式

世界卫生组织建议，65 岁以上的老年人，每周应至少有 3 天进行增强平衡能力和预防跌倒的运动。运动是养生保健的重要方式，特别是一些中国传统的运动功法，适合于老年人日常保健康复。

一 太极拳

具体参见本书第三章。

中国老年自我健康管理手册

二　八段锦

八段锦是我国独特的民族文化遗产，是由八种不同动作组成的健身术，故称"八段"，其一招一式都对应着脏腑，如三焦、脾胃、心肾等。从中医学整体观出发，八段锦的运动强度和动作编排次序符合运动学和生理学规律，动作间充满了对称与和谐，内实精神，外示安逸，虚实相生，刚柔相济，易动形随，神形兼备，有助于真气在体内运行，以达强身健体之效。

八段锦通过"调身""调息"和"调心"，在生理上疏通人体经络，保证人体气血畅通，具有保精、养气、存神的作用，使神经、内分泌、免疫三大系统间相互作用，相互制约，成为机体自稳的整合，对防病治病、延年益寿起到积极的效果，对老年人更加起到防病治病的作用。

坚持练习八段锦，可提高老年人的心血管、呼吸系统功能，有效改善脂类代谢和糖耐量，防治高脂血症，预防冠心病，增强肌肉的韧性、弹性和骨骼的刚性，大大提高了平衡性、协调性，是一种适合中老年人的健身方式。长期有规律的八段锦锻炼可以延缓老年人智力与身体的衰退速度。

三　五禽戏

五禽戏作为国家非物质文化遗产，是中国优秀民族文化中璀璨的瑰宝，在中国历史长河中对人类自身保健和疾病治疗中发挥了巨大作用。五禽戏中的虎戏强筋健骨，固腰健肾；熊戏调理脾胃；鹤戏强肺健心，调节呼吸，疏通气血经络；鹿戏舒展筋骨，强腰补肾；猿戏灵敏轻盈，具有缓解胸闷气短的功效。

老年人经常练习五禽戏，可以增加静脉血回流量，提高新陈代谢。经常进行五禽戏锻炼，老年人的心率储备和心脏功能增强，血液循环通畅，有效改善血管壁的弹性，增加血容量，改善血液的浓度和流动速度。五禽戏在有效改善血管弹性，预防老年人动脉硬化、高血黏度和高血脂方面有显著作用。

另外，老年人经常练习五禽戏，能够加强小腿和大腿根部的肌肉锻炼，从而也能把气息扩散到腰部，更好地补充元气，有效改善腰酸背痛等症状。五禽戏习练过程中，老年人精神放松、意识平静，有助于调节人体功能，提高思维敏捷性、稳定性，坚定意志，提升自信，缓解性功能衰退的速度，对老年人保持性健康起到非常重要的作用。积极习练五禽戏能祛病抗衰、强身健体，对促进老年社会的和谐建设有重大意义，从而达到治未病、强身健体、老有所乐的目的。

四　易筋经

易筋经是国家体育总局推广的健身气功之一，其中的"易"是"改善"的意思，"筋"泛指人身上的经络等系统，联络全身、通行血脉；"经"是指"方法"，因此健身气功易筋经是通过肢体全方位的运动达到强身健体的目的。

　　健身气功易筋经的12个动作能够锻炼颈肩、腰部关节，壮腰健肾，敛气定神、疏通经络，调和全身气脉，强化背后肌力量，改善脊柱各个关节功能和气血运行，促进全身血液循环。易筋经能够全方位地提升身体素质，调节身体功能，更有利于提升老年人晚年生活质量，延缓衰老。

　　老年人通过长期科学的、规范化的易筋经训练，可以起到强身健体，增强自身免疫能力的作用，对改善呼吸系统、心血管系统、肌力、身体平衡能力、关节活动能力、预防跌倒等有显著效果。同时可缓解养老压力，降低老年人焦虑或抑郁心理，有利于健康老龄化。

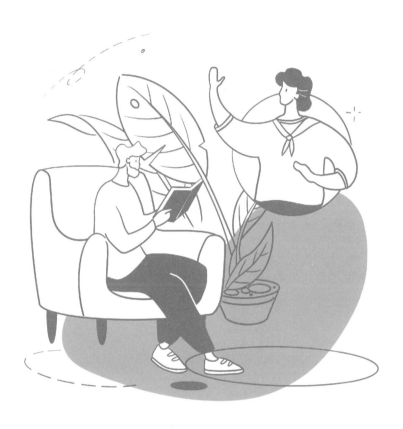

第八节

老年人延年益寿与养生

　　延年益寿是指增加岁数，延长寿命，出自战国楚·宋玉《高唐赋》："九窍通郁，精神察滞，延年益寿千万岁。"每个人都希望自己能够健康长寿，充分享受美好舒心的生活。养生不仅能让老人排除无趣的生活，养生得当还能够起到延年益寿的作用。

一 延年益寿与日常生活

众所周知，广西桂林福寿乡百寿镇是著名的世界长寿之乡。据报道，老年人长寿的秘诀总结起来主要有以下几方面。

（一）良好的生活习惯

平素要注意劳逸结合，过劳则伤气损血，过逸则滞气涩血。保证气血充沛、运行顺畅而体健身强。平时不吸烟，坚持体育锻炼，饮酒有节制，每天睡眠七至八小时，保持适当的体重，按时进餐。时刻注意气候寒暑之变，防止疾病发生。注重眼部的保养：春秋季每日早晚到室外望远、看近，并在休息时闭目使眼球上下左右转动，大约 10 分钟即可，这有利于气血充畅而使眼不花。

每天早晨起床后到室外，要深深吸入外界的清气，缓缓呼出体内的浊气，约 10 分钟为止。这是增强肺的功能活动、防止气管炎和肺气肿的简单有效的方法。

（二）注意三餐的要求

每天坚持用早餐是延年益寿的重要因素，在起床后 30 分钟左右用早餐最为适宜，并可根据自己的生活条件，尽可能把早饭安排得多样而有营养；晚餐以清淡为宜，少食油腻；吃饭时应细嚼慢咽。

（三）饮食有节制

饮食是滋养脏腑的源泉。首先，应减少总饮食量，降低饮食释放出来的热量。其次，选择易于消化的清淡食物，少量、多餐；进餐时，不宜过饱，以八成饱为限，切忌暴饮暴食；饮食以温热熟软为宜，避免黏硬生冷、偏食等。

（四）平衡膳食

"平衡膳食"是指每餐或每份膳食中各营养素间有合适的比例关系。老年人蛋白质摄入量应比青壮年略高，并尽可能每日摄入足量的优质动物蛋白质；适当控制热量摄入，避免肥胖，预防老年性疾病的发生；同时，要注意摄取新鲜蔬菜、水果等，以保证足够的维生素、无机盐及植物纤维，实现营养均衡。

（五）睡眠要充足

睡眠可以帮助消除疲劳，调节各种生理功能，稳定神经系统的平衡，有规律地保质保量的睡眠习惯，有助于增强体质和延年益寿。大部分老年人在清晨醒后不易再睡，但在午后又会感到体力不支，因此在午饭后睡午觉是必要的，但午睡时间不宜过长，以免影响夜间睡眠。

（六）起居要注意

老年人对气候变化的适应能力低下，季节的更换往往会使老年人宿疾发作，所以要注意及时增减衣服，谨防风寒，可以养一些花草、鱼等，也可以通过调整房间陈设来调节心情，保持新鲜感。

（七）适宜的体育锻炼

有专家指出："君欲延年寿，动中度晚年"，老人要注意加强身体的适度锻炼，循序渐进，持之以恒，可以进行健身气功、手操、慢跑步、太极拳等运动，这些对健康都很适宜。工作之余适当进行肢体活动，有利于气血运行，使关节滑利而动作不衰。

（八）保持心情愉悦

如果情绪调和，精神振奋，则不致发生情志病变；若积私愤怒，情志失调，则会伤及五脏而患病。

（九）用药要合理

老年人由于生理上出现退行性改变，机体功能减退，无论是治疗用药，还是保健用药，都不同于中青年。一般而言，老年人保健用药应遵循以下原则：药宜平和，药量宜小；注重脾肾，兼顾五脏；辨体质论补，调整阴阳；掌握时令季节变化规律用药，定期观察；药食并举，因势利导。

二 有助于延年益寿的优质食物

西蓝花：含有增强免疫力的成分，有助于预防胃溃疡甚至癌症。

鲑鱼（三文鱼）：定期食用富含 ω-3 脂肪酸的鱼类（如金枪鱼、鲭鱼、沙丁鱼等），可降低患心脏疾病的风险，以及预防炎症。

水：使身体保持充足的水分能降低血栓风险，还有助于保持精力旺盛，使人感觉更年轻。

大蒜：虽然可能带来口气问题，但大蒜中的植物化学成分有可能阻止人体内的致癌化合物形成。

橄榄油：所含的单一不饱和脂肪一直被认为与大脑和心脏健康有关，还与预防癌症有关。另外，皮肤科医生说，日常饮食中富含橄榄油成分的女性出现的皮肤损伤更小，皱纹更少。

小白菜：有研究发现，较多食用小白菜等十字花科蔬菜的中国乳腺癌幸存者死亡或复发的风险更小。

牛油果：有助于降低低密度脂蛋白胆固醇，并有助于提高有益的高密度脂蛋白胆固醇。

番茄：含有大量番茄红素，具有很好的抗氧化作用。

豆类：蛋白质、纤维素含量丰富，脂肪含量少，每克豆类含有的营养比其他任何食物都多，是植物蛋白的首选。

全谷类：一项对四万多名女性的研究显示，与饮食中含谷类食物较少或不含全谷类食物的女性相比，食用大量谷类食物的女性死于除癌症和心脏病之外疾病的风险低了31%。

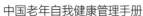

绿叶菜类：一项研究显示，每日食用一杯煮熟的绿叶菜的中年人在四年内死亡的概率是不吃绿叶菜的人的一半。

茶：研究一直表明，绿茶能降低患心脏病以及数种癌症的风险。

坚果：含有对心脏健康有益的脂肪、蛋白质、维生素和矿物质，是健康的零食。

紫甘蓝：这类颜色的蔬菜对大脑健康有益，还能预防癌症。

三 延年益寿的中药

中国自古就有服用中药（包括药膳）来延年益寿的习惯，我国的抗衰老药物非常丰富，为益寿药膳提供了充足的食材。一般选用滋补强身、药食同源的中草药，配合一定的食材，经烹调而成的药用食品或饮料。达到有病祛病、无病强身延年的作用。这些中药可以配方，亦可以单味服用，但必须在医师辨证指导下服用。

补益类中药按功用主要分补气、养血、滋阴、补阳四大类。补气药有人参、黄芪等；补血药有熟地、龙眼肉、阿胶、何首乌等；补阴药有石斛、枸杞子、桑葚、女贞子、黄精、玉竹等；补阳药有菟丝子、鹿茸、肉苁蓉、杜仲等。

四 延年益寿方剂

益寿延年方剂大多是针对年老体弱者设计，补益之法往往成为其组方的主要方法。从中医理论看，老年人脾、肾易虚，故历代医籍所载益寿延年之方，多以补脾补肾为主。然而，方剂的组成是以辨证为依据，药物间的配伍有君、臣、佐、使之分，要求有机配合，互相协调，共同达到预期的目的。因而，在方剂组成上是有一定法度的。往往是有补有泻，有塞有通，动静结合，相辅相成的，经过医生的辨证论治，选择合适的处方。

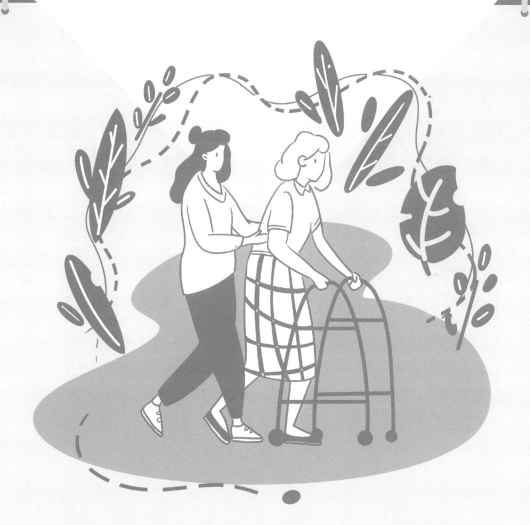

第十章

常用助老设备选择和
应用指南

助老设备的主要功能是辅助老年人的日常生活，为患慢性疾病的老年人、空巢家庭中的老年人和住院后退养的体弱者、瘫痪和半瘫痪等失去自理能力的老人提供贴心的帮助，从使用者的身体功能状态、日常生活活动（activity of daily living，ADL）、介助护理条件、建筑条件、家族关系、经济状态、生活目标等多方面进行综合考虑及判断，主要分为六大类。

环境改造类

随着年龄增长，人的身体机能逐渐衰退，容易摔倒并发生意外事故。据统计，65 岁以上的老年人每年约 1/3 的人跌倒 1 次或多次，80 岁以上的老年人跌倒的年发生率更是高达 50% 以上。我们应改造环境以适应老年人的生活习惯，降低跌倒风险。具体措施包括降低台阶的高度、安装扶手、拓宽房屋框架、安装天轨、变更地板材料、改变门的方向、更换门的扶手、安装厕所扶手以及智能化的安居守护产品等方便老年人的生活。

一　无障碍组合坡道及防滑地面

1. **无障碍组合塑料坡道**　地面采用可组合的塑料坡道，让老年人在进出居室时，可以很好地避免绊倒。同时，对于行动不便的老年人，坡道的设计建设可以减少对拐杖或轮椅的使用的阻碍。

可拼接的方式让不同的户型结构都可以根据实际使用的长宽高来自由搭配，满足不同使用的需求，也不影响原有的装修布局。同时坡道的表面做了防滑措施，安全便捷。在选择坡道的长度时，建议至少按照 1：4（台阶高度：斜坡长度）的比例来进行选择。为了保障安全，尽量不要选择低于这个长度的坡道。

2. **防滑地板**　有老年人的居住场所，一定要选择防滑、弹性好的地板材料，防止摔倒受伤。

这类地板具有防水、防滑、零甲醛、耐污、快速安装等多种优越的性能，表面具有特有的防滑耐磨层，地板遇水更涩，潮湿时摩擦力增大，可以有效避免老人摔倒受伤。同时老年人本身免疫力就弱，选择零甲醛能有效保障老人的身体健康。地板表面含有的抗菌因子，能有效去除细菌，并且抑制细菌的滋生，保护家庭健康，可广泛铺设在卫生间、过道、楼梯、厨房等地。

二 通道扶手

为确保老年人无障碍通行，应设置无障碍通道扶手以提供便利。室内的通道扶手建议用表面尼龙材质的，尼龙具有很多的优点，如防滑、抗菌、表面光滑手感细腻，比不锈钢或铁的扶手给人的手感会更好。尼龙外管里面一般是不锈钢内管。

扶手颜色多样，包括素雅的纯色、多彩艳丽的色彩及与门窗、家具颜色一致的木纹色。有些扶手还配置了辅助光，既美观又醒目，对于老年人或视力弱的人群即使是在夜间同样可以准确找到扶手的位置。

三 智能天轨系统

天轨悬吊移位系统的出现，既降低了子女们和护理人员的护理压力，又能更安全地转运老人，可谓一举两得。

智能天轨是通过安装于楼顶或房顶的特制轨道，顶置式主机配上吊兜达到前行或后退、上升或下降的功能。将瘫痪人士从病床或是房间移到康复中心、卫生间、洗浴房、餐厅、客厅的轮椅或座椅的无障碍移位，使用者也可全程自行操作移位。

天轨系统配备吊兜，能够更安全、更舒适地移动患者，降低护理人员工作强度和工作量，摆脱传统的移位方式，避免对患者的再次受损风险，家人护理患者也更便捷和高效。

四 空气净化器

医学研究表明，空气质量的好坏直接关乎老年人的身体健康。老年人肺部老化，容易引发慢性支气管炎、肺炎等病症，而老年人待在家里的时间远远多于年轻人，家中的地毯、家具、门和地板等都极有可能成为释放污染物的源头，长期持续地吸入污染物质容易让老人的身体不堪重负，诱发多种疾病。

提供给老年人使用的空气净化器必须操作便捷，控制面板还必须简单，易操作，具有一键开关机、智能调节风量等功能。如果子女可以远程用手机 app 控制那就更好。在设计上要做到节能、长寿命、降噪，维护与保养也必须简单易行。

五 智能门锁

适合老年人的智能门锁应具备如下条件。

1. **识别率高且快** 多年的工作让老人手指指纹纹路变浅，采集识别慢，影响使用体验，所以应挑选一款识别率高且快的智能门锁。

2. **安全性是重中之重** 对于独居老人来说，产品的外观不是选购的重点，安全性是重中之重，智能门锁需要具备低电压报警提示功能，提醒老人及时更换电池。

3. **远程管理功能** 当老年人不便开门时，无论在门外还是屋内，可以使得子女可以通过

app 远程为父母开门或者老年人自己使用 app 开门。同时也可以使子女随时监控父母家门锁开门情况，以随时发现异样情况。

4. 报警功能 老人出门或回家时，容易忘记关门，有些智能门锁还具有未关门报警功能，当家门未及时上锁，它将以蜂鸣或语音报警的方式提醒用户将门锁好。

六 智慧烟感探测器

智慧烟感探测器，是一款无线联网型独立式光电感烟火灾探测器，根据房屋构造，可以安装在厨房门口、客厅、走廊或卧室等部位。当烟雾浓度达到报警设定值，探测器将发出声光报警信号并通过手机 app 发送短信及时提醒居民采取有效措施排除险情，同时将火灾信息上报告上级单位，第一时间进行报警。报警的信号也会同步传至被绑定用户的手机之中，让用户能够及时赶到家中扑救初期火灾并疏散逃生，通过双重保障，最大限度地降低火灾所造成的损失，也给老年人的居家生活安上一把"保险锁"。

七 可燃气体探测器

居民用气是危化品使用的重要领域，也是最贴近我们生活的危化品，用气安全至关重要。尤其是独居老人，老人年纪大了，儿女也常年不在家，有时候开火烧水、炒菜做饭难免有忘关煤气的时候，而老小区燃气管道的老化也是造成燃气泄漏的隐患之一。但老人的行为能力比较迟缓，在遇到燃气泄漏事件时往往在事态已经很严重时才能发现。而智慧可燃气体探测器的出现解决了如今家庭燃气消防的痛点问题，配合网关使用，在检测到燃气泄漏后，及时推送告警消息至小程序（app），结合高分贝蜂鸣器报警，守护家人的安全。

八 水浸探测器

厨房、卫生间是家中水患多发地，例如：忘记关水龙头、水管爆裂、鱼缸漏水等，一旦发生事故将给家中带来极大损失，严重时还可能影响邻里关系和谐。水浸探测器就是一款用于检测环境内水浸状态的传感器，可安放于老人居室的厨房水槽下面的地面上或卫生间的洗脸台盆下面的地面上，当积水漫过探测器探头两极时，就通过声、光、移动 app、小程序、电话呼叫等方式和途径拉响警报，通知负责人第一时间赶赴现场进行及时处理，杜绝"水漫金山"和财产损失。

九 无线门磁探测器

无线门磁探测器（如图 10-1）由发射器和磁铁块两部分组成，另外还有两块双面的强力粘胶，能够将发射器与磁铁块并列安装在门上，体积小巧，通过无线的方式工作，安装和使用都非常方便和灵活。通过监测门的开关状态，判断老人行踪，是否因为摔倒起不来，几天未出门；离家未归；几个小时未出房间等异常情况，一旦超过设定时间未开门，后台就会响起预警。预警信息将被第一时间推送至家属手机 app，或上一级统一平台，关注老人健康安全，让子女或街道及社会服务机构了解到老人作息的异常，尽快电话联系或上门实地探访，防止老人发生意外。

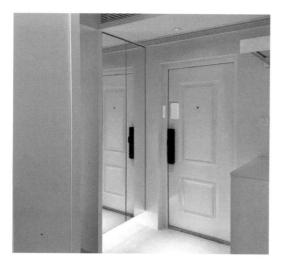

图 10-1　保护老人安全的无线门磁探测器

十　起夜感应灯

老人夜晚经常起夜，去摸黑寻找开关非常不便。因此，他们需要一款智能起夜感应灯，既能及时自动亮灯，又能智能分析亮灯时机。选择一款真正适合老人的起夜感应灯，方法如下。

1. 具有人体红外感应和光线感应双重智能控制系统　该系统能快速、有效感应出 3 米内人体活动，0.5 秒内自动点亮，在人离开 20 秒后便自动熄灭，且在光线充足的白天或强光照射的环境下都不会自行点亮，老人无须为开关电灯而烦恼。

2. 光线舒适，不刺眼　舒适的 LED 光源和柔光灯罩的完美结合，能有效消除眩光，暖黄光既做到了照明效果的清晰，又确保了柔和、不刺眼的舒适感。

3. 安装随心，节能耐用　摆脱电源插孔位置的限制，科学、人性的挂孔设计，可根据夜间活动范围随意摆放、悬挂在书桌、走廊、床边、玄关、衣橱、车后备箱等任何位置；以倡导节能、环保为理念，节能耐用，不用为经常更换电池而烦恼。

十一　紧急呼叫按钮

老人发生意外无人发现，可能加重病情或死亡，独居老人在家的安全问题尤其让人挂心。在家中安装一个小小的紧急呼叫按钮，能在关键时刻为老年人提供安全保障！

生活中，一旦老人面临突发疾病、遭遇险情等危险状况，只需按下紧急呼叫按钮，便会向绑定的家属的设备发送告警信息，及时获得救助，能有效避免老人因手机不在身边或是不会使用通信设备而延误救援的情况。

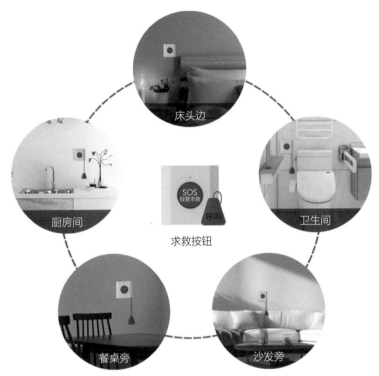

图 10-2　紧急呼叫按钮应用场所建议

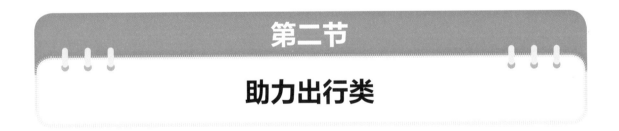

第二节

助力出行类

下面就介绍几种方便老人出行的辅具。

一　助行器和步行辅助车

当老年人使用拐杖行走时摇晃厉害，身体不稳，而且腰和腿的力量比较弱，身体需要支撑才能行走较长的距离时，可以考虑使用步行辅助车或助行器。

1. 助行器通过器械的支持，让行动不便的人能够自理，和正常人一样散步，其主要原理是利用器械构造来帮助代偿，方便人更轻松地行走。对于下肢无力的人群，助行器是方便的出行辅具，优点是操作简便，轻便灵活。

目前的助行器主要有基础款、两轮式和四轮式以及折叠式。基础款安全性高，使用时需要手提起落，两轮和四轮式使用更省力，折叠式更方便收纳。

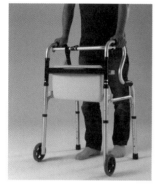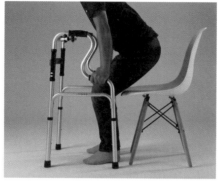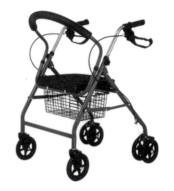

图 10-3　助行器和步行辅助车效果图

2. 选择步行辅助车时，应该考虑到老人的体能和身体姿势。步行辅助车的用途并不是用以支撑身体，更主要的是用于可以自主行走的老人在外出时当作推车使用。部分步行辅助车带有座椅，可以在行走累了的时候用来休息；有的步行辅助车带有可用于收纳物品的筐架，去菜场或超市购物变得更轻松。

二　轮椅

主要分为手动轮椅和电动轮椅以及折叠轮椅。相较于助行器，轮椅使用范围更广、更省力，大大增加了老人的出行半径和安全性。

若老年人已无法站立，建议选择可拆式扶手轮椅，照顾者不必再抱起老年人，可以从轮椅侧面移动，减轻负担。

手动轮椅一般都需要手搬人推，优点是操作简便，椅子方便收纳，缺点是对于原本身体状况虚弱的老人，使用手动轮椅会觉得疲累。对于头脑清楚，手比较灵敏的老人，可以考虑用电动轮椅。

电动轮椅通过电力驱动，彻底解决了老式轮椅需要人助力的局面。一些高端轮椅还添加了后背调节、一键折叠、智能 app 控制等功能，使越来越多的老人需求得到满足。在座椅上我们可以加一块气垫或乳胶垫，分散压力，以免久坐疼痛或有闷热感。

三　代步车

老年代步车作为交通工具之一，对使用环境和老人的身体状态有一定要求。①环境方面：带有插座的固定停车位可为代步车充电；居住在有人行道或自行车道的区域；②老人身体状况方面：良好的视力，听力和认知能力；安全地上下车和操作老年人代步车的身体能力。

目前最常见的代步车有三个或四个轮子，四轮代步车更稳定，尤其是侧向倾斜时，例如在人行道上的路缘切口处，三轮踏板车的转弯半径较小。

老年人电动代步车的轮胎有实心胎和充气胎两种配置。轮胎较小的情况下，实心胎较为实用，不易被扎破；轮胎较大时，充气胎比较方便一些，重量轻弹性好。随着人年龄的增大，活动能力和动手能力都会变弱，而老年人并没有能力补胎或者换轮胎，所以大部分情况下，还是建议老年人选择实心轮胎的电动轮椅代步车，维护更简单。

四　电动爬楼机

为解决老年人出行问题，爬楼机应运而生，辅助行动不便的老年人上下楼。

电动爬楼机由轮椅、电机、可充电式电池、扶手、履带等组成，体积不大，转向也灵活。最大载重 180 千克，每次充满电的爬楼机可以爬楼 80 层，只需要一个人扶好就可以投入工作。为了进一步保障乘坐者的安全，轮椅上还配备了安全带。另外，电动爬楼机还带有智能刹车系统，也不用担心"手滑"连人带车推下楼梯。免拆卸，收纳方便。

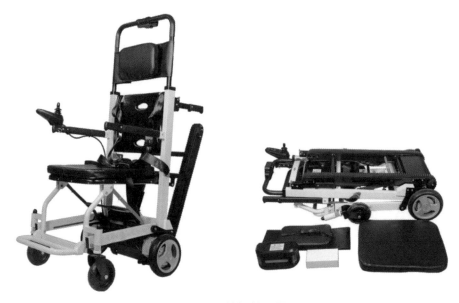

图 10-4　电动爬楼机效果图

五　电动移位机

家用移位机主要是帮助失能人群无障碍移动的护理设备，用于失能人群或患者短距离移位和康复护理等。主要用于家庭等场所帮助失能人群的短距离转移，在不使用时可以快速方便地折叠和储存。实现老年人、残疾人、行动不便失能人员在病床、卫生间、客厅、户外等地的无障碍移位，大大减轻了护理人员及家属的工作强度，提高了护理效率，降低了护理风险以及预防患者在转移中遇到二次伤害，同时提高了失能人的生活质量和尊严，促进康复。

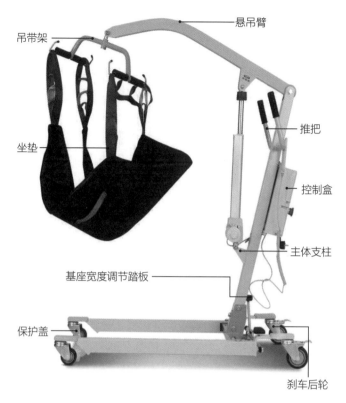

悬吊臂

吊带架

坐垫

推把

控制盒

基座宽度调节踏板

主体支柱

保护盖

刹车后轮

图 10-5　电动移位机实物（效果）图

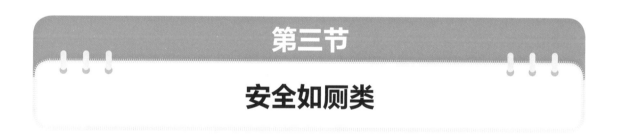

第三节

安全如厕类

　　对于年轻人而言，每次去洗手间坐下、起身是再简单不过的动作，但对上了年纪的老人来说却不那么简单，有时一不留神，就可能发生意外。而卫生间作为每日均需要频繁使用的重要生活场所，具有功能复杂、设备密集、空间局促等特点，也是最容易发生跌倒、摔伤等意外事故的场所。据报道，每年有大约 23.5 万人在卫生间里发生意外，其中 14% 需要留院治疗。如何保证老年人在如厕、盥洗时的安全、方便和舒适，建立一个运转良好、设施完善的无障碍卫生间，对于行动不便的老人及其家属尤为重要。

一　扶手、纸巾架扶手、洗脸台扶手

　　1. 普通扶手　老年人在如厕时，由于腿脚不便，坐下和起身时都有一定困难。为了帮助老年人更省力地完成起坐动作，可以在坐便器侧墙设置 L 型安全扶手，L 型扶手的水平部分应高于坐便器坐面 150 ~ 200 毫米，垂直部分应距坐便器前端 200 ~ 250 毫米。

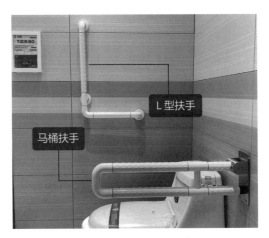

图 10-6　家用普通扶手效果图

扶手还可以从细节处进行一些人性化设计，给老人带来更好的使用体验。

比如，扶手抓杆细一些更方便老年人抓握，局部的防滑处理可以让老年人的扶握更加稳定。当家中卫生间的空间比较局促，加扶手有困难时，可以设置上翻式扶手（上图右实物），使用时放下，为老年人提供支撑，用完后靠墙收起，不占用空间。

2. 前翻扶手　若老年人便秘或需要长时间使用坐便器，坐便器前方的扶手可供老年人趴扶休息，非常实用。

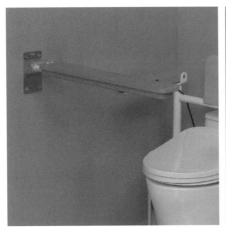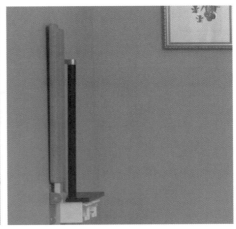

图 10-7　家用前翻扶手效果图

3. 多功能置物架扶手　从外观上看呈 L 形，是竖向扶手 + 横向置物架组合而成，一般安装在马桶区。置物架表层可以放置装饰物，加长加宽的架子也可以摆放眼镜、手机、抽纸等物品，不用担心上厕所时不小心掉地上或者蹲厕里。

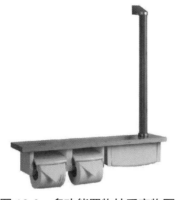
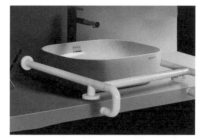

图 10-8　多功能置物扶手实物图　　　图 10-9　洗脸台扶手实物图

4. **洗脸台扶手**　主要是安装在卫生间洗脸台两侧，辅助老人安全洗漱。此类扶手在选购时，一般需要根据洗脸台的具体尺寸定制，以确保老人使用的便捷性和舒适性。

5. **注意事项**　在选择扶手材质时，要注意和家具环境的协调性，营造温馨的氛围，切忌做得冰冷生硬，不要给老人一种"自己是患者"的错觉。例如，木质扶手，看起来十分温馨，手感也不错，适合为老人选择。扶手多种多样，要根据家中老人的需求，身体条件以及实际的安装条件进行选择，为老人提供安全、人性化的支撑与保障。

二　马桶助力架

当墙面不支持设置扶手，需要在坐便器两边临空设置时，可以选择使用马桶助力架，为老年人提供双手支撑。结合马桶增高器，可以缩短老年人的起身距离，让老年人起身更加得力。

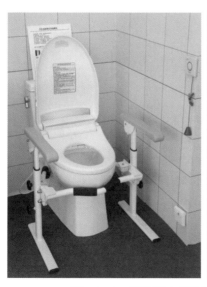
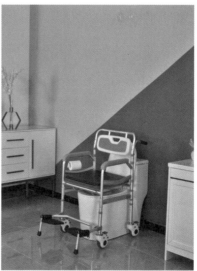

图 10-10　马桶助力架和如厕沐浴兼用轮椅实物图

三 如厕沐浴兼用轮椅

对于卧床老人，通常是由照护者在床上接大小便，其实这样十分不利于维护老年人的自尊心。如厕沐浴轮椅的使用正好可以为卧床的老年人提供使用卫生间的机会。这种轮椅可以套在坐便器上，十分稳定，防水的设计也方便清洗。老年人可以坐在轮椅上，被推至坐便器上方或淋浴花洒下，这样既减轻了照护者的负担，又维系了老年人的自尊心。

四 适老可调节镜+浴室柜

1. **适老可调节镜**　专门为老年人设计的可调节镜子，产品挂墙安装，镜面有倾斜，角度可以 15 度调节。这样的设计可以根据老人的使用情况和习惯来进行相应的调整，满足坐轮椅的老年人或者腿脚不便人士的角度需求，更全面地照射出完整的影像。

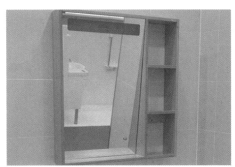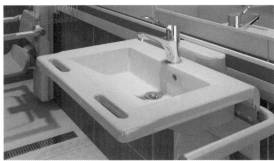

图 10-11　适老可调节镜和适老化台盆实物图

2. **适老化台盆**

（1）专为老年人与残障人士设计，台盆镂空扶手设计，方便老人揽扶。对于轮椅使用者而言，他们可抓握扶手靠近台盆方便操作。

（2）多种安装选择，人性化设计，支持壁撑式固定安装，也支持安装电动升降设备。

（3）台下空间预留充足，方便老年人坐姿使用，即便是轮椅使用者也可轻松靠近台盆，操作龙头更方便。

（4）合理设计，台面可置物，两边设有置物空间，可存放常用洗漱用。

（5）扶手面倾斜 15 度设计，用户在使用时可将手肘依靠在上面，洗漱时可以放松手肘肌肉。扶手处倒圆角圆滑过渡，让抓握变得更加舒适。

五 电热毛巾架

老年人每天使用的湿毛巾，挂在卫生间很容易滋生细菌，建议安装电热毛巾架。电热毛巾架能够及时烘干毛巾，紫外线杀菌消毒，冬季防潮、雨季防霉，保证每次都能使用到温热无菌的卫生毛巾。

六 适老化水龙头（感应式、长柄、分体式抽拉）

建议有老年人的家庭选择感应水龙头，感应龙头能够减少向前打开开关的次数，并有效节水；也可使用可拔出来的抽拉式龙头，拔出后方便为老年人洗头发，老人不用把头扎进龙头下，操作十分方便。抽拉式龙头对于水槽内部清洗能够更加方便，减少操作负担。龙头的方向也可以随意控制，方便清洁周边的污渍。泡沫出水方式能够极大化地提供洗污能力，节水的同时减少洁净的劳度。

七 暖风空调设备

在寒冷的季节，洗澡时晕倒、死亡的事件事故会增多，主要是较低的浴室温度与急剧的血压变化所造成的。解决的有效方法是在相应的场所设置暖风空调等设备，具体包括卫生间专用暖风空调、浴室暖风干燥器、卫生间暖风除臭器、壁式暖风机等设备设施。

八 智能马桶盖

智能马桶盖起源于美国，最早用于医疗和老年保健，最初设置有温水洗净功能。现在智能马桶包含了清水冲洗、自动烘干、垫圈加热、抗菌除臭等，这些功能不仅消除了冬天如厕冰冷感，还提升了清洁卫生水平，更有利于老年人的健康与安全。

九 马桶增高器

马桶增高器两侧设有铝合金扶手，可方便有腰腿弯曲障碍的人士如厕时下蹲、站立使用，解决了老年人如厕时蹲不下、蹲下后站不起的尴尬，大大增加了老年人自理生活时的安全性。同时安装简单、使用方便、更易清洗。

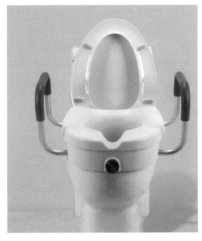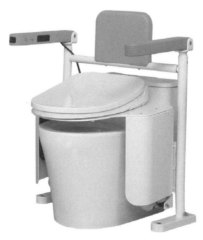

图 10-12 马桶增高器（左）和智能如厕升降器

十　智能如厕升降器

由于老年人的肌肉张力减少，使用的马桶最好略高于普通马桶，但常规的马桶并不能达到老人需要的高度，使用智能如厕升降器可以更容易完成坐下和起身的动作，提高如厕方便性与安全性。

1. 老年人靠近，自动升起，无须弯腰，老人坐上去，升降器下降。

2. 如厕结束，按升降按钮，马桶升起。

3. 老年人离开 2 秒内马桶自动冲水，5 秒后，升降架自动复位。

4. 老年人出现异常情况，按"SOS"键呼救，家里客厅和亲人房间的呼叫器报警，远程社区和亲人手机报警。

5. 开始水平上升，后期倾斜，符合老人生活习惯，扶手高度可调，靠背角度可调。

6. 扶手杆可以抬起和收起两种状态，增加慢落功能，方便护理。

7. 扶手集成升降按钮及"SOS"一键紧急呼救按钮；SOS 4G 信号传输，确保 100% 安全通知。

8. 聚氨酯皮革 360 度全包裹，质软、抗菌、防霉、防氧化。

十一　智能跌倒报警垫

老人跌倒尤其在洗手间发生率最高，跌倒可能会造成脑部损伤、软组织挫伤、脱臼等伤害，严重的还会造成骨折甚至死亡。在机构或居家洗手间，部署跌倒智能监测警报系统，可在老人发生跌倒时立即发出警报，以便护理人员或家属及时赶到现场进行救治。

跌倒监测垫主要应用于淋浴间、洗手间、马桶或其他不适合视频监控方式的高跌倒风险场景，由于采用无任何电子器件的光纤传感器铺设于地面，可有效杜绝遇水触电的风险。同时可输出监测信息：人员在 / 离状态、跌倒警报、区域超时警报。

十二　防滑地砖

卫生间地面可能因水溅出而湿滑，很容易滑倒发生意外，所以一定要把防滑工作做到位。除了选用防滑耐污地砖等防滑材质，避免走出浴缸时，或者是淋浴后，有滑倒的突发情况发生。老年人使用的居室，建议安装无极差地漏进行排水，保持卫生间的干爽。如需要后期防滑垫子，有条件的家庭可以做干湿分离，彻底解决安全性问题。

十三　大力倡导使用推拉门

卫生间的空间一般较为狭小，门的开启方式更应易于操作，便于救助。平时常见的内开门，如果老人突发疾病或意外倒地时，很有可能出现身体挡住门体或其他门无法向内打开门的情况，不便于施救。因此，建议采用上悬推拉门或外开门，既轻便、节省空间，也能避免老年人晕倒或摔倒后门无法推开的情况。

十四 SOS 紧急求助报警器

SOS 紧急拉绳求助报警，可以在老人发生意外的时候，使用按钮或者拉绳，就能发出报警声，通知物业或老人的子女，让老人得到及时的救助，避免独居老人摔倒之后，发生救治不及时的意外。这些设备最好可以安装在容易触摸的位置，老年人在跌倒等情况下也可以应急使用。

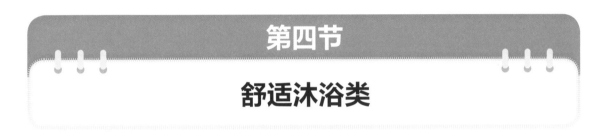

第四节

舒适沐浴类

对于体能衰退，反应能力下降的老年人来说，浴室也是最容易发生摔倒、溺水等意外事故的危险场所。根据日本的调查统计，66 岁以上老年人在宅意外死亡事故中，浴盆内溺水以及摔倒（含浴室内摔倒），坠落等与浴室相关的事故占到 50% 左右。为了让老年朋友可以拥有安全舒适沐浴所带来的身心愉悦，浴室适老化设计改造是非常重要的。

一 沐浴椅（上翻式、普通）

对于体能衰退的老年人来说，由于浴室地面滑，拖鞋摩擦力降低、可扶持物少等原因，站立淋浴消耗过大，容易摔倒，因此安装一个可靠的淋浴凳就显得非常有必要。无障碍沐浴椅特殊的材质具有防滑性，能够确保老人使用安全性；同时折叠的淋浴凳不占用地方，使用时，打开座椅、放下扶手依靠座椅、扶手及靠背进行淋浴，省力、舒适又安全。浴椅，靠背，和双扶手高低均可人性化任意调节。特别适合老年人、残障患者、患者及手术后患者安全淋浴。

一般沐浴座椅配备了亲肤、防滑的坐垫，留出的小孔可以让水流出，老年人使用起来十分舒适，使用过后坐垫可以单独拆下清洗，防止潮湿发霉。

当老年人坐下时，可以将沐浴椅两侧的扶手抬起，方便老人使用过程中转身；当老年人起身时，可以将扶手放下，为老年人提供双手的支撑。对于身体不方便活动的老年人，使用 U 型架构洗澡椅，也可以更方便为老年人冲洗下身。

二 助浴宝

有失能、半失能老人的家庭，时常会为帮助老人洗浴头疼。尤其对于护理人员来说，受到场地、天气等环境因素制约，为老年人洗浴更是难上加难。便携式护理助浴室能帮助行动不便人士轻松洗护，躺在床上即可进行日常洗浴。它的大小和16寸笔记本电脑差不多，重量不到2.5千克（5斤），能在5秒内将水温调整到人体适宜的温度并保持恒温状态，设备采用的是雾化纳米水滴技术。雾化淋浴能够渗透皮肤毛囊内轻易去除污垢，同时内置单片机采用AI算法保持在线水温的稳定，洗浴全身所需水量和2～3瓶矿泉水相当，耗时不过半个小时，满足失能，半失能，高龄，失智等老人的日常沐浴需求。

三 安全侧开门浴缸

对于行动迟缓的老人，躺着泡澡容易出意外。如果泡澡位置过深、水加得太满或泡的时间过长，会增加心脏负担，容易造成呼吸困难、憋气、头晕、胸闷等症状，坐式浴缸刚好可以解决这些问题。这种新型浴缸比普通浴缸的长度要短一些，但是浴缸壁则略高。浴缸的一端备有冷热水龙头，底部有排水口，与普通浴缸一样；但浴缸的另一侧开门，安全无障碍。浴缸内还设有座椅。入浴时，把门拉开，门槛只有20厘米，老人抬脚便可进入浴缸，然后把门关上，放水便可开始洗浴。此外，针对国人平均身高，浴缸与座椅的高度也进行了相应的调整，人性化地考虑到轮椅人士的不便与行动尴尬，座椅高度设计与常规轮椅高度进行了契合齐平，方便轮椅人士自行进入浴缸，细致贴心的设计有效保护特殊人群的自尊，还有各项定制功能，如加热座位，舒服的靠背，贴心的扶手设计，水力、气泡按摩，芳香疗养，彩灯系统等功能让老人在家即可享受私人水疗式SPA。

四 轮椅推入式浴缸

该设备是针对失能、半失能、残疾、孤寡、高龄老人洗浴开发的高端智能化助浴设备。在原有日本进口专业助浴设备的基础上进行本土化改造和升级。该产品可以做到轮椅直接入浴，在根源上杜绝了传统情况下因为地面湿滑导致老人在浴室频频摔倒的可能，同时也简化了平时搬运老人的复杂过程，提高了洗浴效率。

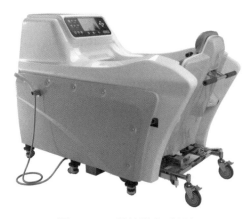

图 10-13　轮椅推入式浴缸

五　全自动淋浴系统

使用全自动淋浴设备时，老人无须起床即可躺着完成洗浴；护理者只需将老人轻松移至装置床上即可；整个洗浴过程全自动，沐浴者全身被水雾包围，安全且舒适；护理者一个人仅需 8 分钟即可轻松完成整个洗浴过程。

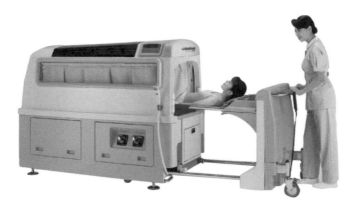

图 10-14　全自动淋浴系统

1. **对于受护者**　降低滑倒、二次伤害风险；出水管有明确分工，提高了预防感染的危险，更安全；摇摆式动力喷头，能够高效清洁身体；穹形外壳的设计，用户可以保持舒适的姿势进行清洗，也保护了用户隐私。

2. **对于护理人员**　高效省力，4 分钟轻松完成；保护腰部，降低 80% 体力强度。

六　沐浴推床

对于长期卧床的老人来说，洗澡是一件大难题，家人及护理人员只能每天为他们擦拭身体以保持洁净。但是为了避免滋生细菌，老人最好能保持每周洗一次澡。这款沐浴推床能够方便家人以及护理人员移动老人到浴室进行清洗，过程安全简便，还兼具经济性与实用性，非常适合老人院（老人公寓、养老院、敬老院）、社会福利院、医院、残障人士。

首先推床可以电动升降到与老人的床相适应的高度；其次，两侧护栏可 180 度旋转，使老人可以顺利从睡床过渡到浴床，实现无缝衔接。接下来只需把推床推到浴室便可对老人进行清洗。

七　恒温花洒

在淋浴时经常会遇到这样的情况，冷热水混合使用过程中，水温忽冷忽热，这是由于家人或邻居同时用水，引起冷热水的压力变化所引起的。对于老年人来说，忽冷忽热的水温容易刺激血管，甚至引发心肌梗死，所以尽量要为老年人选择恒温花洒。恒温花洒能够更好地控制水温，彻底解决水温忽冷忽热的问题。另外冬天手持花洒的手感更舒服，尤其针对老人

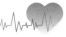

怕冷。淋浴喷头的高度要在一定范围内可调节，建议采用竖向滑杆式支架，或在高低两处分别设置喷头支架，便于老年人根据身高或站姿、坐姿的变化灵活调节。有些花洒下方会设置水龙头，方便我们冲洗一些身体部位或清洁工具，但是一定要注意，水龙头不使用时要能够向一侧扭转，否则老年人的坐姿站起时很容易碰头，或碰到身体的其他部位。

此外，为便于老年人坐下、站起以及移动，建议在淋浴花洒旁边设置 T 型扶手，扶手底端以距地约 700 毫米为宜。

八　防跌倒监测仪

浴室内最好装有紧急呼叫器或者生活异常装置，可以满足家庭室内报警、提醒等需求的装备，如为浴室跌倒的老人、需要子女帮助的父母提供便捷呼叫的装备，也能让老人及时得到救治。

九　通道扶手

浴室很容易出现潮湿地滑现象，为提高安全系数，可增配通道扶手，扶手高度距离地面高度 70 ～ 80 厘米即可。

十　照明改进

随着年龄增长，老年人的视力、可视度、识别力、焦距调节能力等均会衰退。有关资料显示，60 岁老年人所需的照明亮度是 20 岁年轻人的 2.5 倍，所以老年人浴室的照明亮度应提升至一般所需照度的 2 倍左右。

第五节

居家护理类

卧室是老年人生活和休息的主要场所，对于需要护理的老年人来说，停留时间更长，也伴随多种特殊需求。相对于中青年人群比较重视的卧室私密性，老人卧室更需要考虑的是安全性和舒适度；另外，还需要考虑睡眠中可能发生健康状况的急剧变化，做好应对准备。让老年人的生活更加方便和舒适，也让照护者的负担得到有效缓解。

一 护理床

照料长期卧床的老人是一项较为辛苦的工作，但通过选用合适的护理床、移乘辅具，可以起到一定的缓解、改善、支持作用，同时也让老年人感到更加舒适。

护理床的功能主要有背部升降、腿部升降、整体升降、一键预设舒适位、背部后移等多种功能，可根据老年人的身体状况来调节最舒适的姿势。另外，护理床安装有护栏，既可以起支撑作用，方便老人上下床，也可以起防护作用，保障老人安全。

1. **床体升降功能** 可以让照料人员在合适的高度为老年人提供护理，避免长时间弯腰。

2. **背腿联动功能** 可以让老年人上身坐起的同时，腿部也呈自然下垂状态，避免老年人身体下滑。

3. **可移动栏杆** 平时可以保护老年人避免从床上掉下来，护理时可以拆下，方便照料人员工作。

4. **超低护理床** 最低离地面仅 70 毫米，低床位可以降低失智老人意外坠床带来的冲击和损伤，更照顾到一部分身材娇小的老人，因脚后跟无法着地而滑落的问题。

二 床头柜

一款优秀的老人卧室床头柜，往往要考虑各种细节，兼具实用主义与审美格调，并融入适老元素，整体无尖锐化设计，避免老人磕碰。此外，床头柜的整体高度提高，这样既方便老人存取物品，又能给老人起立时提供辅助支撑。带有两到三层封闭式抽屉的床头柜，造型方方正正。半封闭式的床头柜，方便打扫封闭区保护隐私，可放置细小、私密的物件；敞开式的空间自由发挥，可作常规用品的收纳，摆放起来更加随性。

三 全自动大小便护理床

所谓全自动大小便护理床，顾名思义就是一款能够解决长期卧床或瘫痪老人或患者的大小便处理的护理床。

当智能护理床感应到大小便后，床体自动调整至椅子状，便后触发感应器自动进行冲洗烘干，冲洗烘干完毕后自动恢复成平躺位置。及时有效地解决了老人的大小便失禁问题，即使时处深夜也能全方位护理，方便卫生。

可穿戴式护理方式：完整地保护个人隐私和尊严，瘫痪老人再也不用因为大小便失禁对旁人的影响而深深自责，这也使得老年生活心情愉悦，并大大降低了压疮的发生概率，间接提高了身体素质，为健康生活保驾护航。

左右自动翻身功能：帮助患者运动，防止肌肉萎缩；人性化的按键操作和设备状态语音提示：使用者可以根据实际需要对设备下一步动作进行控制。

自动过滤气味功能：使房间空气清新干净，为老人、家属、护理人员提供健康良好的生活工作环境。

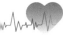

四 旋转护理床

旋转护理床专为身体虚弱、脊柱损伤、膝盖损伤、下肢功能不健全的人群设计，具备电动起背、抬腿、旋转辅助下床等护理功能。

通过电动控制，起背和抬腿角度可任意调整到使用者舒服的姿态，实现分散压力、保护脊椎的功能，防止使用者因长时间保持一个姿态引起身体的不适。并可以实现通过电动旋转和助推的方式辅助使用者下床，有效减轻下床时对脊柱和膝盖压力，让使用者的下床得到缓冲，为使用者提供生活的便利，也减轻护理人员的劳动强度。

五 适老椅子

老人骨关节退化，腰部肌力逐渐减弱，对座椅的要求更高。退休后，居家生活相对增多，选一把好座椅，能让晚年生活更舒适、更方便、更安全。具体可参考以下几个因素。

1. **高度** 以略低于老人膝盖高度为宜。此时，大腿与地面平行，大小腿呈90°，老人双脚正好平放在地面，踝关节保持在自然下垂、不用踮起的休息状态。

2. **椅面长度** 和大腿相当。可避免腰背与椅背有富余空间，使腰椎得到有效承托。

3. **靠背** 腰部最好向前凸。靠背能给腰部一定的支撑。因此，椅背要宽大、坚固，最好在腰部位置向前凸出，靠背下方最好放一个软靠垫，可使腰椎保持生理曲度。

4. **扶手** 能"托着"肘腕。老人就座时，双臂自然下垂，肘关节位置与扶手高度一致，能自然承托前臂，减轻上臂肌肉与双肩的劳累，让肘关节、腕关节得到休息。

5. **椅面** 软硬适中。老人臀部肌肉逐渐萎缩，加上有的老人较瘦，坐下时臀部与板凳"硬碰硬"，长此以往，可能引起尾骨疼痛。

老年人使用的家具应兼备简单、实用、储物等功能。适老化家具在设计上无尖角、圆滑处理，以减少磕碰、擦伤情况。色彩淡雅、自然，给老人原始、朴实、自然的特点，使老人收获平和的心境，同时拉开家具承载面与主体面的色差，给老人的使用提供指引。

六 生命体征监测床垫

老年人不仅需要生理上的照顾，更需要精神上的慰藉。智慧养老并不只是冰冷的设备和器械，而是能让老人和家属有紧密的联系。

生命体征监测床垫通过高灵敏度传感器实时采集人体的心率、呼吸体征信号，并通过物联网上传至云服务器，并在云端进行存储和计算，最后将结果发送至显示终端，比如手机、电脑、平板电脑等智能设备。所有可以联网打开网页的设备，都可以作为应用端使用，子女、护理人员都可以远程查看老人的情况。将智能床垫放于普通床褥下方，无须与人体直接接触，真正做到无感知、无束缚，目前产品支持插入4G物联网卡，可以实现即插即用，方便简单操作。信息接收人可以设定为老人的家属，让家属的手机与智能床垫链接，下载软件后，可以接收老人心率、呼吸、体动和离床的健康报告和警报提示，提醒家属及时关注老年人的身体状况，尤其是可以知道老人夜间有没有离开床，回没回床上，心率、呼吸是否平稳。在街道或社区可设立信息中心或运营中心，由专人值班，一旦出现异常情况，及时联系老人或老人家属，或者上门前去查看，可辐射更广范围的老人进行集中看护。提高安全系数，有效防止意外发生，降低工作强度和护理压力。还可以植入在智慧家居、智慧养老等整体解决方案。

七 助起沙发

一些老人腰部和腿部的力量减弱，起身非常困难，普通的座椅或者沙发陡然起身不但不方便，还容易引起脑部供血不足，存在潜在风险。

助起沙发能帮助老年人坐起、躺下、站起，通过遥控按钮可以调整沙发的高度及倾斜度。操作方便，还能任意角度斜躺，并能协助起身。沙发整体根据人体工学设计，无论是坐、躺还是起身，都非常舒适，材质软硬适中，保持脊柱正常的生理弧度，避免久坐导致的背部肌肉紧张，诱发或加重腰痛，减轻老人身体承重负担。

八 老年人监护手表

针对目前老人生活现状，老人专属智能手表不可缺少的几大功能：定位追踪、双向通话、健康监测、一键求助。完成对老人的日常基本信息管理、老人监护、老人健康监护、老人外出看护，以及便捷的关怀服务等一系列功能。确保看护人能够实时准确地监测和管理老人的生活起居和健康状况，在出现特殊的情况的时候能快速地响应，从而为老人的生命健康提供保障。

老人走失问题一直是让家属和社会揪心的问题，而定位追踪能最大限度降低老人走失的风险，即便走失也能通过自主 app 服务平台优先时间找到老人的位置。

老年人监护手表实时监测老人安全，支持自动监测报警定位和手动按键报警定位，报警后支持多种定位方式（定位信标 / 北斗 /GPS/LBS/Wi-Fi 等）。采用防水设计，工作时长达 7 天。

1. 能实时监测老人心率，出现异常时，能自动发出报警求救及定位。

2. 每天早晨手表提醒老人用血压计测量血压，且手表也会定时监测血压 / 血氧，测量结果自动推送给子女。

3. 当老人突发意外情况，长时间不能动弹时，设备能自动发出报警求救及定位。

九 防褥疮床垫

压疮又称"压力性溃疡""褥疮"，是由于局部组织长期受压，发生持续缺血、缺氧、营养不良而致组织溃烂坏死。皮肤压疮在康复治疗、护理中是一个常见问题。静态防压疮床垫是防褥疮垫中的一种，它适用于长期卧床的患者或有中、轻度压疮风险的半瘫痪老人。

静态防压疮床垫是由内芯、内罩、防水垫及外套四部分组成。其中内芯采用聚烯烃热塑性弹性体，其具有透气性高，水汽热气不停留，清爽怡人；方便清洗消毒，快速风干，水洗不变形；高记忆弹性体，弹性更高，支撑持久，分散压力；可拆洗隔尿垫等特点。软硬适中，可有效防护褥疮。

十　床边扶手

老年人上了年纪，起床十分费力。起床的时刻，坐下的时刻。就需要搭把手。扁管底座设计的床边扶手，适合各类床，如平板床型、内嵌式床、排骨架床、棕床垫等。聚氨酯皮革黑色海绵扶手，防滑不冰手；碳素钢管，安装方便，拆卸简单，安全牢固；底部铁架受力面积大压实稳固；免打孔安装，床垫高于5厘米直接压在床垫下即可，床垫高度低于5厘米，可用预留螺丝孔固定在床板上。收纳袋存放小物件，老人不易忘东西。

十一　位移板

当照料人员需要将老年人从床上转移到轮椅上时，有许多移乘辅具可以和床配合，让原本费力的转移工作变得轻松。

例如专门的移乘轮椅，其扶手可以抬起，侧板可以放下并搭在床上形成移乘板，顺利完成老年人转移。如果家中已有轮椅或者专门的移乘轮椅价格较高时，还可以选用移乘板，将其两头分别搭在床和轮椅上，就可实现老年人的转移。

十二　床边马桶

许多老年人存在起夜的情况，需要经历下床、开灯、走到厕所等一系列动作，过后往往睡意消散，后半夜难以再次入睡；同时，从卧室到卫生间的过程中也存在摔倒的风险。

如果在床边设置马桶，老年人就能就近起夜，减少相关问题的发生。不过，老年人可能在心理上对此较难接受，因为他们的隐私和尊严受到了一定的损害，那该如何解决这个问题呢？一些辅具将床边的马桶和座椅结合，平时看起来像普通座椅，但使用时可将其坐面掀起，使用后还可拆卸底层污物桶并进行清倒。这样的设计既保护老人尊严，又兼顾了美观和实用价值。

十三　电动移位机

电动移位机主要是帮助失能人群无障碍移动的护理设备，用于失能人群或患者短距离移位和康复护理等场景。通过控制按钮—升—降—移位，护理人员可轻松实现患者的转移，使用时可推行前进或后退或后轮锁紧，实现老年人、残疾人、行动不便失能人员在病床、卫生间、客厅、户外等地无障碍移位。大大减轻了护理人员及家属的工作强度，提高了护理效率，降低了护理风险以及预防患者在转移中遇到二次伤害，同时提高了失能人的生活质量和尊严，促进康复。

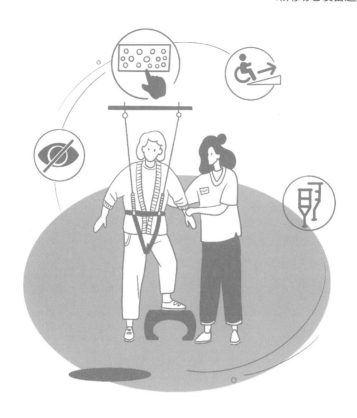

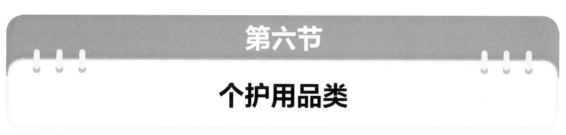

第六节

个护用品类

老年人的生活用品在不断增多，老花镜、拐杖、定时药盒、助听器等各式各样的老人便利用品琳琅满目充斥市场，在为老年生活带来了便利的同时也给我们的挑选增加了难度。如何选到一款适合自己的产品就需要好好研究了。

一 老花镜

"老花眼"是随着年龄的增长出现的一种生理现象，老花镜就是中老年人的第二双眼睛。很多老人图省事，随便到眼镜店或街边摊买一副老花镜戴，这是不科学的做法，因为老花镜是有度数的，戴上不适合的老花镜会加速老花程度。

老花镜度数与年龄相关。例如，45 岁时老花镜度数是 + 1.50D（即 150 度），到了 50 岁，不管你戴不戴眼镜，老花镜度数都会增加到 + 2.00D（即 200 度）。如果已经出现了老花眼，但强撑着不戴老花镜，那么睫状肌精疲力竭也调节不了，一定会加重阅读困难，产生头昏眼胀等许多症状，影响生活和工作，这是很不明智的。所以，老花镜应及时配戴，不要延误。

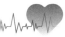

年龄增长后，原先配的老花镜度数不够了，也要及时更换。

老花镜主要分为单光镜，双光镜和渐进多焦镜三种。单光镜只能用来看近处，摘戴比较频繁，很麻烦。双光镜是指上半镜片用于看远，下半镜片用于看近，但这种老花镜视物有跳跃现象，外形也不美观。而渐进多焦镜可以看远，也可以看近，外观也比较好，是一种新型的老花镜。建议前往择正规、信誉较好的专业配镜店或眼科医院配制老视镜，以确保眼镜质量和服务。

二 助听器

助听器的结构由麦克风、放大器、接收器及电源几部分构成，其作用就是帮助提高听力，实际上就是一个小型的半导体扩音器，可以使比较弱小的声音，经放大后传到耳机，使本来听力下降的部位借助放大作用而听到声音。那么如何给老人挑选合适的助听器呢？

1. 购买助听器之前应先检查听力，根据听力损失程度进行验配，就跟配眼镜一样。因此老年人在选择助听器的时候，应该更加细心，根据自己的情况选择最适合自己的。

2. 助听器按类型分，可分为盒式助听器、耳背式助听器和定制式助听器。不同的人群应按需要选择适合的助听器类型。

盒式助听器具有规格齐全、功率输出大、价格低、操作简便、易于维护等特点。是目前最经济、使用范围最广的助听器。广泛用于老年性及各类听力损失患者。但是易与衣物摩擦产生噪声。

耳背式助听器呈长钩形，放于耳背后，纽扣电池供电。具有噪声低、失真度小、功率大、性能稳定、操作简便、易于维护等特点。

定制式助听器是根据听力患者的耳道形状和听力损失来制作的。分为耳内式，耳道式和深耳道式。它的主要特点是充分利用人耳生理功能，利用耳郭收集更多高频声音，使声音更清晰，从而提高语言分辨能力；美观，隐蔽，方便，舒适：避免心理障碍，增强生活信心：容易操作，不受行动限制，方便接听电话。

三 拐杖

老年人行动不便，需要借助支撑物才能保持身体平衡的时候，拐杖自然就成了老人的第三支腿了，还能帮助视力不佳的老人避让途中的障碍。给老人购买拐杖也要注意挑选合适的，才能方便老人行动。

关于老年人拐杖正确长度的测定：穿平底鞋站在平地上，站直后，两手自然下垂，取立正姿势，胳膊肘应有 20 度的弯曲，然后测出手腕部皮肤横纹至地面的距离。这个尺寸，就是你的手杖的理想长度。也可以参考这个公式：手杖长度 ≈ 0.72× 身高，以更好地维持身体平衡。老年人用的拐杖，拄起时高度不应超过自己的腰部。而有了可自由调节高度的拐杖后，对老年人来说是更为地方便了。

拐杖的材质多为木质、铝合金或碳纤维，要求轻便且灵活，这样用起来才不会感到累。

选择时还要注意，拐杖材料的承重性能也要特别好。

不论是何种材料的拐杖，在与地面接触的部位都必须加防滑垫，这样才能避免打滑。平时注意检查，确保防滑垫没有松动或被磨平。若发现问题，应及时调整，避免意外的发生。

在拐杖的类型上，如果老年人的身体状况不是太差，选择单脚的拐杖就足够了；如果老年人的平衡能力较差，或者有脑卒中史、关节炎或腿部受过伤、支撑力差等情况，最好选择四脚的，以增强对身体的支撑力。而为了出门携带的方便，现在折叠式的拐杖也会是不错的选择。

四　放大镜

老年人读书阅报会经常用到放大镜，而且老人的视力又不是很好，所以很多人在给老人买放大镜的时候，总会觉得倍数越高越好，但其实并不是这样的。中心厚度越大的放大镜，其放大倍数越大、视野越小；中心厚度越小的放大镜，其放大倍数越小、视野越大。老年人看报纸，肯定需要视野稍大一些，如果视野比较小，就会变成只能一个字一个字看，还要贴着镜片看，这样会很累。所以说，选择老人放大镜，或者说阅读放大镜，并不是倍数越大越好，要结合视野的大小参考选择，一般来说阅读放大镜 2 ~ 5 倍就够用了。但是，用于鉴定识别细微的物体就得用高倍放大镜，如珠宝鉴定、玉器鉴定、瓷器鉴定、邮票鉴定、字画鉴定等需要用到 10 ~ 20 倍的放大镜倍数。

五　智能药盒

据调查，老龄慢病患者按照医生要求正确用药的比例普遍低于 50%。长期不正确用药，可能导致患者器官受损，引发更严重的并发症，甚至危害患者的生命安全。

智能药盒拥有多项强大功能，多方位为家人的健康保驾护航。

1. 设有多种提醒方式，当到每次服药时间点，蜂鸣声与语音交织提醒，并伴随着绿色环形指示灯闪烁，在设定的服药时间内多次提醒。

2. 配有专门的 app 和小程序，当闹钟响起时，家人绑定的手机会收到消息推送，另外 app 还记录药品剩余次数，药品不足时智能药盒将推送相应通知。

3. 配有安全锁，可在添加药品后将药盒锁上，防止老人重复吃药、小孩误食。药盒上盖配有密封圈，药品添加后不易受潮，保证了药品的有效性。

4. 可将患者用药记录同步后台，做数据统计分析，及时了解患者的用药情况。

六　自主进食辅助餐具

失能或半失能的老人的自主独立进餐需要我们如同关心孩子般给予格外关注。比如在汤勺及餐叉上制作便于握住的粗握柄的餐具，方便老人使用；带有绑带的汤勺能将汤勺固定于手心，通过手臂用力以进食；还有带弹簧的筷子、弯曲的汤勺等。除了汤勺、筷子，还有一些针对老人设计的大把手杯子，盘边盘底高低不一的盘子等产品。

通过特制餐具进食能减少家人帮助，而独立自主地就餐，会减少老人在吃饭过程中的挫败感；同时，也减轻了家人在喂食上的不便，有助于老人实现独立自主的生活，得到心理上的满足。

而一款专为帕金森病等手抖用户设计的智能防抖勺，通过柄端的高速伺服控制系统，提供主动防抖功能，抵消手部的抖动，从而让食物稳定在勺子里。该勺基于无人机的姿态解算技术，拿起手柄时自动开启，放下时进入休眠模式，从而节省用电，续航长达 3 个小时。勺子仅重 130 克，轻松拿放；可替换餐头（勺、叉），便捷应对不同食物；医用 Tritan 外壳，不含双酚 A（BPA），耐高温；医用超薄硅胶，无刺激性、无毒性、无过敏反应，保证安全无害地使用。

七　假发

老年人的发型多以轻薄自然为主，而且以短发居多，在选假发的时候尽量也是选择短发发型，这样佩戴的效果更加自然真实。长发假发套的打理方式限制性很大，老年人又不能经常披散着头发，所以尽量避免长发！发网选单层的比较透气舒服，这种效果的假发只有纯手工真人发的可以做出来，建议到补发店去给老人量头定制一款适合头围的假发，现场再结合发型师修剪喜欢的发型。

八　假牙

随着年龄增长，老年人普遍存在骨质疏松，这容易造成牙齿松动脱落，影响咀嚼和食欲，吃不好，精神也就不好。所以要及早地做假牙，但是假牙的种类有很多，该怎么选择呢？

首要考虑的仍是传统的活动义齿。初戴时可能感到不适和异物感，但是等戴上一段时间，慢慢适应，异物感会自然消失，且能方便吃各种食物。活动义齿省时、省钱，安全可靠。

而种植牙、烤瓷牙必须要依托健康的牙槽骨、基牙支持组织和骨密度来获得固定，对缺失数量少（1～3 颗）的年轻人和中年人较理想的选择，对于明显骨质疏松，牙龈萎缩，骨量少的老人并不适合，具体要看牙医的诊断与推荐。

面对老人牙齿缺损的问题，必须依据个人的身体条件，到有资质的医疗机构，理性地选择适合的方法，才能让重拾口福，安享幸福晚年。

第十一章
老年人健康生活方式参考

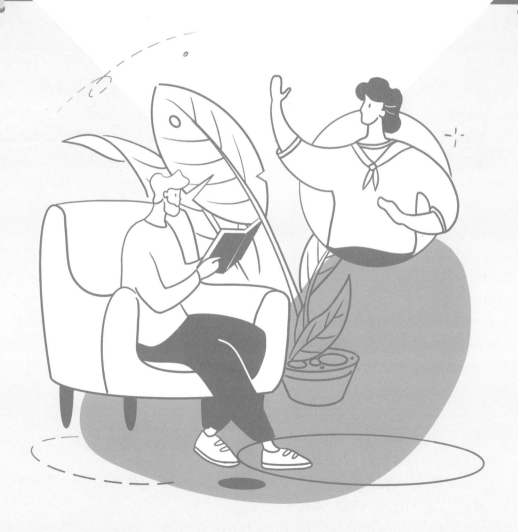

第一节

中国老年人健康指南三十六条

一、每天晒太阳 15～20 分钟，阳光强烈时应佩戴太阳镜；或在不茂密的树荫下停留，以获得适量阳光照射，效果相近。

二、使用肥皂（洗手液）和流动的水洗手，常洗澡，避免与他人共用毛巾和洗漱用具以防交叉感染。

三、早晚刷牙，饭后漱口。活动假牙须每天摘下洗净并浸泡，建议每 3 个月更换一次牙刷。

四、除雾霾等特殊天气外，建议每天早、中、晚各开窗通风一次，每次持续 15～20 分钟，做饭时应及时开启窗户或油烟机以排除油烟。

五、每天保证不少于 6 小时的睡眠时间，建议安排适当的午休时间以恢复精力。

六、咳嗽、打喷嚏时遮掩口鼻，防止病菌传播。

七、不抽烟、少饮酒（最好不喝白酒），不酗酒、不劝酒。

八、避免在强光或昏暗环境下长时间看电视、电脑、手机或阅读书报，远离噪声。

九、每天坚持进行听、说、读、写等多样化认知能力的锻炼以保持大脑活力。

十、重视跌倒预防。活动时穿着应合身、合脚，鞋底应防滑；视力不佳者应佩戴合适的眼镜。

十一、主动饮水。一般每人每天饮水量为 6～8 杯（每杯约 200 毫升）。天气炎热、运动或体力劳动时，应适当增加饮水量。

十二、确保食品新鲜卫生。避免食用隔夜饭菜，不吃过期和腐败变质的食物。

十三、进餐应定时、定量、细嚼慢咽。

十四、三餐应包含米、面、杂粮等主食。提倡粗细搭配、粗粮细作。每人每天吃 1～2 两（50～100 克）粗粮。

十五、餐餐有蔬菜，天天有水果。深绿、橘黄、紫色、红色等深色蔬菜应占一半以上。

十六、适量摄入鱼肉、蛋等高蛋白食物，条件允许时多选海水鱼和虾类。

十七、常喝牛奶，每天至少吃一次豆制品，并适量食用坚果。

十八、饮食清淡，少油少盐。

十九、在医生指导下适当补充钙、维生素 D、铁、维生素 A 等。体弱者可考虑适量服用营养素补充剂，应在专业营养师的指导下进行补充。

二十、正确选择保健食品，但不能替代正规治疗。

二十一、根据自身情况和喜好选择安全的运动方式，如步行、慢跑、游泳、太极拳、八段锦、五禽戏、经络拍打操、门球、跳舞等。

二十二、身体条件允许的话，每周运动运动 3～5 次，每次运动不少于 30 分钟，每周运动不少于 150 分钟。适宜的运动强度为轻微出汗、无呼吸困难，最大脉搏次数不超过 [（170-年龄）次 / 分]。

二十三、不开心时主动向家人和朋友倾诉，释放情绪。伤心难过时，不要过于压抑情绪，适当表达情感，不妨哭一下，也是有好处的。生气时，先试着静下来想想原因，可以听听大家的意见，然后做些自身调整。

二十四、根据自身的特点和喜好广交朋友，保持与老同事、老朋友的联系，同时积极结交新朋友以丰富社交生活。

二十五、以相互尊重和体谅的心态处理夫妻关系，以相互理解和支持的心态对待儿女，以相互宽容和信任的心态处理与儿媳、女婿的关系。养育孙辈时应关爱，避免过度溺爱或过度干预。若出现家庭矛盾应积极稳妥地解决。

二十六、积极融入社区生活，主动关心并帮助他人，特别是生活困难者和行动不便者。

二十七、提高警惕，避免贪图便宜而上当受骗。

二十八、不滥用镇静剂、催眠剂和镇痛剂等成瘾性药物，所有药物均应在药师或医师的指导下服用。

二十九、保持大便通畅；若便秘无法缓解要及时就医。

三十、吃动平衡，控制体重。

三十一、学会自我监测脉搏、体温、血压等生命体征。高血压患者每天至少自测血压 3 次。糖尿病患者血糖稳定时，每周自查血糖 1～2 次，将血压、血糖控制在达标范围内（高血压患者降压目标值小于 150/90 毫米汞柱，其中高龄老年人不低于 130/60 毫米汞柱。老年人糖化血红蛋白范围：血糖正常者 5%～6.5%；有糖尿病但无并发症者 6%～7%）。

三十二、随身携带医保卡、急救卡和急救盒。急救卡上应写明姓名、住址、紧急联系人、联系电话、定点医院、急救盒的位置等关键信息。急救盒内应备有阿司匹林、硝酸甘油、速效救心丸等急救药品。糖尿病患者外出时应备点糖果以防出现低血糖。

三十三、每年至少进行一次体检以了解自身健康状况。

三十四、警惕身体出现的异常变化。身体若有以下异常：体重不明原因下降，短暂晕厥，一侧肢体麻木无力；痰中带血、心慌、心前区胸闷；食欲下降，大便次数或性状改变、血便、柏油样便；无痛性血尿；颈部、乳腺、腋下、大腿根部出现"疙瘩"或摸到肿块等，应及时检查诊治。

三十五、生病时应遵医嘱进行治疗，不擅自采用多个治疗方案，以免产生不良反应。

三十六、突发急重症时应及时拨打 120，并采取适当的现场救助措施以挽救生命。

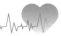

第二节

健康家庭经营管理手册

世界卫生组织针对影响现代人健康的主要危险因素——不良行为与生活方式，提出了健康四大基石的概念。

（1）合理膳食：营养需全面均衡。

（2）适量运动：运动贵在坚持，重在适度。

（3）戒烟限酒：吸烟酗酒是健康的大敌。

（4）心理平衡：在健康的四大基石中，心理平衡往往是最难以实现的一点。

以上四大基石，很多老年朋友都知道，但真正做起来却并不容易。要想获得全面的身心健康，就需要与长期养成的不良习惯作斗争，这需要智慧和勇气。在二十多年的健康管理中，我们总结了一些实用的规律和经验。这些规律，对我们的家庭健康管理，有着非常实用的指导性和可操作性。

一　确立健康理念，收获健康智慧

健康家庭宣言

健康很重要	学会自己管
自我来服务	合伙去推动
养生先养心	饮食讲卫生
知行合一难	环境帮你忙
联动加互动	争做好榜样
守三道防线	不断清调补
重复学做教	健康度百年

健康至关重要，每个人都应学会自我管理，因为没有任何人可以完全替代你管理你的健康。健康管理需要得到环境的支持。自律不如他律，他律不如群律，克服坏习惯，养成良好的健康新习惯，并非一蹴而就。因此，我们所处的环境、朋友的监督和同伴们的提醒都至关重要。让我们成为彼此的同伴，互相学习、互相促进、共同进步，共同营造一个以健康为荣、能够积极解决健康问题的环境。知行合一需要环境的推动，置身于健康的环境中，我们会逐渐养成健康管理的良好习惯，让健康管理理念深入人心。大家应积极主动、互相配合、互相带动，人人争做好榜样。在这样的环境中，我们能够全面理解并实践医学链条的各个环节：预防→保健→诊断→治疗→康复。自己负责做好预防保健工作，在必要时合理选择治疗

方式，真正做到我的健康我做主。同时，通过学、做、教的方式，将这一理念在家庭中传承，在朋友间推广。

在健康管理实践中，我们总结出健康家庭需要具备的五个标准：健康的科普认知、健康的生活方式、健康的供应链、健康的社交环境和健康的身心状态。

标准一　健康的科普认知——健康家庭建设的基础

家庭成员应深入理解并掌握营养与健康相关知识，包括但不限于世界卫生组织关于健康影响因素的分析、健康三道防线等。这些知识体系构成了健康管理者的基本认知框架，需通过重复学习，使其深入潜意识。家庭成员具备基本的科普认知，才能为健康家庭建设奠定科学基础，避免盲目跟风或受骗上当。

标准二　健康的生活方式——科普认知的实践应用

健康科普知识需通过反复学习、实践及传授给他人，才能高效快速转化为个人的健康生活方式。学习知识、培养能力、形成习惯，最终习惯将决定命运。采用深度重复学习法，是收获有价值的健康生活方式的关键。

标准三　健康的供应链——健康生活的有力保障

健康的供应链是实现健康家庭的重要工具。以科普认知为指导，优化消费结构，不断学习和优化家庭健康供应链，能有效促进全家人落实健康生活方式。学会解读食品标签，倡导安全、健康、科学的消费观念。健康的供应链不仅改善生活方式，还能节省当前及未来的医疗费用。缺乏健康供应链的家庭，健康资产将逐渐流失直至破产，而其他方面的成功也无法弥补健康破产的遗憾。相反，如果家庭健康资产得到保值和增值，其他资产也将有更多机会被创造出来。

标准四　健康的社交环境——健康生活的催化剂

人是社会性动物，社交不可或缺。我们倡导简单而健康的社交关系，鼓励在有利于健康的社交环境中，积极、得体地与亲友交流健康信息。通过交流互动，让健康管理理念深入内心，实现知行合一。在健康管理群体中，每个人都是健康的第一责任人。通过教学相长等促学形式，为提升健康认知、收获健康智慧、构建健康家庭提供了良好的健康支持环境。标准四：健康的社交环境——健康生活的催化剂。

标准五　健康的身心状态——健康管理的目标与检验标准

健康的身心是检验健康管理理论与方法有效性的关键，也是建设健康家庭的最终目标。身体与心灵的和谐统一是健康人格的基础。应树立豁达的生死观，既积极主动追求健康长寿，又从容面对人生的生老病死。

此外，在健康家庭的建设过程中，日常饮食应当参照《中国居民膳食指南（2022）》，以此为指导来建设健康厨房，并普及营养均衡的三餐。让健康更易于实践，让幸福更加触手可及。面对浩如烟海的健康知识，需化繁为简，抓住核心要点，通过不断重复学习，使其深入潜意识，真正做到知行合一。

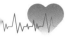

二 扎实做好健康自测工作

若想让自己及家人远离慢性病，务必重视并实践健康管理。为了解自身健康状况与慢性病之间的距离，可以用"健康自测100问"进行初步信息收集与评估，从而随时掌握自己及家人的健康状况。

健康自测100问（建议每三个月自测一次）

姓名：＿＿＿＿＿ 性别：＿＿＿＿＿ 年龄：＿＿＿＿＿ 电话：＿＿＿＿＿ 地址：＿＿＿＿＿

1. 头痛 ☐	26. 眼睛易疲劳或怕光 ☐	51. 神疲乏力、精神萎靡 ☐	76. 易晕车 ☐
2. 头晕、健忘、头脑不清 ☐	27. 眼干眼痒或流泪 ☐	52. 体重不正常增或减 ☐	77. 注意力不集中 ☐
3. 易紧张、心慌、心悸 ☐	28. 眼屎多 ☐	53. 肥胖或太瘦 ☐	78. 梦游、易做噩梦 ☐
4. 体位性头晕 ☐	29. 眼睛红血丝或发黄 ☐	54. 怕热、多汗、身体异味 ☐	79. 不容易出汗 ☐
5. 失眠、睡不安宁 ☐	30. 脸色灰暗无光 ☐	55. 口渴、多饮、多尿 ☐	80. 易出汗、面色潮红 ☐
6. 赖床、睡不够 ☐	31. 面部蜘蛛样血丝 ☐	56. 易烦躁、易激动、易焦虑 ☐	81. 皮肤粗糙 ☐
7. 面部浮肿、胸口烦闷 ☐	32. 易乏力，皮肤、面色黄 ☐	57. 富贵包、脱皮 ☐	82. 易咳嗽、咳痰 ☐
8. 夜间阵发性呼吸困难 ☐	33. 灰指甲、指甲脆薄易裂 ☐	58. 足癣 ☐	83. 易打喷嚏 ☐
9. 手脚冰凉、口唇偏紫 ☐	34. 消化不良、味觉迟钝 ☐	59. 潮热、畏寒 ☐	84. 经常流鼻涕 ☐
10. 皮肤淤紫、易流鼻血 ☐	35. 食量突然增或减 ☐	60. 皮肤过干或过油 ☐	85. 鼻塞、呼吸不畅、打鼾 ☐
11. 右肩阵发疼痛 ☐	36. 吞咽不顺畅 ☐	61. 腰腹部阵发疼痛 ☐	86. 咽干、咽痒、咽痛 ☐
12. 牙龈易出血 ☐	37. 偏食或厌食 ☐	62. 尿频、尿急、尿痛 ☐	87. 稍做运动就气喘 ☐
13. 身体局部麻木 ☐	38. 舌苔白／黄／黑／厚 ☐	63. 尿等待、尿不尽 ☐	88. 皮肤易发痒 ☐
14. 舌苔肿胀、有齿印 ☐	39. 长期便秘或腹泻 ☐	64. 脚趾关节疼痛 ☐	89. 皮肤易过敏起疹 ☐
15. 颈椎、腰椎疼痛不适 ☐	40. 排便臭、易放屁、胀气 ☐	65. 黑眼圈、晨起眼睑浮肿 ☐	90. 经常感冒 ☐
16. 肩周肿硬疼痛不适 ☐	41. 易打嗝、恶心、有烧心感 ☐	66. 眼袋越来越大 ☐	91. 常上火、发炎 ☐
17. 脊椎僵硬疼痛不适 ☐	42. 痔疮、肛门湿疹发痒 ☐	67. 四肢浮肿、麻痛 ☐	92. 体弱多病，易感染 ☐
18. 晨起关节僵硬 ☐	43. 口苦、口臭、口腔异味 ☐	68. 耳鸣、耳聋、腰酸背痛 ☐	93. 虚汗、盗汗 ☐
19. 关节痛或变形 ☐	44. 口腔发炎溃疡 ☐	69. 掉头发、白发 ☐	94. 怕冷、怕风 ☐
20. 游走性疼痛 ☐	45. 胃酸、胃胀、反酸 ☐	70. 痛经 ☐	95. 伤口易发炎 ☐
21. 全身无名疼痛 ☐	46. 上腹部隐胀痛 ☐	71. 月经不调 ☐	96. 伤口不易愈合 ☐
22. 肌肉无力摔倒 ☐	47. 皮肤异物肿块 ☐	72. 阴道分泌物异常 ☐	97. 炎症不易控制 ☐
23. 易抽筋 ☐	48. 淋巴结肿大 ☐	73. 多年不育、不孕 ☐	98. 是否有家族遗传病 ☐
24. 易怒、心烦郁闷 ☐	49. 手心、脚心易出汗 ☐	74. 性功能减退 ☐	99. 是否有手术后遗症 ☐
25. 眼睛酸胀痛 ☐	50. 尿液泡沫多、浑浊、异味 ☐	75. 乳房肿块疼痛 ☐	100. 现正服用何种药物 ☐

相关症状：1~14血液循环系统；15~22运动系统；23~46消化系统和肠道微生态；47~60内分泌系统；61~75泌尿生殖系统；76~80神经系统；81~87呼吸系统；88~97免疫系统。

健康自测100问：发现任何异常症状时，应及时向社区医院（或家庭责任医生）咨询，并在必要时前往医院进行明确诊断和规范治疗。

三 对家庭成员不良生活习惯进行自查

世界卫生组织指出，影响健康的五大因素中，生活方式占比高达60%，遗传因素占15%，社会条件占10%，医疗条件占8%，自然环境占7%。不良生活习惯容易引起五大慢性病：心脑血管疾病、癌症、糖尿病及其并发症、慢性阻塞性肺疾病和精神类疾病。

以下是不良生活习惯自检表，我们可以组织家庭成员、身边朋友自查并认真勾选，一旦发现存在不良生活习惯，应积极主动改变。

不良生活习惯自检表

姓名：	性别：		年龄：	岁
身高： 厘米	腰围： 厘米		血压： 毫米汞柱	
体重： 千克	血糖： mol/L		电话：	
住址：			时间：	
□ 早餐不吃或随便吃	□ 喜欢吃烧烤、喝冷饮	□ 盲目运动	□ 大汗时即刻洗澡	
□ 晚餐过饱	□ 喜欢吃罐头	□ 经常过度疲劳	□ 饭后立即洗澡	
□ 吃夜宵	□ 喜欢吃腌制食品	□ 性生活频繁	□ 出汗时喝冷水	
□ 常吃剩菜、剩饭	□ 喜欢油炸食品	□ 经常憋尿	□ 洗脚后不及时擦干	
□ 不遵循合理的饮食顺序	□ 喜欢吃冷冻甜品	□ 随意吃药	□ 饭后立刻剧烈运动	
□ 常外出就餐	□ 喜欢吃果脯蜜饯	□ 擅自使用减肥药物	□ 经常低头玩手机	
□ 吃饭不规律	□ 过度忌口	□ 冷天喜欢穿短裙、短裤	□ 经常低头看电脑	
□ 摄入过热食物和饮品	□ 饭后马上工作	□ 穿着习惯暴露颈部皮肤	□ 长期伏案工作	
□ 经常吃外卖	□ 喜欢喝饮料	□ 喜欢穿低胸衣服	□ 经常长时间站立	
□ 吃饭急又快	□ 喜欢喝酒	□ 喜欢吹空调、待在空调房	□ 经常久坐不动	
□ 口味重	□ 水分摄入量不足	□ 久居阴冷潮湿的地方	□ 经常染发	
□ 喜欢吃甜食	□ 常熬夜（过23点睡觉）	□ 喜欢穿短袜子、露脚踝	□ 随意选用美容护肤品	
□ 喜欢吃肉	□ 起床晚（9点以后）	□ 四季都喜欢穿凉鞋	□ 经常生气、发火	
□ 偏好高脂肪含量的膳食	□ 喜欢枕高枕头	□ 很少晒太阳	□ 精神紧张、郁闷、压抑	
□ 偏食	□ 长期睡软床	□ 头发不及时吹干	□ 喜欢埋怨	
□ 五谷杂粮吃得少	□ 不喜欢运动	□ 头发未干就睡觉	□ 喜欢玩电子游戏	
□ 喜欢抽烟	□ 经常被动抽烟	□ 喜欢打牌或打麻将	□ 压力大、满腹牢骚	

学会科学饮食是健康管理的关键，建议熟练掌膳食指南中的八条准则。

准则一 食物多样，合理搭配

准则二 吃动平衡，健康体重

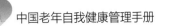

准则三　多吃蔬果、奶类、全谷、大豆

准则四　适量吃鱼、禽、蛋、瘦肉

准则五　少盐少油，控糖限酒

准则六　规律进餐，足量饮水

准则七　会烹会选，会看标签

准则八　公筷分餐，杜绝浪费

温馨提醒：每天应按时吃早餐，合理安排一日三餐。早餐提供的能量应占全天总能量的25%～30%，午餐提供的能量占30%～40%，晚餐提供的能量占30%～35%。早餐的食物应包括谷薯类、蔬菜、水果、动物性食物、奶类、豆类、坚果等。老年人预防糖尿病一定注意规避高升糖指数食物，预防痛风则需规避高嘌呤食物。每天进食一个鸡蛋，煮鸡蛋最好。

在饮食问题上，还要兼顾肠道微生态平衡。持续做好肠道健康管理，改善肠道菌群生态环境，多吃蔬果、全谷、大豆，增加膳食纤维摄入量，如玉米、黑米、胚芽米、大麦、小麦、燕麦、莲子、薏仁等。必要时可补充益生菌和含低聚果糖等丰富膳食纤维的益生元食品。

受饮食文化、地域文化、食材本身等因素限制，全面科学营养供给难免存在疏漏。为了均衡营养，我们可以选择一些经得起市场检验，广受消费者信赖的营养健康食品作为合理补充，如枸杞、沙棘等药食同源的功能性食品和保健食品。

四　持续做好每周健康评估

健康管理可以周为周期，对个体的健康状态进行全面评估。务必认真记录健康管理过程中的各项数据与信息。以下提供的健康管理每周记录表需根据个人实际情况如实填写，旨在回顾与总结一周内的健康管理活动，并记录下个人的心得体会。基于每周的评估结果，应扬长避短，持续优化健康管理策略，以促进健康水平的提升。

健康管理每周记录表　　　记录时间：＿＿＿＿年＿＿＿＿月＿＿＿＿日

姓名＿＿＿＿　身高＿＿＿＿　体重＿＿＿＿

项目	吃　睡　心　动　防　习　环　清　调　补 学习与实践综合评估	BMI	腰围	血压	血糖
第＿＿周	○不及格　○及格　○一般　○较好　○良好				
学习实践 心得体会		汇报 ○是　○否			

五　每天适量运动

生命在于运动，运动贵在坚持。运动是做好健康管理的重要内容之一，健壮的体魄唯有运动才能获得。运动千万条，安全第一条。我们特别推荐五大基本动作：每天搓手、梳头、搓耳、拍胸、搓腰各百下。这些动作安全、简单、有效且易于推广。此外，还应根据自身的年龄和身体状况，选择适合的运动项目，如健步走、八段锦、太极拳、健康操等，并坚持每天进行适量运动。多学习，多尝试，相信你一定能找到适合自己的、有趣味的运动方式。

六 牢记"预防、保健、治疗"三道防线

做好预防和保健工作，是避免进入治疗阶段、健康自主管理的关键。推动健康家庭建设，是实现个人及家庭成员健康的重要途径。健康管理、健康家庭建设的内容简单实用、易于理解和操作，不需要高深的学问。和临床医学相比，具有门槛低、成本低、风险低、效益高的特点，有利于普及推广，并能有效减轻医疗卫生系统的压力，把更多的医疗资源倾斜给需要紧急救助和治疗的患者。

为实现"我的健康我做主"，带动家庭成员及身边亲朋好友共同追求健康，以下的"健康守门员基础二十问"，从知识、观念、行为习惯、饮食习惯等方面提出了 20 个问题。经常回答这些问题，可以帮助我们不断向着"认识自己，帮助别人；个人健康，全家受益；管理行为，服务社会"的方向发展，逐步成为一名合格的"健康守门员"。

健康守门员基础二十问

1. 你有设定过健康活过多少岁的目标吗？（"健康寿命""什么样的状态老去""老死还是病死"等）

　　○有　　　　　　　　　　　　　　　　　　　　○没有

2. 目前的生活方式能支持你的健康目标吗？

　　○能　　　　　　　　　　　　　　　　　　　　○不能

3. 你有以下可能引发慢性病的不良习惯吗？

　　○饮食不规律、不科学　　　　　　　　　　　　○缺乏科学的运动

　　○吸烟、酗酒　　　　　　　　　　　　　　　　○压力大、休息不好

　　○没有　　　　　　　　　　　　　　　　　　　○有（　　　）项

4. 你的生活环境（自然环境及人际环境）是给你健康加分还是减分？

　　○加分　　　　　　　　　　　　　　　　　　　○减分

5. 你有以下不适症状吗？

　　○ BMI 不正常　　　　　　　　　　　　　　　　○血压、血糖、血脂不正常

　　○排便不正常

6. 你发生过玩手机影响休息的情况吗？

　　○没有　　　　　　　　　　　　　　　　　　　○偶尔

　　○经常

7. 你有以下排便问题吗？

　　○排便次数不正常（多天 1 次或一天 3 次以上）　　○排便颜色不正常（黑色等）

　　○排便性状不正常（干结或稀糊状）　　　　　　○排便气味不正常（恶臭）

　　○没有　　　　　　　　　　　　　　　　　　　○有（　　　）项

8. 最近一年体检是否发现身体异常？

　　○无体检　　　　　　　　　　　　　○有体检未见异常

　　○有体检，有身体异常

9. 身体自我感觉有无明显不适（以上问题未问到的）？是什么问题？

　　○无　　　　　　　　　　　　　　　○有。_____问题

10. 你的认知中，要少生病、晚生病、不生病，主要靠什么？

　　○听天由命　　　　　　　　　　　　○靠专业医生早发现、早诊断、早治疗

　　○主要靠平时自我管理，必要时结合医生的专业服务　　○完全靠自我管理，远离医药

11. 你认为健康自我管理需要环境和同伴的帮助吗？

　　○需要　　　　　　　　　　　　　　○不需要，自律就行

12. "吃睡心动防，习环清调补"是健康自我管理的核心认知，对此，你的认知水平是

　　○不懂　　　　　　　　　　　　　　○一知半解

　　○知道但做不到　　　　　　　　　　○融会贯通，知行合一

13. 你觉得你身边的亲友需要学习健康管理知识吗？

　　○不需要　　　　　　　　　　　　　○需要

14. 你会用什么样的办法帮亲友做健康管理？

　　○知行合一，改变自己，影响他人　　○说服、教育

　　○无能为力，放弃　　　　　　　　　○靠社会的进步带动

15. 关于《中国居民膳食指南（2022）》中所提到的"准则八条"，你是什么状态？

　　○不知道，说不出　　　　　　　　　○知道，说得出，做不到

　　○基本往知行合一方向践行

16. 你有信心通过与健康环境互动，逐渐成为一个合格的家庭健康守门员吗？

　　○太难了，没有信心　　　　　　　　○循序渐进，日积月累，知行合一，水到渠成

17. 如果你已经具备健康自我管理的能力，你愿意去帮助至少 30 户家庭拥有这样的能力吗？

　　○太忙，没信心，做不到　　　　　　○立己达人，帮助别人，成就自己

18. 在社交场合，我们如何对待不良的饮食习惯？

　　○决不妥协，并予以教育指正　　　　○灵活变通，彼此尊重，不急于求成

19. 你知道什么叫健康管理悖论吗？

　　○不知道

　　○健康管理者往往因为工作的指导理论及具体方法过于复杂而疲于奔命，结果既没把自己健康管理好，也没把客户管好。这是健康产业领域非常普遍的现象

20. 如何破解健康管理悖论呢？

　　○既然是普遍现象，应该是无解的

　　○简化理论和方法才能做到知行合一。走同伴制的道路，为每个社区培育健康自我管理学习与实践小组，为每个家庭培养健康守门员。健康是管理出来的，主要靠自我管理和组织管理